甲状腺疾病
诊疗手册

主　编　林绍志

副主编　李现财　李国鹏　张　苗

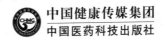

中国健康传媒集团

中国医药科技出版社

内容提要

本书对甲状腺的生理、病理，甲状腺激素的作用、异常状况，以及常见甲状腺疾病的诊断、治疗等进行了深入浅出的介绍，以帮助读者更好地理解和处理甲状腺相关疾病。适合临床医生、甲状腺疾病患者及其家属阅读。

图书在版编目（CIP）数据

甲状腺疾病诊疗手册 / 林绍志主编 . -- 北京：中国医药科技出版社，2024. 11. -- ISBN 978-7-5214 -4960-0

Ⅰ. R581-62

中国国家版本馆CIP数据核字第20248FW829号

美术编辑　陈君杞
版式设计　南博文化

出版　**中国健康传媒集团** | 中国医药科技出版社
地址　北京市海淀区文慧园北路甲 22 号
邮编　100082
电话　发行：010-62227427　邮购：010-62236938
网址　www.cmstp.com
规格　880×1230mm $^1/_{32}$
印张　9 $^7/_8$
字数　255千字
版次　2025年2月第1版
印次　2025年2月第1次印刷
印刷　河北环京美印刷有限公司
经销　全国各地新华书店
书号　ISBN 978-7-5214-4960-0
定价　**39.00 元**

获取新书信息、投稿、为图书纠错，请扫码联系我们。

前言

　　甲状腺作为人体内分泌系统中最大的腺体，直接关系到人体的新陈代谢、生长发育乃至情绪调节等生理功能。近年来甲状腺疾病的高发状态与复杂性，令许多医务人员感到困惑和迷茫。有鉴于此，我们精心编纂了《甲状腺疾病诊疗手册》一书，旨在为相关工作者提供一本既权威专业，又通俗易懂的甲状腺知识指南。

　　全书共分为甲状腺基础知识、甲状腺的功能、甲状腺激素及降钙素、甲状腺相关检查、甲状腺功能亢进症、甲状腺功能减退症、甲状腺炎、甲状腺结节、甲状腺癌九个章节。对甲状腺的生理、病理，甲状腺激素的作用、异常状况，以及常见甲状腺疾病的诊断、治疗等进行了深入浅出的介绍。

　　我们将甲状腺生理、病理知识的"释疑解惑"作为本书的主要特点，将深奥问题通俗化，复杂问题简单化，疑难问题明确化。摆问题，讲"道理"，让读者知其然，更知其所以然。为了实现这一目的，在正文叙述之后，我们把难于理解、需要注意或有学术分歧的地方，用"提示"的方式进一步阐释。既保持了严谨性，又体现了通俗化的特点，提高了作品的趣味性和可读性。

　　由于我们水平所限，书中如有疏漏、不当之处，敬祈批评指正！

编者

2025年1月

目录

第五章　甲状腺功能亢进症 ······· 112

第一章

甲状腺基础知识

第一节　甲状腺的发育和形成

人类甲状腺有两个起源，分别为原始咽和神经嵴。原始咽位于胚胎前场头端，与内侧甲状腺原基的发生有关，并发育出内侧甲状腺（滤泡细胞）。滤泡细胞的职责是分泌甲状腺激素（thyroid hormone，TH），所以相当重要。神经嵴与外侧甲状腺原基的发生有关，并发育出外侧甲状腺（滤泡旁细胞，又称C细胞），也有认为C细胞来源于第五对咽囊。C细胞分泌降钙素。内、外侧原基融合形成甲状腺。

提示

甲状腺的主要功能来源于内侧甲状腺的滤泡细胞，它们分泌甲状腺激素；外侧甲状腺C细胞主要分泌降钙素。甲状腺激素和降钙素的作用各不相同。

第二节　甲状腺的结构和位置

一、甲状腺的正常位置和形态

甲状腺原基形成于妊娠第2~3周，位于第一、二咽囊之间（约舌根水平），随后开始下降，约第7周到达最终位置。妊娠9~10

周，形成典型的甲状腺形态，主要分为左侧叶、右侧叶和峡部。三者的位置关系是两侧叶中间由峡部连为一体，组成"H"形，呈蝴蝶状。

正常成年人甲状腺的位置在颈部甲状软骨下方，胸骨窝上方，气管两旁。位于喉结下2~3cm，颈部前下约1/3处。甲状腺侧叶（相当于"H"形的两条竖线区域）上端与甲状软骨中点持平，下端位于第6气管软骨环，后方平对第5~7颈椎。侧叶高4~5cm，宽1.5~2.5cm，前后径小于1.8cm。甲状腺峡部（相当于"H"形的横线区域）在第2~4气管软骨环的前方，高、宽均约2cm，前后径小于0.6cm。甲状腺被固定于气管壁和喉壁上，所以可随吞咽活动而上下运动。

正常成年人甲状腺的重量在15~30g，厚度在1.0~1.5cm。也就是说，成年人甲状腺相当于一片25g左右的生肉，又小又薄，正常情况下既看不到，也摸不着。就是这么个小东西，却是人体最大的内分泌腺体。恰巧，蝴蝶状的甲状腺，其功能与人的美丽、灵动密切相关。

甲状腺的大小、形态可随年龄、性别、身高、体重等因素不同而存在一定的差异。如儿童甲状腺大小与身体的比例要大于成年人，而老年人可出现相对性萎缩；女性甲状腺稍大于男性；体型高大者的甲状腺侧叶更为细长，体型矮小者则相反，可呈不规则的椭圆形；青春期和妊娠期，因生长发育的需要，机体对甲状腺激素需要量较大，甲状腺可能出现生理性肿大。

如果怀疑自己的甲状腺大小或形态有问题，可以自行检查，也可以到医院让专业医生进行检查。检查时，在光线充足的室内，患者取坐位，头部后仰，以充分暴露颈部，便于医生观察。如果进行触诊，一般采取后触诊法：被检查者多取坐位，医生站在被检查者身后，用拇指和食指放在锁骨窝上方、气管前面、喉结下方，随着吞咽上下移动触摸，对甲状腺的轮廓、大小、质地，以及有无结节、震颤等进行检查。

正常情况下甲状腺触摸不到，只要能摸到，就属于Ⅰ度肿大；既能看见，又能摸到，属于Ⅱ度肿大；能明显看到、摸到，且超过胸锁乳突肌，为Ⅲ度肿大。

二、甲状腺的神经、血管

甲状腺叶后面有喉返神经，在进行甲状腺手术时需要特别注意。喉返神经损伤、声带麻痹是甲状腺手术最常见的并发症，发生率高达1%~6%。甲状腺血供丰富，有上、下、左、右4条动脉，血流量100~150ml/min，甲状腺功能亢进时血流会明显增加。丰富的血供也是甲状腺手术需要注意的地方。甲状腺滤泡间有密集的毛细血管和淋巴管，交感神经纤维深入其中，因此交感神经对甲状腺功能有一定的影响。

三、甲状腺的异常存在

以上介绍的是正常甲状腺的形态、结构等情况。异常情况下，甲状腺表现颇为复杂。

（一）异位甲状腺

甲状腺发育不正常或下移过程中发生障碍，会形成异位甲状腺。异位甲状腺分为两种情况：一是颈前甲状腺所在的正常位置没有甲状腺，只有其他位置存在"异位甲状腺"。这种情况也称为迷走甲状腺。二是颈前位置存在甲状腺（多为正常形态、大小的甲状腺），同时在其他位置也存在甲状腺组织，这些异位的甲状腺组织称为副甲状腺。因为有的人将甲状旁腺称为副甲状腺，为了区别，也有将异位的副甲状腺称为额外甲状腺。

从形态学上讲，异位甲状腺又分为以下三类：异位和正常部位同时存在甲状腺组织的"真性异位";异位甲状腺组织是正常甲状腺的延伸，称为"假性异位";仅有异位甲状腺组织，而在正常甲状腺部位没有甲状腺组织的"完全异位"。前两种情况针对副甲状腺而言，第三种情况对应的是迷走甲状腺。

异位甲状腺是一种罕见存在，发生率很低。由于多数无症状，导致统计差异较大，发生率为十到三十万分之一。这一数字肯定远小于实际发生率。在异位甲状腺中，迷走甲状腺多见，约占70%~80%，其中多发生在舌根部（亦称舌甲状腺）和胸部。约90%的异位甲状腺位于舌根部、颈部、胸纵隔、喉气管、食管、心包及颅骨顶枕部等部位。其他部位，如肝脏、脾脏、肾上腺、卵巢等的发生率仅占10%左右。女性，特别是亚洲女性多发，发生率是男性的3倍以上。

异位甲状腺和正常部位甲状腺一样，也会出现甲亢或甲减等情况。由于发育和部位异常的影响，异位甲状腺功能异常以甲减为主，甲亢相对少见。所以，异位甲状腺是先天性甲状腺功能减退症的重要病因。如发现新生儿甲减，应警惕异位甲状腺的存在。

异位甲状腺也可以出现肿大、囊肿、肿瘤等，但恶性较少，约占1%。临床上需要注意侧方异位甲状腺，有研究发现，颈动脉鞘外侧淋巴结内存在甲状腺组织，或未见淋巴结结构而只有甲状腺组织时，正常部位甲状腺病理检测几乎都发现甲状腺癌。好在异位甲状腺发生率本来就低，侧方异位甲状腺更为少见，因此危害面较小。

发生最多的舌部异位甲状腺容易与甲状舌管囊肿、颈部皮样囊肿、颏下淋巴结炎等疾病相混淆。异位甲状腺的特点是质地较韧，可随吞咽动作上下移动，但不随伸舌而移动，可资鉴别。

异位甲状腺的检查：B超具有快速、简便、无创、经济等优点，对于颈部的异位甲状腺与甲状舌管囊肿的诊断与鉴别诊断具有优势。部位不适合B超检查的异位甲状腺可进行CT或核磁共振检查。对于较难诊断的异位甲状腺，采用甲状腺核素扫描结合CT扫描可以大大提高确诊率，降低误诊率。

异位甲状腺因为所在位置不同，可有不同的表现。如局部异物感、吞咽障碍、咳嗽、呼吸不利、声音嘶哑，等等。没有临床症状，且不伴有甲状腺功能异常的单纯异位甲状腺，一般不需要治疗。需要强调的是，患有甲减的儿童如发现颈前部有结节，很可能是异位甲状腺。另外，舌根部甲状腺可发生在任何年龄，如发现舌根部肿块，也要排除异位甲状腺，切记不要轻易切除，以免造成甲状腺功能减退。

（二）生理性变异

生理性变异包括生理性的形态变异和Zuckerkandl结节。

前者是指在甲状腺发育过程中的生理性形态变异。常见的如锥状叶、一叶发育不良或缺如、峡部缺如等。其中锥状叶最为常见，30%~50%的人群存在这种情况。通常由峡部左侧或右侧伸出，由左侧伸出更为多见。甲状腺由"H"形变为"W"形或"山"形。锥状叶是由胚胎发育过程中甲状舌管留下的遗迹，常随年龄增长而逐渐退化，所以儿童较成人常见；甲状腺两侧叶不对称的发生率约为7%，通常表现为右叶比左叶小，其中约1.7%的人出现一叶完全缺如，甲状峡部缺如的发生率约为10%。

Zuckerkandl结节（Zuckerkandl's tubercle，ZT），又称Zuckerkandl突起，是甲状腺胚胎发育留下的遗迹。这种现象发生率非常高，约为85.5%。

在胚胎学上，ZT起源于第四咽囊，它是正常甲状腺组织向甲状腺侧叶后方或后内侧方的延伸。所以组织学上，ZT与正常甲状腺组织完全一致。ZT在甲状腺的两侧均可以发生，哪一侧多发，结论并不一致。

临床上有将ZT误诊为甲状腺占位病变、甲状旁腺占位病变、肿大淋巴结等的案例。特别是甲状腺本身存在实质病变时，实质光点增粗，很容易将ZT误认为是在弥漫性甲状腺病变基础上发生的结节。当然，由于ZT本身就是正常的甲状腺组织，甲状腺实质的任何病变都可以在ZT发生，包括实质的弥漫性病变和占位性病变。

上述正常变异，不影响甲状腺的正常功能。

提示

1.由于对甲状腺位置不清楚而造成的误解现象并不罕见。或引起不必要的担心，或出现不应该的忽视。

2.由于发病率低，临床许多医生对异位甲状腺认识不足，极易发生漏诊和误诊，或在正常位置找不到甲状腺组织而茫然或诧异。

3.如果经医生检查没有异常，应该彻底放心，不要自己再频繁触摸。否则，反复刺激致使局部血运增强会促使甲状腺肿大，特别是用力过大的反复刺激产生的物理性损伤，会导致甲状腺肿痛等炎性反应。

（林绍志）

第二章

甲状腺的功能

第一节　甲状腺功能的产生

可以把甲状腺看成一座工厂，它的功能就是合成和分泌甲状腺激素。也就是生产和向外输送甲状腺激素。要生产就必须有车间、设备和原料。

前面说过，原始咽发育并形成内侧甲状腺，内侧甲状腺的主要成分就是甲状腺滤泡上皮细胞。这些滤泡上的上皮细胞就是合成甲状腺激素的"车间"，上皮细胞围成的腔体就是储存甲状腺激素的"仓库"。

由甲状腺直接合成和分泌的激素有3种：①四碘甲状腺原氨酸，是分子结构中含有四个碘原子的酪氨酸，简称T_4；②三碘甲状腺原氨酸，即分子结构中含有三个碘原子的酪氨酸，简称T_3；③反式三碘甲状腺原氨酸，即与T_3碘原子结构相反的三碘酪氨酸，简称rT_3。从这些名称上就可以看出，甲状腺激素的成分就是"碘"和"酪氨酸"，本质是碘化的酪氨酸。甲状腺的功能就是把从外界摄入的碘聚集起来，活化成有机碘，将酪氨酸碘化，形成上述甲状腺激素。

妊娠第10周前，胎儿的神经系统发育主要依靠来自母体的甲状腺激素。从第11周开始，胎儿的下丘脑、垂体开始产生促甲状腺激素释放激素（thyrotropin-releasing hormone，TRH）和促甲状腺激素（thyroid-stimulating hormone，TSH），甲状腺开始摄碘。妊娠第12周起，胎儿甲状腺开始分泌甲状腺激素，孕12周可检测到活性碘，孕14周可检测到T_4。妊娠第26周，胎儿甲状腺功能完整建立。妊娠第35~40周，血清T_4达到高峰。出生时，胎儿的总甲状腺激素（TT_4）、游离甲状腺激素（FT_4）基本可达正常水平，TSH略高于正常。

需要注意的是，起主要作用的T_3在胎儿时期增加并不显著。主要是T_4过多地转为rT_3，而非T_3，所以胎儿出生时，T_3低于正常，而rT_3高于正常。

提示

甲状腺本身可以生产许多"产品"，包括甲状腺激素和降钙素。这节介绍的是甲状腺滤泡细胞产生的甲状腺激素。

第二节　甲状腺激素的合成

甲状腺激素的合成和释放可以简单表述为以下过程：聚碘→碘活化→酪氨酸碘化→碘化酪氨酸偶联→储存→释放。

第一步是聚碘，也就是收集"原材料"。碘是人体内的微量元素之一，主要从外界摄入。其中约80%来自食物，约15%来自饮用水，5%来自空气。膳食和水中的碘在消化道被完全吸收。空气中的碘可以通过肺和皮肤少量吸收。人体内碘含量极少，约15~20mg。

生理情况下，甲状腺滤泡上皮细胞内碘的浓度远高于血液中碘的浓度，前者约为后者的30倍。因此，甲状腺摄碘的过程不可能被动实现，而是逆电–化学梯度进行的主动转运。即通过"碘泵"进行"碘捕获"。甲状腺功能亢进时，细胞摄取碘的能力增强，功能减退时则减弱。通过主动摄碘，甲状腺汇聚了人体70%~80%的碘。其余少量的碘分布于肌肉、皮肤、骨骼和其他腺体等组织、器官中。唾液腺与甲状腺都来源于前肠，因此唾液腺也具有浓集碘的功能。另外，唾液中的碘含量具有恒定的特点，这是临床上通过检测唾液碘来了解身体内碘含量的原因。

可能有人注意到，在甲状腺激素的合成中，强调碘的聚集，而很少谈到另一种"原料"——酪氨酸。这是因为人体不能合成碘，甲状腺激素需要的碘只能从外界获取。但是酪氨酸就不同了，它是人体条件必需氨基酸之一，人体可以合成，也可以从外界摄入，不容易发生缺乏现象。酪氨酸可由苯丙氨酸转变而来。苯丙氨酸是人体必需氨基酸之一。如果酪氨酸的摄入充足，就可以节省必需的苯丙氨酸。富含酪氨酸的食物有鸡肉、牛奶、奶酪、鱼、花生、杏仁、芝麻、豆制品等。富含苯丙氨酸的食物同样包括蛋、肉、鱼等高优质蛋白食物。

甲状腺球蛋白（thyroglobulin，Tg）是由甲状腺滤泡细胞合成、分泌的一种糖蛋白，含有26个碘原子和5496个氨基酸，其中有140个酪氨酸。它在甲状腺滤泡细胞内产生，再以胞吐方式释放入滤泡腔储存起来。甲状腺激素的合成就是在甲状腺球蛋表面进行的。所以，可以把Tg看作甲状腺激素的"生产线"。

第二步是碘的活化，也就是材料的加工。碘离子被摄入甲状腺上皮细胞后，在过氧化氢存在的条件下，经甲状腺过氧化物酶（thyroid peroxidase，TPO）的催化，氧化成具有活性的碘分子，只有活化碘才能被利用。这一过程在滤泡上皮细胞顶膜与滤泡腔的交界处进行。

第三步是酪氨酸的碘化，也就是形成甲状腺激素前体的过程。活化碘具有"攻击"Tg中的酪氨酸残基的能力，瞬间即可取代酪氨酸残基苯环上的氢，生成一碘酪氨酸（minoiodotyrosine，MIT）和二碘酪氨酸（diiodotyrosine，DIT），完成碘化过程。甲状腺中90%~95%的碘都用于酪氨酸的碘化。缺碘时，Tg分子上MIT增多，T_3含量增加；反之，T_4含量随DIT的生成增多而增加。Tg中的酪氨酸约有1/4能发生碘化。每个Tg上约有5分子的MIT和4.5分子的DIT。

第四步是碘化酪氨酸的偶联，也称缩合，由此生成甲状腺激素。在酶的作用下，2分子的二碘酪氨酸缩合成T_4，1分子的一碘酪氨酸和1分子的二碘酪氨酸缩合成T_3。这两种甲状腺激素生成后仍然附着在甲状腺球蛋白上，并且以胶质形式贮存在甲状腺滤泡的"仓库"——泡腔中。

附：碘的相关小常识

碘属于卤族元素，符号为I，原子序数为53，相对原子质量为126.905。自然界存在的唯一碘同位素就是稳定的^{127}I，其放射性同位素是^{131}I。碘单质微溶于水。自然界中的碘一般以化合物的形式存在，这些化合物大都溶于水，并随水的流动而转移。碘在自然界中分布广泛，岩石、土壤、水、动植物和空气中都含碘，其中智利硝石含碘量最高。除海水外，碘在自然界的分布极不平衡。降水的冲刷淋滤作用带走土壤中的碘并随水流最终汇入大海，所以，海水含碘量丰富且稳定。其碘浓度为50~60μg/L，有"碘库"之称。由于蒸发作用，海水中的一部分碘（每年约有40万吨）进入空气。这些碘以雨（雪）水形式降至陆地上，再循环到大海。

碘在自然界中分布的大致规律是，空气中含碘最少；土壤中火山岩土壤含碘量较高，达到9.0mg/kg，高原地区的沙质土壤含碘量少，黏土地区的土壤含碘量相对丰富，地形倾斜角度较大、难以存积水分的区域土壤中含碘量低，沿海地区和岛屿上的土壤内含碘量高；水中含碘量因地域不同而存在较大差别，山区水含碘量低于平原，平原低于沿海。

陆地空气含碘量为1μg/m³、海洋空气为100μg/m³、陆地水为5μg/L、海水为505μg/L、智利硝石为450mg/kg。天然海盐含碘量极微，粗制海盐含碘量低于5mg/kg，而精制海盐含碘量更少。如果按照每日6g盐算，只能得到30μg的碘，远低于每日120μg的碘需求量，这就是食盐加碘的原因。食物中的碘绝大部分为无机碘，但海藻中的碘有一部分是以碘化酪氨酸形式存在的有机碘。

食物中的碘在生物界经历了三个浓集过程：植物从土壤和水中摄取碘，所以植物中的碘含量一般高于其外部环境，这是碘的一级浓集；动物食用植物并摄取其中的碘，动物体内的碘含量高于植物，这是碘的二级浓集；人再进食动物和植物，获取更多的碘，这是碘的三级浓集。动物性食物中的碘含量大于植物性食物：陆地食品中则以蛋、奶含碘量较高，其次为肉类。淡水鱼的含碘量低于肉类。植物的含碘量是最低的，特别是水果和蔬菜（附表1）。

食物中的碘有两种存在形式：无机碘和有机碘。无机碘（碘化物）在胃和小肠中几乎100%被吸收。有机碘在消化道被消化、脱碘后，以无机碘形式被吸收。与氨基酸结合的碘可直接被吸收。很少量的小分子有机碘可以被直接吸收入血，但绝大多数在肝脏脱碘。只有同脂肪酸相结合的有机碘可不经肝脏，由乳糜管吸收而进入体液。

人体内的碘80%~90%来自食物，10%~20%来自饮用水，5%来自空气。消化道、皮肤、呼吸道、黏膜均可吸收碘。食物中的碘化物在肠道中被还原为碘离子后才能被吸收。空腹时胃肠道内的碘1小时内大部分被吸收，2小时吸收完毕。如胃肠道内有食物，3小时也可完全吸收。摄入碘的20%~50%进入甲状腺。胃肠道内的钙、氟、镁会阻碍碘的吸收，在碘缺乏的条件下尤为显著。人体蛋白质与能量不足时，会妨碍胃肠道对碘的吸收。十字花科植物中的含硫化合物（异硫氰酸酯）和其他来源的高氯酸盐会抑制甲状腺集中碘化物。

在碘供应稳定和充足的条件下，人体排出的碘几乎等于摄入的碘。肾脏是碘排出的主要途径，尿碘来自血碘，占碘总排出量的80%以上（其中90%以上为无机碘，10%以下为有机碘）。粪中的碘主要是未被吸收的有机碘，占总排出量的10%左右。肺及皮肤排出少量碘，但大量出汗时可达到总排出量的30%。

妇女的乳腺从血浆中浓集的碘随乳汁排出，哺乳期妇女每日可因哺乳至少丧失30μg的碘，随着婴儿的生长和泌乳量的增加，通过乳汁丢失的碘量也会大大增多，这可能是哺乳期妇女易发生甲状腺肿的一个原因。

碘有强大的杀菌作用，可杀灭细菌芽孢、真菌、病毒、原虫。

碘主要以分子（I_2）形式发挥杀菌作用，其原理主要是碘化、氧化菌体蛋白的活性基团，并与蛋白的氨基结合，从而导致蛋白质变性，同时抑制菌体的代谢酶系统。单质碘在水中的溶解度很小，但同时存在碘化物时，其溶解度可增高数百倍。因此，在配制碘溶液时，常加适量的碘化钾，以促进碘在水中的溶解，同时又能降低其挥发性。碘可以在酒精中溶解。在酸性条件下，游离碘增多，杀菌作用较强；在碱性条件下，杀菌作用减弱。

常用的碘消毒剂有碘酊、碘伏和碘甘油。碘酊俗称碘酒，是碘的酒精溶液。所含成分是碘、碘化钾、酒精和水。一般皮肤消毒使用2%~5%的碘酊，手术部位消毒使用5%~10%的碘酊。在紧急情况下，碘酊也可用于饮用水消毒。每升水中加入2%碘酊5~6滴，15分钟后可供饮用，水无不良气味。单质碘有较强的还原性，因此对组织的刺激性强，其刺激强度与浓度成正比。碘酊中含有游离的碘单质，所以涂抹皮肤待稍干后，宜用75%乙醇脱碘，以免引起发疱、脱皮或皮炎等。除了碘的刺激外，碘酊中所含的酒精也有较强的刺激作用，因此碘酊不能直接用于擦拭破损的皮肤，也不能用于口腔黏膜、会阴等部位的消毒，以免造成患者痛苦。

碘伏是碘和聚乙烯吡咯烷酮的络合物。聚乙烯吡咯烷酮是一种表面活性剂，可以将单质碘溶解其中，形成有机碘。有机碘的还原性很弱，刺激性很小，使用后不需要脱碘。碘伏的含碘量较低，约为0.5%，另外，碘伏是以水为溶媒（经过特殊工艺制成），不含酒精，刺激性更小，使用范围更广，可直接用于皮肤消毒，也可用于创口的消毒，还用于外科手术消毒。碘伏经过稀释后可以用于口腔炎漱口、冲洗外阴等。

碘甘油的主要成分也是碘，辅料为碘化钾、甘油和水，含碘量仅为0.1%，刺激性较小，主要用于口腔黏膜溃疡、牙龈炎及冠周炎。

碘对人体有一定的毒性。高剂量的碘可以导致急性中毒，出现口干、呕吐、腹泻、头痛、眩晕等症状，严重者昏迷甚至死亡。过量摄入碘可干扰甲状腺功能，包括甲状腺功能的亢进或不足；长期暴露于富碘环境，除对甲状腺功能产生负面影响外，还可导致皮肤、消化系统和神经系统的慢性碘中毒；个别人群对碘过敏，接触后可出现皮肤瘙痒、荨麻疹、呼吸困难等过敏症状；空气中碘的最高容许浓度为 $1mg/m^3$，浓度过高会刺激眼睛、皮肤和呼吸器官，可引起咳嗽、流涕、流泪、发热、头痛、结膜炎、腮腺肿大、支气管炎、鼻炎、复视、皮肤红斑、皮肤黏膜出现水疱等，重者则发生呕吐、腹泻，尿中出现蛋白和血红蛋白。

常见食物碘含量见附表1。

附表1　常见食物碘含量（μg/100g可食部）

食物种类	食物名称	碘含量
谷类		
	糙米（有机）	14.5
	高粱米	7
	荞麦面	6.8
	青稞	4
	燕麦米	3.9
	糯米	2
	小米	1.6
	小麦粉	1.5
	大米	1.4
	莜麦	1.4
	玉米	1.1
薯类		
	紫薯	2.5
	马铃薯	1.2
	红薯	0.5
干豆类		

食物种类	食物名称	碘含量
	大豆	5.2
	绿豆	5
	芸豆	4.7
	赤小豆	4
	蚕豆	1.3
蔬菜类		
	茴香	12.4
	苋菜（绿）	7
	辣椒（干、红）	6
	小白菜	5
	油菜	4.7
	香菜	4.6
	菠菜	4.6
	空心菜	4.5
	生姜	4.3
	茼蒿	3.8
	山药	3.6
	青葱	3.5
	生菜	3.4
	油麦菜	3.1
	韭菜	3
	大白菜	2.4
	红萝卜	2.2
	毛豆（去皮）	1.8
	冬瓜	1.7
	苦瓜	1.7
	白萝卜	1.4

食物种类	食物名称	碘含量
	丝瓜	1.4
	芹菜	1.3
	大葱	1.3
	芥蓝	1.3
	豆角	1.2
	柿子椒	1.1
	黄瓜	1
	茄子	0.8
	西葫芦	0.8
	尖椒	0.8
	番茄	0.7
	南瓜	0.7
	蒜苔	0.6
	圆白菜	0.4
禽肉类		
	鸡腿肉	4.5
	鸡胸脯肉	3.2
	鸭肉（绿头鸭腿肉）	3
蛋类		
	鹌鹑蛋	233
	鹅蛋	59.7
	鸭蛋	34.2
	鸡蛋	22.5
畜肉类		
	牛肉（瘦）	4.1
	羊肉（瘦）	2.9
	猪肉（瘦）	1.9

食物种类	食物名称	碘含量
菌类		
	黑木耳	10.1
	银耳	3
	香菇	2.1
	姬菇	2
	平菇	1.9
	口蘑	1.6
	蘑菇	1.3
	杏鲍菇	1.2
	蟹味菇	0.6
	金针菇	0.4
鱼虾蟹贝类		
海鱼	带鱼	40.8
	鳕鱼	36.9
	多宝鱼	33.4
	沙丁鱼	28.5
	小黄鱼	15.6
	大黄鱼（养殖）	14.9
	墨鱼	13.9
	鱿鱼	12.3
	海鳗	11.3
	银鲳鱼	10.9
	罗非鱼（背）	9.1
	海鲈鱼	7.9
	鲳鱼	7.7
淡水鱼	白鲢鱼	6.7
	鲫鱼	10.1

食物种类	食物名称	碘含量
	胖头鱼	6.6
	青鱼	6.5
	草鱼	6.4
	鲤鱼	4.7
蟹	花蟹（母）	45.4
	梭子蟹	33.2
	河蟹（公）	27.8
虾	虾米(小对虾，干)	983
	海米（干）	394
	虾皮	373
	濑尿虾	36.1
	基围虾	16.1
贝	赤贝	162
	鲍鱼（鲜）	102
	牡蛎	66
	蛏子	65.4
	河蚬	43.1
	蛤蜊	39.3
	扇贝	48.5
	花螺	37.9
其他	海参	28.1
藻类		
	海带（干）	36240
	海草	15982
	紫菜	4323
	螺旋藻	3830
	海带（深海、冷鲜）	2950

食物种类	食物名称	碘含量
坚果、种子类		
	核桃	10.4
	杏仁	8.4
	花生	2.7
	黑芝麻	1.2
奶及奶制品		
	蒙牛纯甄风味酸牛奶	35.4
	伊利舒化奶	32.4
	牛奶（消毒）	1.9
	酸奶	0.9
饮料类		
速食食品		

注：表中数据来源于《中国居民补碘指南》（2018）

👨‍⚕️ 提示

1.如果把甲状腺激素看成一种"产品"，甲状腺就是"加工厂"，甲状腺滤泡细胞就是"车间"，Tg就是"生产线"，甲状腺滤泡的囊腔则是储存"成品"的"仓库"。

2.合成甲状腺激素的主要原料是碘和酪氨酸。对于碘的摄入问题，下面我们会反复强调，少了不行，多了也不行，一定要适中！

3.酪氨酸是Tg的核心氨基酸。正因为如此，我们可以把甲状腺激素看成是碘和Tg的结合产物。

4.虽然酪氨酸不是必需氨基酸，人体自身可以合成，但它是从苯丙氨酸转化而来的。而苯丙氨酸人体无法自身合成，属于必需氨基酸。苯丙氨酸摄入不足，可导致人体内酪氨酸产量不足，而酪氨酸产量不足，显然会影响甲状腺激素的合成。因此，适当补充酪氨酸是有必要的。

5.甲状腺激素的贮存具有明显特点，即贮存于细胞外（滤泡腔内），这是其他内分泌腺体所不具备的。这就决定了甲状腺激素可以在"仓库"中大量储备；其他内分泌腺体如胰岛等，只能将合成的激素储存在细胞内，所以存量都很少，在有需求刺激时迅速合成并释放。甲状腺激素的贮存量可供机体利用50~120天之久。大剂量贮存的意义在于可以有效地应对短时间内饮食中碘含量的匮乏。但是，大量的贮存也导致了应用抗甲状腺药物时，需要较长的治疗时间才能奏效。

第三节 甲状腺激素的释放

贮存在"仓库"里的甲状腺激素只有到"战场"上才有用武之地，这就需要进入到血液中，通过血液循环运送到全身各组织、器官发挥作用。

每个Tg中含有140个酪氨酸和26个碘原子，其中1/4的酪氨酸能发生碘化。每个甲状腺球蛋白上约有5分子的MIT、4.5分子的DIT，2.5分子的T_4、0.7分子的T_3。

当身体需要甲状腺激素时，就会有"人"给甲状腺下命令。这就是由内分泌"司令部"——脑垂体分泌的促甲状腺激素（TSH）。甲状腺受到TSH的刺激后，滤泡的上皮细胞将"吐入"腔体内的Tg再"吞入"腺细胞内，并在甲状腺蛋白水解酶的作用下，将T_4、T_3以及MIT和DIT水解，并使之释放入血，同时少量的Tg也释放入血。刺激Tg的因素除TSH外，还有胰岛素样生长因子-1（insulin-like growth factor-1，IGF-1）。抑制因子是γ-干扰素、α-肿瘤坏死因子和维甲酸。Tg分子较大，不容易进入血液循环，所以血液中含量很少。MIT和DIT的分子虽然较小，但容易被脱碘酶脱碘，T_4和T_3对脱碘酶不敏感，可迅速进入血液。此外，有微量的rT_3、MIT和DIT也可从甲状腺释放入血。已经脱掉T_4、T_3、MIT和DIT的Tg，完成使命后被溶酶体中的蛋白水解酶所水解。

🩺 提示

1.甲状腺激素释放入血才能发挥作用。这个过程很简单，就是下丘脑－垂体－甲状腺轴的"指挥系统"根据身体需要，刺激水解酶水解Tg，将其中的甲状腺激素释放入循环系统。

2.注意区别甲状腺自身产生的球蛋白（Tg）和肝脏生成的甲状腺结合球蛋白（thyroid-binding globulin，TBG）的来源、作用和血液中含量的不同，因为不少资料中将二者混为一谈。

第四节　甲状腺激素的血液存在

人体每天产生80~100μg的T_4，20~30μg的T_3。T_4全部由甲状腺分泌，而T_3仅有15%~20%是由甲状腺直接分泌而来，80%以上由T_4脱碘后形成。在外周血中，甲状腺激素的大致比例是：T_4占90%，T_3占9%，rT_3占1%。可以看出，T_4的数量远大于T_3，但是T_3的生物效能更高，是T_4的4~5倍，是甲状腺激素在组织中发挥生物活性的主要形式。T_4在到达靶细胞后一般需要转化为T_3而发挥作用。过去曾认为T_4只是T_3的"激素原"，只有转化为T_3才有作用。目前研究发现，T_4不仅可作为T_3的激素原，其本身也具有生理作用，约占全部甲状腺激素作用的35%。因为在甲状腺激素作用的细胞核受体上，既存在T_3结合位点，也有T_4结合位点，只是二者与其结合位点的亲和力不同，T_3比T_4高约10倍，由此解释了T_3作用更强，而T_4本身也具有生理作用的原因。虽然T_3的生理效应显著，但是存活时间很短，半衰期约为24小时。相比T_3，T_4的半衰期要长得多，可达7天。半衰期长的T_4在血液中"按需"转化为半衰期更短、作用更强的T_3，保障了甲状腺激素的稳定供给。rT_3仅有少量由甲状腺分泌，绝大部分是由T_4在肝、肾、垂体及心肌等组织、器官中脱碘而成。

T_3和T_4释放入血，以结合型和游离型两种形式在血液中存在，其中结合型的甲状腺激素是激素储存和运输的形式，占循环甲状腺激素的99%以上。举例来说，甲状腺激素进入血液，好比零散的货物进入了快递流程。要想顺利且安全地传递，就必须把这些货物捆绑成一个整体。能把甲状腺激素"捆绑"起来的，也就是能与甲状腺激素结合的3种血浆蛋白：甲状腺结合球蛋白（TBG），这是最主要的结合蛋白，是由肝脏生成的单链糖蛋白，半衰期5~6天，携带70%的T_4和T_3；甲状腺素结合前白蛋白（thyroxine-binding prealbumin，TBPA），同样由肝脏生成，半衰期1~2天，携带10%~20%的T_4，几乎不携带T_3；血浆白蛋白（albumin，ALB），浓度较高，但对甲状腺激素的亲和力极低，只能携带5%~15%的T_4，约30%的T_3。

结合型T_3、T_4的分子量大，无法进入外周组织细胞，无生物学活性，只有转变为游离T_3（FT_3）和游离T_4（FT_4）后才能进入细胞，发挥其生理作用。就好比快递到的货物只有解除包装后才能使用。血液循环中99.97%的T_4和99.7%的T_3是结合状态，也就是只有0.03%的T_4和0.3%的T_3呈游离状态，不到总量的1%，浓度极低。虽然结合型的甲状腺激素在血液中占绝大多数，但真正发挥生理作用的是游离的甲状激素。故FT_3、FT_4较结合型T_3、T_4更有生理价值。循环血液中游离型与结合型甲状腺激素之间互相转化，保持动态平衡。

甲状腺激素的上述特点提示：FT_3的数量很少，但它的作用最强，这就在数量和作用之间找到了平衡；T_3的半衰期明显比T_4短，便于机体对甲状腺激素功能进行调节，即使T_3不足，也可以随时由T_4脱碘产生；大量甲状腺激素与血浆蛋白结合，在循环血液中形成甲状腺激素的"储备库"，以缓冲甲状腺分泌活动的急剧变化，例如切除甲状腺1周后，血液中T_4的浓度还能保持在原先的50%；结合型大分子量的甲状腺激素从肾小球的滤过减少，可避免其过快从尿液中丢失，丧失宝贵的碘。

提示

1.上面谈到甲状腺激素，看似内容凌乱而复杂，实则不然。我们简单梳理一下：甲状腺分泌T_3、T_4、rT_3。但是其中只有T_4是全部由甲状腺滤泡直接产生、释放的，T_3和rT_3只有一部分是从甲状腺滤泡直接分泌而来，其他则来源于T_4的转化。

2.T_3和T_4都有生理作用，但是，数量巨大的T_4，其作用要远远小于数量较少的T_3。这是机体为了及时、有效地"约束"甲状腺激素的作用而做的设置。如果反过来，数量大者作用也大，那么稍有风吹草动就会影响巨大。

3.为什么99%以上的T_3和T_4主要以结合型的形态出现？一是因为与血浆蛋白结后甲状腺激素才能在血液中自由流动；二是结合型甲状腺激素没有生理效应，游离的甲状腺激素才能发挥作用。这既保证了血液中大量甲状腺激素的储备，又限制了大量甲状腺激素的作用，更重要的是保障了具有作用的游离甲状腺激素及时、适量的存在。同样也是机体的巧妙设置。

4.T_3、T_4和rT_3都是（或部分）从甲状腺滤泡中直接分泌的激素，均为甲状腺激素。虽然FT_3是甲状腺激素作用的"主力军"，但由于只有T_4是完全由甲状腺滤泡直接产生、分泌的，最能体现甲状腺的功能，所以直接把T_4称为甲状腺素。

第五节　甲状腺激素的调节

机体内几乎所有内分泌的调节都离不开下丘脑和垂体（主要是腺垂体）。

下丘脑是内分泌系统和神经系统的中心。它能够接受众多神经冲动，相应地产生一系列肽类激素。这些激素通过门脉流入垂体前叶，有的激发垂体前叶激素的释放，称为释放激素（releasing hormone，RH），有的抑制垂体前叶激素的释放，称为抑制激素（inhibiting hormone，IH）。其中对甲状腺激素的调节属于前者，即促甲状腺激素释放激素（TRH）。妊娠4~5周时胎儿脑中已有TRH存在。

在下丘脑-腺垂体-甲状腺轴调节系统中，下丘脑释放的TRH刺激腺垂体分泌TSH，TSH又刺激甲状腺腺体的增生以及甲状腺激素的合成与分泌。当血液中甲状腺激素（主要是游离的T_3）达到一定水平时，又通过负反馈机制抑制TSH和TRH的分泌，如此形成TRH–TSH–TH分泌的自动控制环路。

一、下丘脑的调节

TRH是由下丘脑室旁核以及视前区肽能神经元合成的，通过垂体门脉系统运送至腺垂体。由于甲状腺细胞表面没有TRH的特定受体，所以TRH不直接作用于甲状腺，而是通过对垂体的作用，促进TSH的合成和释放，由此对甲状腺发挥作用。1分子TRH可使腺垂体释放约1000分子的TSH。TRH除了保障TSH的数量外，还能促进TSH的糖基化，保证TSH具有完整的生物活性，从质的方面对TSH发挥促进作用。下丘脑分泌的生长抑素可与TRH的作用相抗衡，抑制TSH的分泌。

妊娠19~25周，TSH就开始调节胎儿的甲状腺功能，形成下丘脑-垂体-甲状腺调节轴。

下丘脑广泛的上行和下行神经通路联系，是下丘脑调节甲状腺功能的基础。例如，在寒冷环境中，寒冷信号传入到中枢神经系统，到达下丘脑体温调节中枢和相邻的TRH神经元，促进TRH释放，进而使腺垂体分泌TSH增加。TSH促进血中甲状腺激素水平升高，产热增加。又如，由于下丘脑的调节作用，瘦素与TRH呈正相关。在饥饿状态下，瘦素水平降低，TRH随之降低，抑制甲状腺激素分泌，能量消耗减少，以维持机体能量平衡。

二、垂体的调节

一般来讲，靶腺激素的负反馈调节主要作用于下丘脑。甲状腺激素的负反馈调虽然也作用于下丘脑，但更主要的是作用于腺垂体。腺垂体分泌的TSH起关键、直接的作用。

TSH刺激甲状腺，促进甲状腺激素的合成和分泌。首先，TSH增加甲状腺蛋白水解酶活性，使碘化酪氨酸与Tg分离，促进T_3、T_4释放入血。其次，TSH增加脱卤素酶活性，使MIT、DIT脱碘，促进碘被甲状腺回收再利用。再次，TSH增强甲状腺的摄碘能力，促进甲状腺激素合成的各个环节。最后，TSH具有维持甲状腺滤泡细胞生长发育的作用，这就为甲状腺激素的足量分泌提供了保障。这一作用的机制是：①TSH促进甲状腺滤泡细胞的增殖，使腺体增大。②改变血管分布，使供血量增加。③保护滤泡细胞，避免其发生凋亡。在TSH的持续作用下，甲状腺上皮细胞活动增强，腺体增生，一般在数周甚至数月逐渐显现。

当甲状腺激素水平升高时，这个信息虽然会反馈到下丘脑，通过TRH来减少TSH的分泌，由此维持甲状腺激素在正常水平。但甲状腺激素能够更直接地作用于腺垂体TSH细胞，一方面可以通过下调TSH细胞上TRH受体数量以及TSH细胞对TRH的敏感性，抑制TRH对TSH的刺激作用，另一方面，由于腺垂体TSH细胞内有特异的高亲和力甲状腺激素受体，甲状腺激素与TSH细胞内受体结合，可以直接抑制TSH的合成和分泌，血中甲状腺激素水平随之降低，由此维持甲状腺激素水平的相对稳定。

对下丘脑和腺垂体产生刺激作用的主要是游离甲状腺激素，而且TSH细胞内甲状腺激素受体对FT_3的亲和力约为对FT_4的20倍，所以FT_3对腺垂体TSH合成与分泌的负反馈抑制作用更强。甲状腺激素作用于下丘脑和垂体，引起TRH和TSH分泌减少，是长反馈。腺垂体中的TSH直接抑制下丘脑，引起TRH分泌减少，是短反馈。下丘脑中的TRH和垂体中的TSH，还可以通过超短反馈直接调节各自的分泌功能。

三、甲状腺的自身调节

甲状腺除了受下丘脑–垂体–甲状腺轴的调节以外，它本身还具有独立的调节体系。这一体系在神经和体液因素影响之外，通过自身对碘浓度变化的适应，保持甲状腺激素水平在正常范围内。

缺碘时，甲状腺"碘泵"的活性增强，甲状腺激素的合成增加。同时，甲状腺优先将T_4转化为T_3，而不是转化为没有生物学活性的rT_3。另外，甲状腺通过对结合型和游离型甲状腺激素之间互相转化的调节，维持动态平衡。例如，机体需要甲状腺激素多时，更多的结合型甲状腺激素即与结合蛋白分离，成为具有生物活性的游离型甲状腺激素。反之，当碘过多时，甲状腺细胞内的过氧化氢形成受阻，TPO的活性降低，甲状腺激素的合成、释放被抑制，称为碘阻滞效应（Wolff–Chaikoff效应）。同时，促进有生物活性的游离型甲状腺激素转化为没有活性的结合型甲状腺激素。

需要注意的是，甲状腺对碘浓度的反应是复杂的。血碘开始升高时（达1mmol/L），可诱导碘的活化和甲状腺激素合成，但当血碘升高到一定水平（达10mmol/L）后反而抑制碘的活化过程，使甲状腺激素合成减少，即产生Wolff–Chaikoff效应。大剂量碘的摄入，可明显抑制甲状腺激素的合成和释放，迅速降低血中甲状腺激素水平，在甲状腺功能亢进时此效应更为明显。这是临床上使用复方碘溶液治疗甲状腺危象的原理所在。但是，高碘状态持续时，Wolff–Chaikoff效应又会消失，甲状腺激素的合成再次增加，发生碘阻滞的脱逸现象。因此，过量碘对甲状腺的抑制效应不能持续太久，一般约为2周。

甲状腺的自身调节能力是有限的。在长期严重缺碘地区，甲状腺自身调节能力难以发挥，甲状腺激素水平降低，发生甲状腺功能减退症，甚至导致甲状腺组织代偿性增生肥大。

四、自主神经的调节

甲状腺的功能受到自主神经的调节，是因为甲状腺内分布有交感神经和副交感神经纤维末梢，而且甲状腺滤泡细胞膜上也含有 α 和 β 肾上腺素能受体和 M 胆碱能受体。交感神经肾上腺素能纤维兴奋时，可促进甲状腺激素的合成与释放；副交感神经胆碱能纤维兴奋时，则抑制甲状腺激素的分泌。

五、免疫系统的调节

分泌甲状腺激素的甲状腺滤泡细胞膜上存在许多免疫活性物质和细胞因子的受体，所以免疫活性物质能够影响甲状腺的功能。甲状腺自身抗体主要有甲状腺球蛋白抗体（TGAb）、甲状腺过氧化物酶抗体（TPOAb）和促甲状腺激素受体抗体（TRAb）。TRAb包括促甲状腺激素刺激性抗体（TSAb）和促甲状腺激素刺激阻断性抗体（TBAb）两种作用不同的亚型。TSAb能促进甲状腺激素分泌，而TBAb通过抑制TSH的作用，引起甲减。近年来又发现了一些新的甲状腺自身抗体，如抗钠/碘同向转运体抗体、抗GP330抗体、抗Gal抗体等。

六、其他因素的调节

除上述方面外，甲状腺功能还会受到多种因素的影响。如白细胞介素（如IL-1、IL-6）、肿瘤坏死因子等可促进去甲肾上腺素释放，间接兴奋TRH神经元。雌激素也能增强TSH细胞对TRH的敏感性，使TSH分泌增加。生长激素、生长抑素、糖皮质激素、多巴胺、5-羟色胺、阿片肽等，则具有抑制TRH神经元的作用。

🧑‍⚕️ 提示

1.甲状腺激素的正常供应，受多种机制和因素的影响，其中作用最大的还是下丘脑-垂体-甲状腺轴。其中腺垂体分泌的TSH起到了最直接、最敏感、最关键的作用。其中一个重要原因是甲状腺细胞表面没有下丘脑分泌的TRH的特定受体，因此下丘脑不能直接作用于甲状腺，只能通过对腺垂体的影响而发挥作用。

2.下丘脑-垂体-甲状腺轴的调节系统以兴奋为主；交感神经-甲状腺轴系统，是随机体应激而兴奋；副交感神经-甲状腺轴系统，则以抑制为主。

3.注意肾上腺糖皮质激素与TRH和TSH的关系。肾上腺糖皮质激素能够抑制TRH的产生，从而间接抑制TSH分泌。

4.碘浓度的不同对甲状腺激素水平的影响呈升高-降低-升高的变化，要注意充分利用这一特点，趋利避害。

第六节　甲状腺激素的代谢

T_4的半衰期为6~7天，T_3的半衰期为1~2天。它们主要在肝、肾、骨骼肌等部位被降解，途径主要包括脱碘代谢、与葡萄糖醛酸结合以及脱氨基和羧基等。降解后的碘部分排出体外，部分被重新利用。人体每天合成甲状腺激素约需60μg的碘，其中约50μg来自饮食，10μg来自激素的转化。甲状腺激素代谢后，约35μg的碘由尿液排出，尿液中碘的排出量占总碘排出量的85%。另外，15μg的碘从粪便排出，10μg被回收至甲状腺。如果每天补充250μg的碘，则其中50μg用于合成甲状腺激素，其余200μg由尿液和粪便排出。

提示

1.在甲状腺激素的代谢这一节，主要应了解碘吸收和排出的数量关系，注意饮食中碘的摄入。

2.绝大多数代谢后的碘通过泌尿系统排出体外，临床上要重视对尿碘的检测。

（林绍志）

第三章

甲状腺激素及降钙素

第一节　甲状腺激素的概念

严格来说，凡是由甲状腺分泌的激素都应该属于甲状腺激素的范畴，但是由于甲状腺C细胞分泌的降钙素与滤泡细胞分泌的激素作用迥异，一般不把降钙素归为甲状腺激素。

甲状腺激素是一组具有激素活性的碘甲状腺原氨酸的总称，本质上属于酪氨酸衍生物。广义的甲状腺激素包括T_4、T_3、rT_3、二碘甲状腺原氨酸（T_2）和一碘甲状腺原氨酸（T_1），其中T_3和T_4最为重要。甲状腺激素在外周血中大部分与甲状腺结合蛋白相结合，不发挥生理效应，发挥生理作用的主要是FT_3、FT_4。rT_3通常被认为是甲状腺激素代谢的非活性副产物，没有常规的临床应用价值。但随着对甲状腺激素转运、代谢和信号转导过程理解的加深，学者们发现rT_3可能在建立甲状腺激素特征方面具有作用。

🧍 提示

1. 由甲状腺滤泡细胞产生并进入血液的激素有T_1、T_2、T_3、T_4和rT_3。T_1、T_2缩合成T_3和T_4。本节所涉及的甲状腺激素主要是T_3、T_4和rT_3，它们是甲状腺功能的主要体现者。

2. T_4是甲状腺本身工作状况的直接体现，T_3是甲状腺激素作用的主要实现者，rT_3与多种特殊情况相关。明白这一点有助于对本章内容的理解。

第二节　甲状腺激素的作用

甲状腺本身的功能就是合成和分泌甲状腺激素。平时所说的甲状腺功能指的主要是甲状腺激素的功能。甲状腺激素进入靶细胞内，与细胞核内的专一受体结合，通过调控核基因的表达而发挥作用。人体几乎所有组织的细胞都含有甲状腺激素受体，所以几乎全身细胞都是甲状腺激素作用的靶细胞，几乎所有器官或系统都不同程度地受到甲状腺激素的影响。

甲状腺激素是一种广谱激素，是人体重要的内分泌激素，具有调节机体的产热、新陈代谢，帮助分解、合成供能物质，促进生长发育等功能。

一、促进生长发育

这种作用贯穿于人体的全部生命过程，但对于生命早期的影响尤为显著。所以，孕检时孕妇进行甲状腺功能（简称"甲功"）检查已经成为常识。人类胎儿在12周之前，其甲状腺不具备聚碘能力，自然也就无法合成甲状腺激素，必须由母体提供生长发育所必需的甲状腺激素。妊娠12~20周，胎儿甲状腺逐渐发挥功能，自身可以合成甲状腺激素，但所需的甲状腺激素部分还是来自母体。21~24周后，随着胎儿甲状腺的发育成熟，开始以自身甲状腺激素为主，母体的甲状腺激素作为补充。

（一）大脑

甲状腺激素具有促进胎儿神经元增殖、分化以及突触形成，促进胶质细胞生长和髓鞘形成，诱导神经生长因子和某些酶的合成，促进神经元骨架发育等作用，对婴儿大脑的生长发育至关重要。

胎儿脑组织发育迅速的第一个阶段发生在妊娠中期（4~6个月，又称T2期）。此时，胎儿的甲状腺尚未发育完全，大脑的发育必须依赖母体甲状腺激素的供给。此期胚胎的形态学表现主要是神经元的倍增、迁移和器官化。在T2期，母体甲状腺激素水平低下，可以引起胎儿明显的、不可逆的神经系统发育缺陷。

胎儿脑组织发育迅速的第二和第三个阶段分别发生在妊娠晚期（7~10个月，又称T_3期）和出生后2~3年。脑组织发育的形态学表现主要是神经胶质细胞倍增、迁移和髓鞘形成。此期大脑发育所依赖的甲状腺激素来源于母子双方。发生在T_3期的低甲状腺激素血症导致的神经系统发育缺陷较T2期要轻，部分可逆。但是，如果T_3期母体甲状腺激素缺乏，出生后早期新生儿甲状腺激素缺乏，可能会造成永久性损害。

甲状腺激素水平降低对大脑产生的影响，主要表现为脑体积减小、重量减低，神经元细胞缩小，树突和轴突生长、延伸分支及环路形成受到抑制，神经胶质细胞相对增多。生化改变主要表现为脑蛋白和DNA的合成减低，皮质区、视听区、海马和小脑等部位髓鞘生成障碍以及特异性酶缺乏，导致智力、听力、语言能力等的下降。

除对大脑发育的影响外，甲状腺激素对分化成熟的成年人中枢和外周神经系统也有影响，主要表现为兴奋作用。这是因为甲状腺激素能够增加神经细胞膜上β肾上腺素能受体的数量和亲和力，提高神经细胞对儿茶酚胺的敏感性。所以，甲状腺功能亢进患者常有烦躁、易怒、激动、失眠多梦、注意力分散等中枢神经系统兴奋性增高，中医学称为"阳亢"的表现。相反，甲状腺功能减退患者中枢神经系统兴奋性降低，出现记忆力减退、言语和行动迟缓、表情淡漠、少动多眠等，中医学描述为"阳虚"的表现。

（二）骨骼

骨骼的生长、发育和成熟是一个复杂的过程，需要多种因素的共同参与。甲状腺激素是骨骼发育必需的要素，它对破骨细胞和成骨细胞都有兴奋作用，既能促进骨的形成，又能促进骨的吸收，使骨骼更新转换率加快，促进骨的重吸收和骨形成。而过量的甲状腺激素会导致骨量减少、骨密度下降，严重者会出现高钙血症、高钙尿症等。甲状腺激素影响骨骼生长的机制大致有两个方面。一是通过胰岛素样生长因子，间接发挥作用；二是甲状腺激素直接刺激骨细胞合成蛋白质，加速合成并分泌骨钙蛋白入血，直接影响骨骼细胞的生长发育。

（三）性器官

甲状腺激素能够促进生殖器官的生长发育，同时对其生理功能有直接的影响，包括促进卵泡的发育、维持月经正常等。

二、增强新陈代谢

这涉及两个方面：一是产热效应，二是物质代谢。甲状腺激素能使靶细胞膜上的 Na^+，K^+-ATP 酶活性增强，促使细胞内 ATP 更多地生成 ADP，增加线粒体的活性，提高氧耗和增加产热，调节细胞的能量代谢和物质代谢。

（一）产热效应

一切活着的动物都是有体温的，身体需要随时产热和散热，以保持身体的"恒温"。人是恒温动物，维持人体正常生命活动所产生的热量称为必然产热，必然产热一旦停止，预示着生命的终结。为了适应环境变化而进行的产热，称为适应性产热，如外部寒冷，身体就增加产热，相反则减少产热。甲状腺激素通过提高人体组织的耗氧量，增加产热效应，对这两种产热都有促进作用。当然，保持正常的体温还需要其他组织和器官参与调节，但甲状腺激素作用至关重要。

除此之外，甲状腺激素的产热效应还能给机体组织、器官带来其他额外效应。例如，产热效应导致体温升高，机体转而启动体温调节机制，使外周血管舒张，增加皮肤血流量，加强体表散热，维持正常体温，同时使得体循环血流外周阻力降低，循环增强。据测量，1mg的T_4可使机体产热量增加4200kJ（1000kcal），基础代谢率提高28%，耗氧量相应增加。

甲状腺激素的产热效应涉及多种机制的共同作用：①促进靶细胞线粒数量增加、体积增大，加速线粒体呼吸过程，加强氧化磷酸化；②激活靶细胞线粒体膜上的解耦联蛋白，物质氧化与磷酸化解耦联，使由质子浓度差驱动的氧化磷酸化过程减慢，阻碍ATP的正常产生，致使化学能不能转化为ATP储存，只能以热能形式释放；③促进Na^+，K^+-ATP酶的转录，使细胞的耗氧量和耗能增加。

甲状腺激素对机体组织的产热效应存在差别，可使心、肝、肾、骨骼肌等组织、器官耗氧量明显增加，其中对心脏的效应最为显著。而对另一些组织、器官，如脑、肺、性腺、脾、皮肤等的影响不明显。这种差别据推测与甲状腺激素受体在不同组织中的分布数量有关。胚胎期胎儿大脑组织可受甲状腺激素的作用而增加耗氧量，但出生后，大脑组织就失去了这种反应能力。在生理情况下，脑垂体内的5′-脱碘酶具有独立性，不受饥饿等负面因素的影响，保持正常活性，保证T_3的正常浓度和TSH的稳定分泌，保持对脑垂体的正常反馈调节。

（二）物质代谢

物质代谢是人体吸收营养物质，分解利用，并最终将代谢产物排出体外的过程。也就是为身体提供能量以及机体利用能量的过程。没有持续不断的能量供应，生命就会停止。甲状腺激素的产热效应是以促进代谢为基础。需要甲状腺激素进行调控的代谢过程包括糖代谢、脂肪代谢、蛋白质代谢和水钠代谢等。甲状腺激素对供能物质代谢的影响广泛而复杂，既涉及合成代谢，又涉及分解代谢。尤其需要注意的是，甲状腺激素对代谢的影响常表现为双向作用。

1.对糖代谢的影响

甲状腺激素可以通过多种途径影响糖代谢，主要是增加对糖的吸收和利用，并提高糖代谢的速率。首先，促进小肠黏膜对葡萄糖的吸收，增强肝糖原的分解，抑制葡萄糖合成糖原。由此为机体的糖代谢提供足够的"原料"储备，并引起血中葡萄糖浓度上升。其次，增强肾上腺素、胰高血糖素、皮质醇和生长激素等升糖激素的升血糖作用，使血糖升高。高血糖状态导致的胰岛素抵抗，反过来抑制了胰岛素的分泌，致使血糖进一步升高。如此，更多的葡萄糖通过血液输送到各组织、器官，使机体具备了充足的糖"原料"。最后，甲状腺激素还能促进"耗能大户"肝脏、肌肉组织摄取和利用葡萄糖，维持机体的活力。可见，甲状腺激素先是升高血糖，然后通过促进葡萄糖利用来降低血糖。需要注意的是，过多的甲状腺激素，其升糖作用大于降糖效能，可导致血糖升高。所以，一般把甲状腺激素视为升血糖激素。

2.对脂肪代谢的影响

甲状腺激素对脂肪代谢有广泛的影响，涉及脂肪的合成和分解。生理情况下，甲状腺激素的促分解作用大于促合成作用。

在脂肪合成方面，首先甲状腺激素能够促进前脂肪细胞分化为白色脂肪细胞，增加脂肪酸的合成。但是新合成的脂肪酸主要用于合成膜磷脂，而不是作为甘油三酯储存起来。其次，甲状腺激素增加胆固醇的生物合成，新合成的胆固醇主要用于生成膜脂，这有助于其发挥促分裂及促线粒体增生效应。但是，甲状腺激素在促进胆固醇合成的同时，又有清除胆固醇的作用，而且促清除作用大于促合成作用。甲状腺激素可以增加低密度脂蛋白受体的利用，使更多的胆固醇从血液中被清除，从而降低血清胆固醇水平。

在脂肪分解方面，甲状腺激素通过提高脂肪细胞内环磷腺苷水平和细胞外激素敏感脂肪酶的活性，增强脂肪组织对其他脂肪分解激素（如儿茶酚胺和胰高血糖素）的敏感性，以迅速动员脂肪组织中的脂质，促进甘油三酯和脂肪酸的分解氧化，产生热量。过量的甲状腺激素可以有效地降低血脂并减少体内脂肪的储存。总体而言，甲状腺激素对脂肪的促分解作用更显著。

3.对蛋白质代谢的影响

甲状腺激素对蛋白质的合成和分解也存在双向调节作用。这就是甲状腺激素有利于蛋白质的合成，但过多的甲状腺激素会增加蛋白质分解的原因。一般情况下，甲状腺激素通过促进细胞对氨基酸的摄取，刺激mRNA形成，促进蛋白质及各种酶的生成，从而增加蛋白质的合成，特别是使骨骼、肌肉、肝脏等组织、器官的蛋白质合成明显增加。如果机体缺乏甲状腺激素，蛋白质合成就会减少，组织间黏蛋白沉积，可结合大量阳离子和水分子，形成黏液性水肿。但是，超生理剂量的甲状腺激素则促进蛋白质的分解代谢，特别是使骨骼肌中的蛋白质大量分解，引起尿酸增加，尿素氮排泄增加，肌肉收缩无力，机体消瘦。其机制是超生理剂量的甲状腺激素促进各项代谢，引起中枢神经系统兴奋性增高，频繁的神经冲动使肌肉受到超常规的刺激，额外消耗大量能量，使肌肉蛋白分解加快。另外，骨基质蛋白的分解，导致钙离子析出，使血钙升高，骨质疏松，总体形成负氮平衡。

综上可知，正常水平的甲状腺激素对于糖、脂肪、蛋白质三大供能物质的代谢总体起促进作用。但是，甲状腺激素过多或过少都会影响这种作用的发挥，甚至起到相反的作用。

我们经常说的供能物质在体内燃烧，产生并提供能量，是有道理的。无论糖、脂肪，还是蛋白质，在自然环境中都能够发生燃烧这种伴随剧烈发光、发热的氧化反应。进入体内的供能物质在代谢时虽然不能发光，但同样会产热。

细胞的各种代谢活动，必须在一定的温度范围内进行，代谢过程又为机体提供了必需的热能。所以，甲状腺激素对基础代谢的促进作用和发热效应是相辅相成、密不可分的。

4.对水盐代谢的影响

甲状腺激素对水的代谢起到间接的促进作用，主要是利钠排尿作用。甲状腺激素增加耗氧量，促进组织新陈代谢，导致组织释放出更多的代谢终末产物。要排出增加的代谢产物，机体会扩张血管，加快心率，使心输出量增加，肾血流量、肾小球滤过率亦增加，从而促进水钠和代谢产物等从肾脏排出，并产生利尿作用。但是，持续的高甲状腺激素状态导致心率过快，泵血效率会降低。同时，血管阻力的下降，使有效动脉充盈容积下降，引起肾素释放增加，血管紧张素-醛固酮系统被激活，造成水钠潴留。甲状腺功能减退时，组织间隙中含大量具亲水性的黏蛋白，吸附水分和盐类，导致水钠潴留，出现黏液性水肿。

甲状腺激素对钠和钾排出的影响，在正常人和甲减患者有所不同。相对正常人来讲，甲减患者水钠潴留更为明显，所以甲状腺激素对甲减患者的排钠作用更强，对正常人则排钾作用更明显，这也是甲亢时发生低钾血症，出现周期性麻痹的原因。

甲状腺激素可促进钙和磷在骨骼中沉积，但若过量，则会使钙和磷的排出明显增加。所以，甲亢患者尿钙、尿磷及粪钙、粪磷增加，常有骨质疏松。甲减患者则相反。

铁代谢同样受甲状腺激素的调节。甲状腺激素减少时，血清铁含量升高，而组织中含铁量轻度下降，应用甲状腺激素后能使之恢复正常。

甲状腺激素可使血清结合镁水平升高，甲减时会出现镁的减低。

5.对维生素代谢的影响

甲状腺激素维持人体维生素的正常代谢。甲状腺激素过量时，机体对维生素 A、维生素 B_1、维生素 B_2、维生素 B_6、维生素 B_{12}、维生素 C、维生素 D、维生素 E、烟酰胺等的需要量均增加。如摄入或补充不足，可导致维生素缺乏症，使得某些由维生素转变而来的辅酶消耗增加而合成受阻。甲状腺激素缺乏时，引起烟酸吸收和利用障碍，可出现烟酸缺乏症，使得胡萝卜素转化为维生素A和视黄醇受阻，血清胡萝卜素水平增高，皮肤可呈蜡黄色，并出现维生素A缺乏症状。

三、与生长激素的相互作用

可能会有这样的疑问：甲状腺激素对人体的生长发育如此重要，那生长激素起什么作用？人体的生长发育不是主要靠生长激素吗？答案是二者都重要，缺一不可！

虽然甲状腺激素（特别是T_3）在人体生长发育中的作用非常重要，但一般认为与生长激素相比，其只是起辅助作用。一些研究发现，部分生长迟缓的儿童，生长激素水平正常，而T_3水平明显降低。说明甲状腺激素在生长发育方面的作用不可低估，同时提示甲状腺激素和生长激素具有协同作用。

生长激素，顾名思义，是促进机体生长发育的主要激素。生长激素是由垂体前叶分泌的一种含有191个氨基酸的蛋白质。生长激素有"躯体刺激素"的称号，说明其对生长发育的促进和调节作用首屈一指。它几乎对身体所有组织和器官的生长都有促进作用，尤其是对骨、软骨、肌肉和其他组织细胞的增殖，细胞中蛋白质的合成，组织、器官细胞体积和数量增加的促进作用，强大而显著，是对人体身高起主要作用的激素。生长激素同样具有调节物质代谢的作用。先看其对葡萄糖代谢的影响。它能够抑制外周组织对葡萄糖的摄取和利用，减少葡萄糖的消耗，导致或加重胰岛素抵抗，使血糖升高。但是，生长激素有一个重要作用——增加胰岛素样生长因子-1（IGF-1）。IGF-1能够迅速增加肌肉细胞（以及其他细胞）对葡萄糖的摄取，使血糖水平迅速降低。生长激素对血糖的双相作用一般表现为，短期注射生长激素，可产生短暂性低血糖反应；低血糖反应本身可以抑制胰岛素的释放，加之生长激素抑制葡萄糖的利用，长期使用可能具有升血糖作用。这是临床上人们"纠结"是否使用生长激素的原因之一。其实，根据临床需要，当用则用，只要密切监测血糖水平，及时干预即可。生长激素对脂肪的作用，主要是促进脂肪分解，升高血中游离脂肪酸浓度，使组织特别是肢体的脂肪量减少，体重降低。上述作用导致机体能量来源由糖代谢向脂肪代谢转移。生长激素对蛋白质的作用是促进蛋白质合成，促进生长发育和组织的修复，能够加速伤口、创面的愈合。生长激素对水、盐等物质代谢的影响，主要表现为促进钠、钾、磷、硫等的摄取和利用。

由此可见，甲状腺激素和生长激素在促进机体生长发育和供能物质代谢方面都有着重要的作用，尤其是在青春期前的关键生长期内，二者相互协同，不可或缺。

但是，二者的区别同样不能忽视。首先，二者的来源不同。甲状腺激素是由甲状腺分泌，而生长激素是由腺垂体分泌。其次，二者作用的侧重点不同。甲状腺激素不仅能促进机体的生长发育，其在促进代谢和产热效应方面的作用更为显著。特别重要的是，甲状腺激素具有促进神经系统发育的作用。而生长激素主要是促进长骨增长，促进软骨的形成和分化，使机体长高。因而，胚胎期及幼儿期甲状激素缺乏，可导致神经系统发育障碍，以及骨骼的生长发育停滞，出现智力低下、身材矮小的呆小病，又称为克汀病。如果早期生长激素缺乏，主要是对身高产生影响，对智力的影响很小，可能发生矮小症，即侏儒症。

四、对循环系统的作用

适量的甲状腺激素是维持正常心血管功能的必需条件。全身组织细胞绝大多数都有甲状腺激素受体，而心肌细胞表面甲状腺激素 T_3 受体较多，所以心脏对甲状腺激素敏感性更高，反应性更强。甲状腺激素可直接促进心肌细胞肌质网释放钙离子，激活与心肌收缩相关的蛋白质，增强肌球蛋白重链ATP酶的活性，以加强心肌的收缩力。同时，甲状腺激素也能增加心肌细胞膜上β肾上腺素能受体的数量和亲和力，提高心肌对儿茶酚胺的敏感性。上述特点，决定了甲状腺激素对心脏的作用主要是增加心率（正性变时效应）、增强心肌收缩力（正性变力效应），由此增加心输出量。为了适应心脏供血量的增加，甲状腺激素可以直接扩张外周动脉平滑肌，降低动脉血管的阻力，从而更好地增加组织、器官的血液供应。

五、对消化系统的影响

甲状腺激素能够促进消化道的蠕动和消化腺的分泌。当甲状腺激素水平增高时，会引起食欲亢进、胃肠运动加速、肠吸收减少，甚至出现顽固性吸收不良性腹泻；而甲状腺激素水平降低时，可导致胃肠蠕动减弱、腹胀便秘、食欲减退。

六、对其他系统的影响

之前强调，甲状腺激素对人体几乎所有系统和器官都有影响。除以上所及外，甲状腺激素对呼吸、泌尿、生殖等各系统也都有不同程度的影响。例如可以增加呼吸频率和幅度，增加肾小球滤过率，维持正常性欲和性腺功能等。

🩺 提示

1.甲状腺激素的效应虽多，但最主要的可以归为代谢效应和生长效应两大方面。

2.在代谢效应方面，虽然胰岛素是主角，但甲状腺激素具有独特的产热效应；在生长效应方面，虽然生长激素是主角，但甲状腺激素对中枢神经系统的生长发育作用巨大。

3. 甲状腺激素的上述作用，是甲亢和甲减患者出现智力、体格、骨质、心脏、消化道等方面临床表现的基础。记住这一点对于理解甲状腺疾病的表现会起到事半功倍的作用。

第三节　降钙素

降钙素（calcitonin，CT）是由甲状腺滤泡旁细胞（C细胞）分泌的一种多肽激素，而非由甲状腺滤泡细胞分泌的激素。顾名思义，降钙素的作用与钙、磷代谢密切相关。它通过抑制破骨细胞，减少骨组织释放钙盐，促使血液中的钙流向骨骼，促进骨盐沉积，增强成骨过程，从而降低血液中的钙含量，所以称为降钙素。降钙素还作用于肾脏，抑制肾小管对钙、磷、氯、钠的重吸收，由此降低血钙和血磷。另外，降钙素能够刺激骨化三醇生成。后者是一种有直接活性的维生素D，具有调节血钙、血磷浓度，增加骨密度的作用。降钙素的合成和分泌受血钙浓度的影响，血钙浓度升高时，降钙素的分泌也随之增加。另外，胃泌素和胰泌素也具有刺激降钙素分泌的作用，而且有助于降钙素的保存和储藏。降钙素也是一种用于诊断和监测甲状腺髓质癌的特异且敏感的肿瘤标志物。

甲状腺滤泡细胞分泌的甲状腺激素、C细胞分泌的降钙素和甲状旁腺分泌的甲状旁腺激素，都与钙、磷的代谢有关。

甲状旁腺激素是由甲状旁腺主细胞分泌的肽类激素。主要作用是调节钙、磷代谢。它通过动员骨钙入血，促进肾小管对钙离子的重吸收和磷酸盐的排泄，使血钙浓度增加、血磷浓度下降。

🧍 提示

1. 严格来说，降钙素也是甲状腺本身分泌的激素，也应该属于甲状腺激素。但是，由于其和甲状腺滤泡细胞分泌的甲状腺激素作用迥异，所以"人为划定"它不属于甲状腺激素。

2.甲状旁腺激素不是甲状腺本身分泌的激素，不过，可能是由于甲状旁腺紧邻甲状腺生长，所以和甲状腺激素、降钙素一样，甲状旁腺激素对钙、磷代谢同样有调节作用。但是，要注意三者之间的区别。甲状旁腺激素主要是"破坏"骨质，降钙素主要是"保护"骨质，而适量甲状腺激素有利于促进钙质的沉积和骨骼发育，但过量的甲状腺激素则使骨骼脱钙，造成骨质疏松。

（林绍志）

第四章

甲状腺相关检查

第一节　甲状腺功能检查

临床上的甲状腺功能检查项目，通常简称"甲功"检查。其实检查内容包括甲状腺相关激素、相关蛋白和相关抗体，只是习惯上都称为"甲功"检查而已。

一、甲功三项

（一）概述

甲功三项是指FT_3+FT_4+TSH，即游离三碘甲状腺原氨酸、游离甲状腺素和促甲状腺激素。

甲功三项是甲功检查最常用、最基本、最必需、最经济的"套餐"。甲功检查项目中，虽然TT_4是反映甲状腺腺体功能的最权威指标，但是，实际发挥产热、调节代谢等作用的是FT_3、FT_4，因而FT_3和FT_4是最能直接反映甲状腺激素作用的指标。血清FT_4和FT_3测定不受结合蛋白浓度变化的影响，有着更好的敏感性和特异性。另外，FT_3作用强、数量少、半衰期短，对甲亢的诊断具有更高的敏感性；FT_4作用弱、数量多、半衰期长，是甲状腺激素直接发挥生理活性最多的成分，可以真实地反映甲状腺的功能状态。这些特点，保证了甲状腺激素作用的及时性和稳定性。TSH是调节甲状激素分泌的最主要激素，也是反映甲状腺激素变化最敏感的指标，甲状腺激素的微小变化，可引起TSH的显著变化。这些特点决定了这三项是甲功的必查指标，特别适用于早期筛查，并可作为是否进一步检查和如何进一步检查的重要参考。

甲功三项参考值：

FT_3：2.1~5.4pmol/L；

FT_4：9~25pmol/L；

TSH：0.4~2.5mIU/L。

不同检测机构或不同检测方法的参考值范围不同，需根据检验报告单标注的参考值进行判读。

（二）FT_3升高

1. FT_3、FT_4同时升高

（1）甲状腺毒症：甲状腺毒症是指循环血液中甲状腺激素过多，引起以神经、循环、消化等系统兴奋性增高和代谢亢进为主要表现的一组临床综合征。根据甲状腺的功能状态，甲状腺毒症可分为甲状腺功能亢进类型和非甲状腺功能亢进类型。平时所说的甲亢指的就是甲状腺毒症中的甲亢类型。也就是由于甲状腺腺体本身合成、分泌甲状腺激素过多而引起的甲状腺毒症，所以又称为"真甲亢"。其病因主要包括毒性弥漫性甲状腺肿（又称Graves病）、毒性多结节性甲状腺肿和自主性高功能性甲状腺腺瘤。其中Graves病是最常见的原因，占甲亢患者的80%左右，临床上所说的甲亢，只要不作特殊说明，指的就是Graves病导致的甲亢。而非甲状腺功能亢进类型一般指破坏性甲状腺毒症。由于甲状腺滤泡受到炎症（例如亚急性甲状腺炎、桥本甲状腺炎、无症状性甲状腺炎等）破坏，滤泡内储存的甲状腺激素"跑到"血液中，引起的甲状腺毒症称为破坏性甲状腺毒症。该类型甲状腺毒症患者的甲状腺功能多正常，无甲亢的临床表现。破坏性甲状腺毒症有甲亢表现者，称为"假甲

亢"或症状性甲亢。

在排除某些因素对检测结果影响的基础上，FT_4和FT_3是诊断甲状腺毒症的主要指标，无论表现为真甲亢还是假甲亢。

（2）继发性甲亢：甲亢的另一种常用分类方法是分为原发性甲亢和继发性甲亢。前者是指甲亢的发病部位在甲状腺本身，例如Graves病所致的甲亢，以及多结节性甲状腺肿伴甲亢、自主性高功能甲状腺结节、甲状腺癌所致甲亢，都属于原发性甲亢。原发性甲亢占甲亢患者的90%以上。平时所说的甲亢除了指Graves病所致甲亢外，更宽泛的则是指原发性甲亢。继发性甲亢是由于甲状腺以外的组织发生病变或其他因素的影响，引起甲状腺激素合成、分泌增多而发生的甲亢。原因包括药物、垂体瘤等。无论是哪种情况导致的甲亢，一般都会发生FT_3、FT_4升高。

（3）过量服用甲状腺激素：由于长期摄入过多的甲状腺激素所造成的甲状腺毒症，也称为人为甲状腺毒血症。治疗甲减时过量服药或因为精神、情绪因素服用甲状腺激素，可导致FT_3、FT_4增高，特别是FT_4的升高。据报道，检测甲功当日服用左甲状腺素钠（$L-T_4$），至少9小时内可导致FT_4升高。

（4）甲状腺激素抵抗综合征（thyroid hormone resistance syndrome，SRTH）：又称甲状腺激素不应症或甲状腺激素不敏感综合征，是一类复杂而少见的疾病。绝大多数SRTH是由于甲状腺激素受体基因突变造成的。家族性与散发比例大约为2：1。其中部分类型会出现TSH和T_3、T_4的增高，T_3、T_4的增高使得FT_3、FT_4升高。出现甲状腺激素抵抗后，正常数量的激素无法发挥正常生理效应，导致甲状腺激素"相对"降低，产生甲减现象。此时通过反馈调节，TSH、FT_3、FT_4升高。这和胰岛素抵抗有相似之处，可以借由对胰岛素抵抗的理解来认识甲状腺激素抵抗。但是，和胰岛素抵抗多见于成年人、发生率高和危害相对较轻等特点不同的是，SRTH多发生于儿童，甚至新生儿，较为罕见，危害较大。

（5）非病理因素：情绪激动、高碘饮食、高原缺氧、高温环境、妊娠等也可以导致T_3、T_4升高，FT_3、FT_4随之增加，但一般不严重。据报道，妊娠可导致FT_3、FT_4升高15%左右。

2. 单纯FT_3升高，FT_4正常

（1）甲亢早期或甲亢复发早期：甲亢早期，血液循环中的T_4保持在稳定水平，导致FT_3的升高早于FT_4的增高，所以早期甲亢以及甲亢复发时，可以见到FT_3升高，FT_4正常。

（2）中枢性甲亢：可以出现FT_3升高，FT_4正常或降低。

（3）T_3型甲亢：是一类特殊而复杂的甲亢。其具有甲亢的临床表现，但实验室检查仅TT_3、FT_3增高，TT_4、FT_4则正常。需要注意：部分T_3型甲亢只是普通型甲亢（如Graves病）的前驱表现。这部分患者如果长期不干预，T_4也会升高，演变为普通型甲亢。治疗过程中出现的T_3型甲亢，大多是由于药物治疗后T_4下降早而快所致。已确诊的普通型甲亢患者，FT_3再次升高，提示病情复发。部分甲亢患者，始终表现为T_3升高，而不演变为普通型甲亢。严格来讲，这部分甲亢属于T_3型甲亢。

T_3型甲亢的具体发病机制尚不明确，可能与甲状腺自身合成的T_3过多有关。多见于女性和青壮年，及精神压力大的人群。在缺碘地区T_3型甲亢的比例明显偏多，其中12%的甲亢是T_3型甲亢，可能与T_3的需碘量较T_4少有关。T_3型甲亢病情较普通型甲亢轻，停药后缓解率高于普通型甲亢，治愈后复发率低。但也有人认为，T_3型甲亢与普通型甲亢相比，用药后症状往往难以完全消失，停药后易复发。

（4）服用T_3制剂：甲减患者过量服用T_3制剂，或部分人为了减脂瘦身而服用T_3制剂，都会导致血清T_3水平升高。过高的T_3水平抑制T_4的合成，导致FT_3升高，FT_4正常。

（三）FT_4升高

FT_4偏高的原因大多与FT_3升高相同。以上所述导致FT_4、FT_3同时升高的原因不再罗列。

单纯FT_4升高、FT_3正常：

1.遗传因素

由于先天性遗传因素导致脱碘酶发生异常，T_4向T_3转化出现障碍，从而引起FT_4偏高。此种情况大多不会发生甲亢症状。

2.T_4型甲亢

又称甲状腺素型甲亢。指以血清TT_4、FT_4较明显增高，而血清T_3、FT_3大致正常为特点的一种甲状腺毒症。T_4型甲亢发生的主要原因是外周组织将T_4转化为T_3时受到了抑制，或者过多地转化为rT_3，可能见于老年人，或长期卧床、营养不良的患者。另外，过量服用高碘和高蛋白食物，使腺体更多地合成T_4，也是T_4型甲亢的重要原因。

3.假性T_4型甲亢

也称急性应激性甲亢。由于各种急性应激因素导致患者血清T_4、FT_4增高，而T_3、FT_3正常或降低。多见于甲状腺炎症时，甲状腺细胞通透性增加，FT_4进入到血液中。或甲状腺滤泡遭到破坏，如化脓性甲状腺炎、亚急性甲状腺炎、桥本甲状腺炎、甲状腺或周围组织手术等，都可能引起甲状腺破坏，导致滤泡中的甲状腺激素释放入血，相应地造成T_4、FT_4水平升高。假性T_4型甲亢一般不存在甲亢的临床表现，且高T_4血症多在短期内恢复正常。

4.药物因素

检测当日静脉注射小剂量肝素，可导致FT_4假性升高。

5.妊娠

妊娠早期，由于hCG升高，导致血清FT_4升高。妊娠早期较非妊娠时升高10%~15%。

6.其他

部分T_4升高原因不明确，可能与多结节性甲状腺肿等疾病有关。

（四）FT$_3$降低

1. FT$_3$和FT$_4$同时降低

（1）甲状腺功能减退：FT$_3$是甲状腺激素发挥生理作用的主角，它的降低直接导致甲状腺激素功能的降低，表现为甲状腺功能减退，简称甲减。无论是哪种类型的甲减，FT$_3$几乎都降低，同时伴有FT$_4$的降低和TSH的增高。

（2）非病理因素：情绪紧张、压力过大、生活不规律、饥饿、减肥等都可能导致FT$_3$、FT$_4$的降低。持续暴露于寒冷环境中可导致FT$_3$降低，多伴T$_3$降低、TSH升高。

（3）摄碘过多：饥饿、减肥等可导致碘和蛋白质缺乏，甲状腺激素水平降低。但是，如果大量摄碘，机体调控甲状腺激素合成机制发挥作用，抑制碘的有机化，发生碘阻滞效应，可能会发生甲减。高碘饮食如海带、紫菜等，高碘药物或造影剂如胺碘酮、碘化钾等，都可能导致甲减，造成FT$_3$、FT$_4$降低。

（4）其他药物因素：除了常用的抗甲状腺药物、高碘药物外，可引起甲减，导致FT$_3$降低的药物还有：抗肿瘤药物及酪氨酸激酶抑制剂，如 α 干扰素、贝沙罗汀、伊马替尼、达沙替尼等。其中贝沙罗汀可能造成永久性甲减。精神类用药，如锂盐、阿米替林、丙米嗪、苯巴比妥、多巴胺等，以及生长激素抑制剂，如奥曲肽等，也都能导致FT$_3$、FT$_4$降低。

2. FT$_3$降低，FT$_4$正常

（1）糖皮质激素：糖皮质激素类药物，如氢化可的松等能够抑制T$_4$向T$_3$转化，导致FT$_3$降低。

（2）低T$_3$综合征：是由非甲状腺本身疾病引起血液中T$_3$降低的综合征。各种急慢性非甲状腺疾病对甲状腺功能产生影响，使5′-脱碘酶活性下降，T$_4$向T$_3$转化减慢，更多转化为rT$_3$，导致T$_3$的生成减少，从而造成血清FT$_3$下降。

（五）FT$_4$降低

FT$_4$的降低是诊断甲减最敏感和可靠的依据。一般情况下，甲减患者FT$_4$降低，多伴有T$_4$、T$_3$、FT$_3$的降低。所有导致FT$_3$降低的因素，包括饮食、生理病理、药物等因素都可导致FT$_4$的降低，不再重述。单纯FT$_4$降低，主要见于以下情况。

1.甲减早期

前面说过，甲亢早期，FT$_3$首先升高，是早期甲亢诊断的敏感指标。相反，甲减早期一般表现为FT$_4$降低，而FT$_3$可以正常。这是因为甲减发生时，TSH更敏感地早期升高，促进T$_4$向T$_3$转化，FT$_4$随之降低，而FT$_3$可以正常，故FT$_4$对早期甲减的诊断更敏感。随着病情进一步发展，TT$_3$、FT$_3$才会降低。这也是不推荐TT$_3$或FT$_3$作为甲减主要诊断依据的理由。

2.低T$_4$综合征

和低T$_3$综合征类似，低T$_4$综合征属于非甲状腺本身疾病导致的低T$_4$现象。临床上多见T$_3$、T$_4$同时降低，过去大多认为是机体代偿反应，故称之为正常甲状腺病态综合征。鉴于在严重疾病状态下，T$_4$浓度显著下降，病死率增加，也有人认为存在代偿不良。现在更趋向于使用不带主观色彩的名称：非甲状腺性病态综合征（nonthyroid illness syndrome，NTIS）。习惯上将其中T$_4$降低，T$_3$正常的情况，称为低T$_4$综合征。一般情况下，单纯的低T$_3$综合征往往病情相对较轻，多为高龄、饥饿、应用某些药物造成的，而单纯的低T$_4$综合征多见于急危重症患者。由于病情急重，T$_4$和FT$_4$首先降低。随着病情的发展，大多会伴有T$_3$水平的降低。所以临床上多见低T$_3$、T$_4$综合征，一般是较重疾病或应激反应造成的。

（六）TSH升高

前面说过，由垂体前叶分泌的TSH能促进甲状腺激素的合成和释放。而TSH又受由下丘脑分泌的TRH调节。反过来，甲状腺激素又能对垂体和下丘脑分泌TSH和TRH产生长反馈调节，TSH对TRH产生短反馈调节。可见，TSH在这一调节轴中占据中枢地位。通过调节，将甲状腺激素控制在正常且稳定的水平。当血中的甲状腺激素浓度减少时，会刺激垂体释放TSH，TSH刺激甲状腺释放甲状腺激素。当甲状腺激素水平达到或超过机体需要时，则通过负反馈抑制TSH的释放。

TSH的特殊地位，决定了它的重要而显著的作用。TSH是反映甲状腺功能最敏感的指标，血清TSH和FT_4的对数呈线性反比关系，FT_4的微小变化会导致血清TSH浓度的巨大变化，无论甲亢还是甲减均如此。虽然如此，血清TSH比FT_4更敏感，是甲状腺毒症（除促甲状腺激素细胞腺瘤和甲状腺激素抵抗所致以外）的一线初筛指标，对亚临床甲状腺毒症的诊断有重要意义。所以，上面所说的FT_3、FT_4改变，一定要结合TSH进行综合判断。

TSH升高可见于以下情况。

1. 甲减

甲状腺功能减退时，机体通过反馈调节，促使TSH升高，促进甲状腺激素的合成和分泌，改善甲减病情。所以，TSH的升高是机体缺乏甲状腺激素的反馈结果。如果同时伴有FT_3和（或）FT_4降低，提示甲减存在，这是临床最常见的现象。

2. 亚临床甲减

TSH升高是甲减最早期出现的变化，也是最敏感的指标。亚临床甲减时，FT_3和FT_4还处于正常水平，此时TSH就已经开始升高了。

3. 中枢性甲亢

中枢性甲亢多数为垂体瘤所引起，少数由下丘脑–垂体功能紊乱所致。由于垂体腺瘤具有自主分泌的特性，引起TSH分泌增加，TSH的增加引起T_3、T_4和FT_3、FT_4的增加。病理状态下的TSH增高，不受甲状腺激素的反馈性抑制，所以FT_3、FT_4、TSH同时升高。

4. 中枢性甲减

据统计，约20%的中枢性甲减患者表现为TSH增高。这部分患者病变主要在下丘脑而非垂体。甲状腺激素水平的降低，使得垂体通过超短反馈调节导致TSH升高，一般表现为轻度升高。

5. 测定干扰

被检者存在抗TSH自身抗体，可以引起血清TSH测定值假性增高。巨分子TSH是抗TSH自身免疫球蛋白和TSH结合形成的免疫复合物，不易被肾脏过滤，在循环中积累，造成血清TSH检测结果假性增高。与TSH结合的免疫球蛋白通常为IgG，也可为IgA，巨分子TSH是无活性的大分子物质。当存在垂体性甲减时，如果TSH不低反高，特别是垂体本身受到损害后导致的中枢性甲减，如果TSH在降低后，不明原因地升高，要警惕这种干扰因素的存在。

6. 非甲状腺性病态综合征或亚急性甲状腺炎恢复期

在NTIS时或亚甲炎的恢复期，血清TSH可以反应性地增高至5-20mIU/L。注意，这种升高发生在亚甲炎的恢复期。

7. 甲状腺激素抵抗综合征

由于抵抗存在，致使甲状腺激素相对不足，通过反馈调节导致TSH增加，以产生更多的甲状腺激素。

8. 促甲状腺激素不敏感综合征

这是一种罕见的先天性内分泌疾病，其特征在于甲状腺组织对TSH的刺激作用产生抵抗，导致甲减，引起TSH反馈性升高。尽管体内促甲状腺激素水平正常或升高，但由于甲状腺组织无法对促甲状腺激素产生正常的反应，所以出现甲状腺功能减退的症状。这种综合征的严重程度取决于促甲状腺激素受体缺陷的严重性和功能代偿的程度。

9. 肾衰竭

约10.5%的终末期肾病患者存在TSH增高，一般为轻度升高。原因未完全明了，可能是尿毒症导致对TSH的清除能力降低，或由于尿毒症对甲状腺功能的抑制作用而发生的负反馈现象。

10. 药物因素

雌激素可增强腺垂体对TRH的反应，使TSH分泌增加；多巴胺受体拮抗剂，如甲氧氯普胺（胃复安）可阻断多巴胺受体，促进TRH的合成及释放，使TSH水平升高；碘剂（胺碘酮、碘化钾）、锂盐、酪氨酸激酶抑制剂（如索拉非尼、舒尼替尼、阿法替尼、阿西替尼、厄罗替尼、伊马替尼、尼罗替尼），以及免疫抑制剂沙利度胺等，都可导致TSH的升高。

11. 妊娠

妊娠期间孕妇体内雌激素水平会显著升高，雌激素不仅可以促进甲状腺结合球蛋白（TBG）的合成，使TBG水平达到非妊娠者基础值的2~3倍，而且还可以使TBG中唾液酸的组成成分增加，从而使循环中TBG的半衰期延长，由此增加TBG的含量，这就导致结合型甲状腺激素增多，而游离甲状腺激素水平下降。游离甲状腺激素水平下降，通过负反馈调节机制可以刺激TSH的分泌量增加，临床上表现为妊娠期间血清中TSH水平增高。妊娠期TSH如果高于4.0mIU/L，特别是高于5.5mIU/L，可能导致妊娠期甲亢，同时要考虑妊娠期甲减或亚急性甲状腺炎恢复期等表现的可能性。血清TSH检测是分娩前和妊娠最初3个月的重要筛查指标，以判断母亲是否存在轻度（亚临床）甲减。

12. 口服避孕药

口服避孕药一般都属于雌激素类制剂，可作用于垂体，导致垂体分泌更多的TSH。

13. 寒冷环境

寒冷条件下TSH升高，是人类长期进化产生的与外界环境相匹配的适应机制。在寒冷环境中，皮肤上的温觉感受器会向中枢神经系统传递"冷"这个信号，然后下丘脑就会分泌TRH，促使垂体释放TSH，以达到让甲状腺分泌甲状腺激素来增加机体产热的目的。

即使是甲状腺切除或进行^{131}I碘放射治疗的患者，也会因为下丘脑、垂体的存在，同样出现TSH的升高。有研究显示，暴露于寒冷状态下9个月，血清TSH升高30%~50%。但是，炎热情况下TSH水平不会明显降低，只是相对寒冷时要低一些。甲状腺激素不负责降低体温，因为如果甲状腺激素分泌减少，虽然体温会降低，但也会导致嗜睡、注意力下降、反应迟钝等神经兴奋性下降的表现，发生甲减的一系列危害。所以，非病理情况下甲状腺激素正常分泌或短暂增加，但不会减少。

14.情绪因素

情绪剧烈变化时，如激动、紧张等，TSH升高，甲状腺激素分泌增加，从而提高警觉性和反应能力。当然这些变化都是短暂的。

15.昼夜节律变化

TSH一般在晚上开始升高，午夜后2:00~4:00达到高峰，之后开始下降，早上近8:00左右为低值（有时下午18:00~20:00可能更低），变化幅度可达2倍左右。也就是说，TSH每天都会在平均值的50%左右波动，一天中连续采集血样，TSH的变异率达40%。这种夜间TSH平均浓度较白天增高的昼夜节律，可能源于下丘脑TRH分泌的调节。

16.年龄因素

儿童下丘脑-垂体-甲状腺轴的反馈调节功能还不够成熟，TSH水平在儿童可以表现为偏高，是成人的2~4倍。高龄也会影响TSH的平均值，以每10岁递增。有研究显示，我国60岁以上健康老人的TSH水平较60岁以下人群有所升高，一般建议将老年人TSH正常范围定在0.5~3.0mIU/L。所以需要注意一高一低两个年龄段TSH的升高。

（七）TSH降低

1.甲亢

TSH降低，伴有FT$_3$和（或）FT$_4$的升高，是原发性甲亢的表现，这也是临床最常见的现象。这种变化和原发性甲减的道理类似，都是负反馈调节的结果。需要注意，在甲亢治疗的最初2~3个月，TSH变化会出现滞后现象。

2.甲状腺炎症损伤期

亚急性甲状腺炎、桥本甲状腺炎、产后甲状腺炎和药物相关性甲状腺炎等疾病导致甲状腺腺体的破坏，甲状腺激素释放入血，发生一过性甲状腺毒症，形成症状性甲亢，导致TSH降低。

3.亚临床甲亢

临床症状不明显，FT_3、FT_4正常，但TSH降低。

4.甲状腺癌

少数甲状腺滤泡癌会分泌甲状腺激素，发生继发性甲亢，导致血清TSH降低。

注意，使用$L-T_4$治疗分化型甲状腺癌，抑制肿瘤复发的TSH目标值，低危患者为0.1~0.5mIU/L，高危患者<0.1mIU/L。

5.中枢性甲减

前面说过，甲状腺激素受下丘脑-垂体-甲状腺轴的调节。如果甲状腺的腺体本身正常，下丘脑或垂体发生病变，导致甲状腺激素分泌减少，由此发生的甲减称为中枢性甲减或继发性甲减。通常见于垂体照射、产后大出血、垂体腺瘤、咽鼓管瘤等患者，累及下丘脑或垂体。下丘脑受到伤害后，分泌的TRH减少，对腺垂体的刺激减弱，导致垂体分泌TSH减少。如果垂体本身损伤（如垂体瘤、产后垂体出血坏死等），也可以导致TSH分泌减少。这些都会造成对甲状腺腺体的刺激减弱，使FT_3、FT_4减少，发生甲减。临床上还要注意脑卒中累及中枢系统导致的中枢性甲减。

无论是下丘脑还是垂体病变导致的甲减，都是继发性甲减，其中由下丘脑病变引起的甲减被称为三发性甲减。

6.非甲状腺性病态综合征（NTIS）

NTIS发生后，患者TSH水平波动较大。疾病的急性期TSH通常暂时降低，恢复期反跳至轻度升高。由于这种波动通常不影响预后，所以有人建议对NTIS时的TSH值采用宽松的参考范围（如0.02~10mIU/L），并联合应用FT_4/TT_4测定。

7.人绒毛膜促性腺激素（human chorionic gonadotrophin，hCG）升高

对于hCG升高要具体分析，因为牵扯到生理和病理两个方面，病情和预后差别巨大。

生理性因素主要是妊娠。hCG水平明显增高是诊断早孕的金标准。而hCG升高会导致TSH的降低，主要发生在孕早期。孕期不同，TSH的参考值有不同变化，美国甲状腺学会给出的标准范围是：

T1期（妊娠初期，<12周）：0.1~2.5mIU/L。

T2期（妊娠中期，13~27周）：0.2~3.0mIU/L。

T3期（妊娠晚期，28周~分娩）：0.3~3.0mIU/L。

我国《妊娠和产后甲状腺疾病诊治指南》给出的参考范围基本相同，数值有差别。一般认为妊娠10~12周是TSH下降的最低点。

病理性因素导致hCG升高，TSH降低，常见于葡萄胎、绒毛膜癌、卵巢癌、乳腺癌，以及男性精原细胞瘤、睾丸畸胎瘤等。

8.药源性因素

常见导致TSH降低的药物有糖皮质激素，如氢化可的松、泼尼松、地塞米松等，其中以地塞米松的抑制作用最强；生长抑素及其类似物，如奥曲肽、兰瑞肽可直接影响垂体促甲状腺激素细胞，抑制TSH的分泌，但大多是暂时性的；多巴胺及其激动剂溴隐亭可使患者TSH水平下降，这和多巴胺受体拮抗剂升高TSH是相反的机制；维生素A类似物，如贝沙罗汀可直接作用于垂体促甲状腺激素细胞，抑制TSH的分泌，导致40%~60%的患者出现较明显的中枢性甲减；某些精神类用药（如锂盐、喹硫平等），可能抑制TSH的合成；双胍类降糖药，国外报道，二甲双胍可抑制甲状腺激素使用者的TSH水平，但二甲双胍药物本身不影响TSH水平的测定，换言

之，二甲双胍对没有甲状腺疾病，未使用甲状腺激素的患者不产生对TSH的影响。另外，抑制TSH的药物还有白细胞介素-2、肿瘤坏死因子-α、苯妥英钠及抗细胞毒性T淋巴细胞相关抗原4单克隆抗体、西咪替丁、吗啡，等等。将上述药物罗列于此，便于大家参考。

需要说明的是，药物引起的TSH降低，除贝沙罗汀外，一般不会导致甲减的发生。包括贝沙罗汀在内的药物，其影响都是暂时性的，停药后可恢复正常。

9.其他因素

缺氧时甲状腺激素和TSH变化，有不一致的报道。分析在缺氧初期，血清T_3、T_4、FT_3、FT_4、TSH均应有升高，以维持正常的代谢功能。但病理情况下的长期缺氧，则会导致类似"低T_3"环境，血清FT_3和TSH水平降低。

（八）FT_3、FT_4与TSH不一致

FT_3、FT_4与TSH呈反向变化的负相关关系，这是甲功三项最常见的异常结果。FT_3在甲亢早期或复发初期最先升高，对甲亢诊断意义较大，而FT_4在甲亢时也增高，但甲减时最先降低，对甲减的诊断作用优于FT_3。FT_3、FT_4与TSH之间的反向变化存在着一定的线性关系，通常FT_4的水平越高，TSH的水平就越低，反之亦然。FT_3、FT_4和TSH的负相关关系被打破，情况较为复杂。

1.无论是FT_3还是FT_4，对甲亢或甲减诊断的敏感性都不及TSH。所以，不管FT_3、FT_4是否正常，只要TSH降低或升高，就要考虑亚临床甲亢和亚临床甲减。

2. FT_3、FT_4异常，TSH正常或三者呈现正相关关系时，要考虑中枢性甲亢和中枢性甲减。对于原发性甲减患者，当FT_4低于正常时，血清TSH值应>10mIU/L。如果TSH升高不明显，甚至正常，要考虑中枢性甲减。

3. FT_3、FT_4降低，TSH正常或降低，要考虑非甲状腺性病态综

合征，或亚急性甲状腺炎、自身免疫性甲状腺炎的早期。

4. FT_3、FT_4降低，TSH升高或正常，要考虑碘缺乏问题，或非甲状腺性病态综合征的恢复期。在非甲状腺性病态综合征的急性期，TSH水平多暂时降低或正常，往往伴有rT_3的升高。恢复期TSH则反跳增高。如果TSH增高<20mIU/L，一般不影响预后，可于2~3个月复查。手术切除甲状腺后口服甲状腺素片进行替代治疗，TSH一般需要4~6周才能恢复正常。

5. 单纯FT_3或单纯FT_4降低，TSH正常，考虑是非甲状腺性病态综合征中的低T_3综合征或低T_4综合征，要结合TT_3、TT_4进行判断。如果仅T_4降低，TSH正常，则考虑碘缺乏或碘超量原因，结合尿碘进行判断。

6. FT_3、FT_4均升高，TSH正常，除考虑中枢性甲亢外，还要考虑亚急性甲状腺炎、自身免疫性甲状腺炎的一过性甲状腺毒症早期，碘摄入超量，或SRTH（有时仅FT_3或FT_4升高，TSH正常或升高）。

7. FT_3、FT_4正常，TSH降低，除考虑亚临床甲亢外，还要考虑一过性甲状腺毒症或妊娠甲亢综合征。

8. 甲亢或甲减治疗期间，可能由于药物因素而发生FT_3、FT_4与TSH变化反常现象，要根据治疗情况分析、应对。

提示

1. 虽然甲功三项是重要的检测指标，但是对于甲状腺疾病的诊断，还要综合多种因素全面考虑，包括年龄、妊娠、经期、环境、其他病史，等等，才能做出正确诊断。如果没有甲功异常的临床表现，单纯FT_3或FT_4异常，要考虑偶然因素影响的可能，进行复查。还要注意不同医疗单位甲功检测的参考值区间可能不同。

2. 无论甲功检测哪一项出现异常，都必须结合临床表现综合考虑。例如，中枢性甲减或甲亢，一般都会伴有中枢神经障碍的表现。非甲状腺性病态综合征一定会有原发因素的存在，等等。另外，还要结合影像学结果，特别是甲状腺B超结果进行综合判断。

3. 对于TSH的参考值，以往认为在0.35~5.5mIU/L即为正常。随着检测方法的进步，精确度提高，现在一般界定为0.4~2.5mIU/L之间更窄的范围。最近我国学者研究发现，1.0~1.9mIU/L是TSH的最安全范围。各地、各实验室大多建立了自己的参考值范围，大家可以根据检验报告单标注的参考值进行判读。

4. 甲亢发生时，血清FT_3增高通常比FT_4增高出现更早，所以FT_3对早期甲亢以及甲亢复发的诊断更为敏感。相反，甲减时由于TSH升高，促进T_4向T_3转化，故早期甲减患者FT_3可以是正常的，往往最先表现为FT_4降低，所以FT_4对早期甲减的诊断更加敏感。当然，也有观点认为，甲减时rT_3较FT_4更早发生降低，是早期诊断甲减的最敏感指标。后面我们还将进一步讨论这个问题。

5. 甲状腺激素水平变化15%~20%，可使TSH水平发生50%~100%的改变。所以，无论是甲亢还是甲减，FT_3、FT_4的敏感性都不及TSH。甲功的变化，可以在FT_3、FT_4正常时，通过TSH的变化表现出来。因此，TSH既是甲状腺功能变化的最敏感指标，也是反映下丘脑–垂体–甲状腺轴功能的重要指标，尤其是对亚临床甲亢和亚临床甲减的诊断有着特殊的意义。

6. 虽然甲功三项检测不需要空腹，但由于高碘食物影响检测结果，还是空腹为好。检测前避免情绪紧张、劳累、熬夜等。已经确诊的甲状腺疾病患者，跟踪检测时要选择相同时间，避免昼夜变化的影响。检测前避免使用影响检查结果的药物。最好固定一家或几家地域相近的医疗机构进行检测，一是避免仪器设备、检测方法等不同导致的差异，二是避免长距离造成的环境改变影响结果。特别要注意气温差异大的地区和高原缺氧地区的检测结果可能受到影响。

7. 非病理因素，如年龄、性别、种族、月经周期、吸烟、运动等，虽然对甲功结果有影响，但大多是轻微的，一般没有太大的临床意义。神经性厌食或节食者，FT_3可降低，TSH可以轻度升高，也可以正常。

8.单独检测TSH不能用于判断继发性甲减，因为目前的检测方法还无法区分无生物活性的TSH同分异构体。所有甲状腺结节患者都应进行血清TSH和甲状腺激素水平测定。甲状腺恶性肿瘤患者绝大多数甲状腺功能正常。如果血清TSH减低，甲状腺激素增高，提示为高功能结节，绝大多数为良性。

9.对于未接受多巴胺、多巴酚丁胺等治疗的非甲状腺疾病患者的诊断，血清TSH检测的可靠性优于FT_4。

10.将FT_3置于FT_4之前，是本书为了叙述方便，而不是说FT_3比FT_4重要。相反，由于FT_4的数量和与甲状腺功能的关系，它的价值往往更大。这也是许多资料将FT_4置于FT_3之前叙述的原因。

二、甲功五项

（一）概述

甲功五项是指$FT_3+FT_4+TSH+TT_3+TT_4$，即在甲功三项的基础上增加了TT_3和TT_4。

TT_3是结合型T_3和游离型T_3的总和，TT_4是结合型T_4和游离型T_4的总和。由此可见，甲功五项实际是增加了结合型T_3和T_4的检测。

既然结合型的T_3、T_4不发挥甲状腺激素的生理作用，FT_3和FT_4才是甲状腺激素的活性成分，而且FT_3、FT_4不受甲状腺结合球蛋白的影响，具有更高的稳定性，为什么还要查甲功五项呢？因为对于甲功三项检测出的问题，有些情况下必须进一步检查才能确诊。例如T_3型甲亢、妊娠期甲亢、低T_3综合征，等等。此外，对于已经确诊的甲状腺疾病的转归和疗效追踪，都需要检测T_3、T_4。

TT_3、TT_4参考值：

TT_3：1.2~2.9nmol/L；

TT_4：64~154nmol/L。

不同检测机构或不同检测方法的参考值范围不同，需根据检验报告单标注的参考值进行判读。

（二）TT$_3$和（或）TT$_4$升高

1. TT$_3$、TT$_4$、FT$_3$、FT$_4$升高，伴TSH降低

这是临床上最常见的情况，即普通型甲亢。TT$_3$升高一般会与FT$_3$同步，同时伴有TT$_4$、FT$_4$的升高和TSH的降低，这些都是普通型甲亢的表现。道理很简单，甲状腺激素水平升高，自然会导致功能的亢进。过多的甲状腺激素抑制了TSH的分泌，因此TSH必然降低。

2. TT$_3$、TT$_4$、FT$_3$、FT$_4$升高，伴TSH升高（或正常）

（1）中枢性甲亢：甲功五项均升高，首先考虑中枢性甲亢，特别是垂体瘤导致的甲状腺激素分泌增多，使血清甲状腺激素水平升高，但TSH也升高（或正常）。

（2）SRTH：在基因突变后，发生甲状腺激素抵抗，血清游离甲状腺激素水平升高，伴有TSH正常或轻度升高，这是SRTH和普通型甲亢的区别。

3. TT$_3$、TT$_4$升高，FT$_3$、FT$_4$正常

（1）妊娠期甲亢：是妊娠期的一过性甲状腺毒症，又称为hCG相关性甲亢或妊娠甲亢综合征。妊娠期（特别是早期）血清hCG升高，hCG与TSH有类似的亚单位，可刺激T$_3$和T$_4$释放，使得血清TT$_3$和TT$_4$增加（以TT$_4$升高为主），TSH轻度降低。同时，妊娠时肝脏生成的TBG增加，是非妊娠时的2~3倍，结合型T$_3$、T$_4$升高，尤其是结合型T$_4$。而不与TBG结合的FT$_4$和FT$_3$水平并不增加。另外，大量的雌激素进入肝脏，雌激素导致TBG糖基化，使TBG清除率减低、半衰期延长，因此数量相应地增加。上述机制都可导致结合型甲状腺激素水平的升高，且与雌激素剂量呈正相关，而游离甲状腺激素水平并不升高。所以，一般将妊娠期间TT$_3$和TT$_4$的参考范围相应上移约1.5倍。

综上，FT$_3$和FT$_4$是判断是否合并妊娠期甲亢的主要指标。

（2）高雌激素血症：原因较多，如妊娠、服用雌激素，还可见于多囊卵巢综合征、卵巢肿瘤、垂体瘤等疾病，以及急性肝损害导致对雌激素的灭活减少，都会使血清中TBG水平升高，导致结合型甲状腺激素水平升高。高雌激素血症导致的甲状腺激素水平异常，TSH一般正常。

（3）先天性TBG增多症：先天性TBG过量（TBG-E），导致TT_3、TT_4升高，但FT_3、FT_4不受影响。

4. TT_3、FT_3升高，TT_4、FT_4正常

（1）普通型甲亢早期：TT_3、FT_3对甲亢的反应更敏感，甲亢初期TT_3快速上升，约是正常值的4倍。TT_4上升缓慢，仅为正常值的2.5倍。故甲亢早期TT_3、FT_3首先升高，TT_4、FT_4暂时正常，伴有TSH升高。

（2）普通型甲亢复发：与上述原因相同，甲亢治疗后复发，TT_3、FT_3首先升高。

（3）T_3型甲亢：血清TT_3、FT_3增高，TT_4、FT_4正常（或降低）的一种甲状腺毒症。可见于Graves病、多结节性甲状腺肿或自主性高功能性甲状腺腺瘤，以及缺碘地区人群。

（4）药物性甲亢：服用$L-T_3$所致的TT_3升高，TT_4降低。

5. TT_4、FT_4升高，TT_3、FT_3正常

（1）T_4型甲亢：T_4型甲亢是血清TT_4、FT_4增高，而TT_3、FT_3大致正常的甲状腺毒症。和T_3型甲亢相反，T_4型甲亢多见于过多暴露于碘的老年人和长期住院的慢性病患者。过度的碘摄入使腺体生成更多的T_4，无过量摄碘史的患者，可能是外周组织将T_4转化为T_3受抑制，导致T_4和FT_4升高，伴有TSH降低。

（2）家族性异常白蛋白血症性高甲状腺素血症（familal dysalbuminemic hyperthyroxinemia，FDH）：一种常染色体显性遗传性疾病，是由于编码白蛋白的基因异常，导致白蛋白结构异常，异常构象的白蛋白与T_4亲和力增强，导致TT_4检测水平假性升高。正

常情况下，白蛋白不是与甲状腺激素结合的主体，而FDH患者，白蛋白与T_4的亲和力升高。这种情况不可误诊为甲亢，给予抗甲状腺药物而导致药物性甲减。

（3）正常甲状腺功能性高T_4血症：包括其他甲状腺激素结合蛋白异常增高性疾病，如甲状腺结合球蛋白（TBG）、甲状腺素转运蛋白异常导致的TT_4升高。

（4）异常甲状腺功能性高T_4血症：主要见于SRTH和垂体TSH细胞腺瘤。

（5）高原缺氧：可导致一过性TT_4、FT_4升高。

（三）TT_3和（或）TT_4降低

1. TT_3、TT_4、FT_3、FT_4降低，TSH升高

（1）普通甲减：这是最常见的原因。

（2）妊娠期低甲状腺素血症：孕妇基础代谢率升高，对甲状腺激素的需求增加。

另外，碘缺乏及桥本甲状腺炎等疾病也容易导致TT_4和FT_4相对不足，TSH升高。

2. TT_3、TT_4、FT_3、FT_4降低，TSH正常或降低

（1）中枢性甲减。

（2）因非甲状腺性病态综合征而发生的低T_3、T_4现象。

3. TT_3、TT_4降低，FT_3、FT_4正常

见于先天性TBG缺乏症。遗传性TBG异常遵循X连锁的遗传模式，根据半合子男性患者血清TBG水平，将TBG缺乏分为TBG完全缺乏（TBG-CD）和TBG部分缺乏（TBG-PD）。由于TBG缺乏，结合型甲状腺激素水平降低，但不影响游离型甲状腺激素水平。

4. TT_3、TT_4降低，FT_3、FT_4升高

（1）先天性TBG缺乏症合并甲亢：这种情况较易迷惑人。患者由于TBG缺乏，TT_3、TT_4降低。又因为存在甲亢，FT_3、FT_4升高。

要点是TSH明显降低，甚至检测不到。

（2）SRTH：由于甲状腺激素"相对"不足，代偿性地导致FT_3、FT_4升高，但TSH正常或升高。临床表现差异很大，有的表现为甲亢，有的无任何症状，更多的表现为甲减。

5. TT_3、FT_3降低，TT_4、FT_4正常

（1）低T_3综合征。

（2）药物因素：长期使用糖皮质激素、丙硫氧嘧啶等可抑制$5'$-脱碘酶活性，导致TT_3、FT_3降低。

（3）高龄、饥饿等因素，导致生理性肝脏重量减轻，血流量减少，肝酶活性降低，使T_4向T_3的转化减少。

6. TT_4、FT_4降低，TT_3、FT_3正常

（1）甲减早期。

（2）低T_4综合征。

🧑‍⚕️ 提示

1.甲功五项是在甲功三项的基础上增加了TT_3和TT_4两项。其中TT_4包括了结合型和游离型的甲状腺素，是判断甲状腺功能最直接的指标。与甲功三项相比较，甲功五项可进一步判断甲状腺的"直接功能"，也就是确定是甲减还是甲亢，以及区别是原发性还是继发性。另外，甲功五项也是判断甲减或甲亢治疗方案是否科学合理，是否需要调整和如何调整的指标。就甲功五项来讲，诊断甲亢灵敏度的顺序为$TSH>FT_3>TT_3>FT_4>T_4$；诊断甲减灵敏度的顺序为$TSH>FT_4>T_4>FT_3>TT_3$。

2.当TSH与FT_4和FT_3的结果不一致时，TT_4和TT_3是重要的辅助判断依据。

3.TT_3升高，TT_4不高可以确诊为甲亢。但TT_4不高者不能排除甲状腺炎的可能。

4.男性和女性体内均有雌激素，所以均可出现雌激素水平变化

而导致TBG变化，影响TT_3、TT_4的水平，但是雌激素水平较高的女性，比男性患病率高。

5. TSH不受TBG浓度的影响，也较少受到可影响T_3、T_4的非甲状腺疾病的干扰。所以，甲功五项中TSH的变化规律与甲功三项具有高度的同质性。

6. 甲功五项各项变化不同步多有规律性，如中枢性甲减或甲亢，妊娠等因素导致的甲功异常。之所以罗列上述这么多的情况，是为出现特殊结果而准备的，便于查找原因、及时诊断。另外，甲功五项中不同项目的升高或降低，并不总是和上述所列情况一致。例如，TBG升高时TT_3、TT_4升高，FT_3、FT_4一般不受影响。但是，包括TBG在内的结合蛋白的改变主要是影响结合型T_4，对T_3的影响要小得多，可能出现TT_3和TT_4变化不同步的情况。另外，在甲功五项不同步的情况下，有人、有时可能会出现同步变化，所以要灵活对待。

三、甲功七项

（一）概述

甲功七项是指$FT_3+FT_4+TSH+TT_3+TT_4+TGAb+TPOAb$，即在甲功五项的基础上增加了甲状腺球蛋白抗体（TGAb）和甲状腺过氧化物酶抗体（TPOAb）。所以，甲功五项体现的是甲状腺功能和激素水平，甲功七项则是在这个基础上增加了判断是否存在甲状腺自身免疫性疾病的内容，从而可以更全面、准确地指导临床诊疗。

TPOAb、TGAb参考值：

TPOAb：0–34IU/ml；

TGAb：0–50IU/ml。

不同检测机构或不同检测方法的参考值范围不同，需根据检验报告单标注的参考值进行判读。

（二）TPOAb、TGAb 的临床意义

TPOAb、TGAb 两个抗体都是针对甲状腺细胞内容物的抗体，均属于自身免疫性甲状腺炎的标志性抗体，其水平升高表明甲状腺组织处于免疫性炎症活跃状态。

为了更明确地了解抗体的作用，我们以 TPOAb 为例进行分析。甲状腺像一个工厂，利用碘作为原料合成甲状腺激素。在甲状腺激素合成过程中，还需要甲状腺过氧化物酶（TPO）、甲状腺球蛋白（Tg）以及 TSH 受体（TSHR）等物质的参与。TPO 由甲状腺滤泡细胞合成，参与碘在甲状腺细胞内的氧化，酪氨酸的碘化，以及碘化酪氨酸的偶联，是甲状腺激素合成过程中一种重要的酶。正常情况下，TPO 存在于甲状腺滤泡细胞中，大多数在甲状腺细胞内降解，通常在血液中检测不到。但当甲状腺发生病变，或手术、外伤、感染及其他原因导致胞浆内的 TPO 外泄，渗入血液，则 TPO 作为抗原，刺激机体产生 TPOAb。

为什么 TPO 进入血液会导致抗体的产生呢？经过了"非典"和"新型冠状病毒感染"两次大疫情，人们对"免疫系统"的认识越来越深入了。免疫系统就像国家的军队或警察，专门对付外来入侵的敌人和内部的犯罪分子。外来的敌人就是细菌、病毒等微生物和一些有害的物质，内部的犯罪分子主要指变异细胞，如癌细胞等，这些都会被免疫系统消灭。血液中不存在的物质，一旦进入血液，机体就会认为它是敌人，免疫系统就会产生抗体来消灭它。TPO 虽然不是外来入侵者，但正常情况下不在血液中出现，一旦进入血液，会被机体误认为是敌人，从而产生自身免疫性防御反应，通过体液免疫产生 TPOAb。TPOAb 以 IgG 型为主。

Tg 是由甲状腺滤泡上皮细胞合成和分泌的大分子糖蛋白，存在于甲状腺滤泡腔内，甲状腺激素在甲状腺球蛋白上合成。同样是由于甲状腺受到破坏，Tg 进入血液，刺激机体产生 TGAb。TGAb 也是

以IgG型为主。

换言之，TPOAb和TGAb都是由于甲状腺细胞受损，胞浆内的"过氧化物酶"和"甲状腺球蛋白"外溢进入血液，刺激机体而产生的，是自身免疫性甲状腺炎的标志性抗体，其水平的高低体现了甲状腺组织免疫反应的活跃状态。

TPOAb和TGAb作为抗体，将甲状腺的正常细胞误作靶细胞而进行攻击，导致甲状腺细胞被破坏，从而造成各种免疫反应性甲状腺疾病，是发生甲减的重要指征。TPOAb的敏感性和特异性优于TGAb，是诊断甲状腺自身免疫性疾病（尤其是桥本甲状腺炎）的首选指标。相比而言，TGAb的特异性较差，即使甲亢患者TGAb阴性，如果TPOAb明显升高，也可以诊断Graves病。如果只有TGAb升高，诊断价值较低。为了提高准确率，临床通常对两种抗体联合检测。

（三）TPOAb、TGAb升高

1.甲状腺疾病的诊断

TPOAb和TGAb显著升高是自身免疫性甲状腺疾病（尤其是桥本甲状腺炎）的主要诊断依据。桥本甲状腺炎患者TPOAb的阳性率为90%~100%，TGAb的阳性率为80%~90%。Graves病患者TPOAb和TGAb的阳性率分别为50%~80%和50%~70%。研究显示，桥本甲状腺炎患者TPOAb的浓度可达正常值的40~400倍，TGAb的浓度可达正常值的30~300倍。可见，TPOAb和TGAb升高程度，桥本甲状腺炎>Graves病>非自身免疫性甲状腺疾病。

2.鉴别诊断

一是用于自身免疫性甲状腺疾病（autoimmune thyroid disease，AITD）与非AITD的鉴别诊断。TPOAb、TGAb升高，是AITD的特征。反之，则是非ATTD。二是用于原发性甲减与继发性甲减的鉴别。前者TPOAb、TGAb阳性，后者则呈阴性。三是鉴别非甲状腺性病态综合征时，是否存在ATID。如果二者均为阳性，或TPOAb阳性，则有助于判断ATID的存在。四是根据滴度鉴别。TPOAb、TGAb显著升高者提示桥本甲状腺炎，中度升高多见于Graves病。Graves病甲亢患者TPOAb、TGAb升高程度较低，且往往以TPOAb升高为主。

另外，TPOAb升高还提示可能存在下列问题：①胺碘酮治疗期间，提示甲功异常；②妊娠期间，提示甲功异常或产后甲状腺炎；③干扰素α、IL-2或锂盐治疗期间，提示甲减的存在；④唐氏综合征患者，提示甲减；⑤流产、不孕症或体外受精失败者，也可能存在TPOAb阳性；⑥提示存在某些免疫性疾病，如类风湿关节炎、红斑狼疮等。

3.预后判断

TPOAb、TGAb滴度持续下降或转阴，是甲状腺疾病病情好转的重要指征；亚临床甲减，持续存在高浓度的TPOAb、TGAb，提示将来发生临床甲减的风险较高；孕妇TPOAb、TGAb持续阳性，预示发生"产后甲状腺炎"及"婴幼儿甲减"的风险较高，临床上常用于孕期或产后甲状腺炎的风险判断和评估；Graves病伴TPOAb，特别是TGAb滴度持续较高水平，易发展成黏液性水肿，且提示抗甲状腺药物治疗效果不佳，停药后易复发。另外，Graves病伴TPOAb、TGAb滴度持续升高，对甲状腺细胞的破坏较大，也可能发展为甲减。

4.药物风险评估

作用于甲状腺的药物（如锂盐、胺碘酮等）和作用于免疫系统的药物（如干扰素），在治疗过程中，可以诱发甲状腺疾患，TPOAb、TGAb检测有助于风险评估。

5.分化型甲状腺癌的诊断和监测

（1）诊断：对分化型甲状腺癌（differentiated thyroid carcinoma，DTC）的诊断和监测，主要看TGAb的变化。有研究发现，DTC患者TGAb的阳性率为13%~65%。甲状腺结节患者，如果TGAb ≥ 500IU/ml，DTC的发生率是TGAb阴性者的2.5倍，提示TGAb滴度越高，甲状腺结节为恶性的可能性越大。

（2）监测：TGAb是DTC患者的重要监测指标。DTC患者甲状腺全切后，Tg来源被切断，患者TGAb水平会逐渐降低，并在1~3年内转阴。一般情况下，全切手术后，TGAb下降相对较快，一般在半年内下降到60IU/ml，甚至30IU/ml以下的正常水平。当然，不排除有的人需要更长的时间。如果TGAb水平再次升高，往往提示肿瘤复发。DTC部分切除的患者，手术后TGAb也会下降。如果持续或再次上升，需要重视，可能是肿瘤复发，也可能是残留甲状腺组织原有的免疫性炎症加重。需要注意，^{131}I治疗容易造成甲状腺组织的放射性损伤，由此引起抗原释放，往往导致治疗后6个月内TGAb持续升高，不能作为肿瘤复发的指标。

提示

1. TPOAb和TGAb在人体中只有极少量存在，所以只有升高才具有临床意义，没有"降低"的意义。

2. 二者都是甲状腺自身抗体，其导致的免疫反应是甲状腺自身免疫反应。自身免疫性甲状腺炎（autoimmune thyroiditis，AIT）和Graves病都属于自身免疫性甲状腺疾病，所以都存在两种抗体的升高。但由于炎症和破坏程度不同，升高的幅度也不同，AIT更高，Graves病相对要低。这对于判断两类疾病具有指导价值。

3. 由于TPOAb在免疫反应中的敏感性更高，所以在AIT和Graves病中的临床价值更高。而TGAb是由球蛋白刺激产生的抗体，与甲状腺癌的关系更密切。二者指标性意义各有侧重。

4. 当甲功五项出现异常时，特别是不明病因的TSH升高，以及不明病因甲状腺肿大时，TPOAb、TGAb的检测结果具有重要参考价值。例如TSH水平升高，而甲状腺激素水平正常，若TPOAb升高，应考虑亚临床甲减或（和）早期桥本甲状腺炎。

5. 除TPO和Tg刺激外，其他类似刺激，如恶性贫血、1型糖尿病、类风湿疾病、红斑狼疮等非甲状腺自身免疫性疾病，也可以导致TPOAb和（或）TGAb的升高，其中以TPOAb为主。相反，据报道，含硒药物或产品会对二者产生影响。主要是对于高水平TPOAb有明显降低作用，对于低水平TPOAb作用不明显，对TGAb水平影响较弱。

6. 由于不同甲状腺自身免疫性疾病（如Graves病与桥本甲状腺炎）之间的免疫抗体存在重叠，临床诊断应将抗体水平与患者病史、临床表现，以及甲状腺功能、超声和细胞学检查结果进行综合分析和判断。

7. TPOAb、TGAb水平高低与病情相关，但与甲功异常的严重程度没有直接关系。例如，桥本甲状腺炎的晚期，甲状腺滤泡广泛萎缩退化后，抗体水平也可以不高。另外，虽然酪氨酸偶联成甲状激素时，需要TPO的催化，但临床常见TPOAb升高的患者，甲状腺激素水平正常，提示TPOAb并未影响TPO的催化作用。有报道仅有约10%的TPOAb阳性人群，可发生甲功异常。考虑可能是这些人甲状腺本身存在缺陷，导致对抗体具有敏感性，而90%的抗体阳性人群，甲功不受抗体的影响。

8. 治疗过程中要重视但不能拘泥于抗体的转阴。甲状腺疾病的治疗，主要是纠正甲功的异常，其次才是抗体转阴。考虑到药物的副作用，一般不主张长期大量使用糖皮质激素等免疫抑制剂以追求抗体转阴。

9. 注意TPOAb、TGAb升高的非病理因素。一是部分健康人血清中也可检测到低到中等水平的TPOAb和（或）TGAb。流行病学调查显示，人群中TPOAb和TGAb的阳性率分别为3%~11.5%和10%~15%，随着年龄的增加，两者的阳性率也会增加，30~40岁人群分别为11.9%和11.8%，60~70岁人群分别为22.4%和20.2%，女性显著高于男性。（当然，也有报道，TPOAb阳性预示容易发生甲状腺自身免疫性疾病。）二是血清样本中如果存在嗜异性抗体，会对结果产生干扰。如长期频繁与动物接触或使用免疫球蛋白的人群，可能导致二者的升高。

10.在富碘地区，一般无须同时检测TPOAb和TGAb。因为TPOAb阴性而TGAb阳性的患者，很少会出现甲功异常。在缺碘地区，血清TGAb的检测有助于在结节性甲状腺肿的患者中查出AITD。

四、甲功九项

（一）概述

甲功九项是指FT_3+FT_4+TSH+TT_3+TT_4+TPOAb+TGAb+TRAb+Tg，即在甲功七项的基础上增加了促甲状腺激素受体抗体（TRAb）和甲状腺球蛋白（Tg）。

既然甲功七项已经把甲状腺疾病的基本面貌都反映出来了，为什么还要查甲功九项呢？特别是检测TGAb后为什么还要查Tg？这是因为TRAb可以更好地了解甲状腺毒症的原因，而Tg水平本身具有丰富的临床价值。

TRAb、Tg参考值：

TRAb：0~40ng/ml；

Tg：5~40μg/L。

（二）TRAb的临床意义

TRAb是促甲状腺素（TSH）受体的抗体，又称甲状腺刺激性免疫球蛋白，它是Graves病在自身免疫过程中产生的，所以也是甲状腺自身抗体。正常情况下，血液中几乎检测不到TRAb，发生甲状腺疾病时，TRAb才会在血液中出现。

根据作用不同，TRAb分为促甲状腺激素刺激性抗体（TSAb）和促甲状腺激素刺激阻断性抗体（TBAb）两种亚型。从名称上就可以看出，前者主要导致甲亢，是Graves病的致病性抗体，还与新生儿一过性甲亢发病相关；后者导致甲减，与自身免疫性甲状腺功能减退（主要是桥本甲状腺炎）有关。但是因为TS-Ab测定条件复杂，未能在临床广泛使用。在甲亢存在的情况下，一般将TRAb视为TSAb，当临床表现符合甲减时，一般将TRAb视为TBAb，这一点必须清楚。

（三）Tg的临床意义

Tg是甲状腺球蛋白，不是激素，也不是抗体。内分泌科医生要区分Tg和TBG的不同。前者是甲状腺滤泡上皮细胞分泌的大分子糖蛋白，绝大多数由甲状腺细胞合成并释放进入甲状腺滤泡胶质中，作为甲状腺激素合成的前体蛋白和储存的载体。TSH、碘缺乏及甲状腺刺激性免疫球蛋白等因素可刺激其产生。健康人群所有的Tg均来自于甲状腺本身。在血清TSH水平正常时，1g甲状腺正常组织可以特定地释放$1\mu g/L$的Tg到循环中。TBG是甲状腺结合球蛋白，由肝脏合成，是甲状腺激素在血液循环中的主要载体蛋白，对甲状腺激素的储存、运输和代谢具有重要作用，正常存在于血液中。换言之，Tg主要作用于甲状腺激素的合成，只有极少量进入血液中；TBG主要用于甲状腺激素的运输，在血液中发挥作用。

（四）TRAb升高

1.甲亢的诊断和鉴别诊断

TSAb是Graves病的致病性抗体，它能够刺激甲状腺产生甲状腺激素，造成甲亢。因而，TSAb（实际检测TRAb）升高是诊断Graves病的最重要的指标。Graves病患者TRAb阳性率可达95%以上，而其他原因引起的甲亢（如亚急性甲状腺炎等）TRAb一般为阴性。临床上，结合TPOAb和TGAb综合判断，对于Graves病的诊断和甲亢的鉴别诊断，更为准确。

AIT和Graves病具有共同的遗传背景，两者可以导致甲状腺功能相互转化，例如桥本甲状腺毒症即是一种转化的表现。临床上可以存在Graves病的甲亢和桥本甲状腺炎的甲减交替出现的情况。AIT和Graves病的共同特征是血清中存在针对甲状腺的自身抗体，甲状腺存在浸润的淋巴细胞，它们所引发的甲状腺炎症的严重程度和破坏程度有所不同。Graves病的甲状腺炎症程度较轻，以TSAb引起的甲亢表现为主；AIT则是以甲状腺的炎症破坏为主，可以导致甲减，以TBAb为主。少数Graves甲亢合并桥本甲状腺炎，临床上有典型甲亢的表现和检查结果，TPOAb和TGAb水平升高。此时，需要进行TRAb检测。如果TRAb占优势，表现为Graves病；当TPOAb占优势时，表现为桥本甲状腺炎或（和）甲减。

2.指导用药及判断预后

TRAb阳性表明机体处于免疫活跃状态，不能停用抗甲状腺药物。即使治疗后甲功正常，停药后复发的可能性也较大。有报道，抗甲状腺药物治疗1年后检测TRAb仍为阳性者，3年内复发率高达90%。TRAb阴性则表明处在免疫缓解状态，停药后复发的可能性较低，可以考虑停药。所以，TRAb是决定Graves病患者能否停药的重要参考指标。

3.预测新生儿甲亢

TRAb能够通过胎盘，刺激胎儿甲状腺，引起新生儿一过性甲亢（发生率1%~2%）。患有Graves病的孕妇检测TRAb，有助于预测新生儿甲亢，并进行健康指导。

4.Graves眼病的诊断

对于甲功正常的突眼患者，如果TRAb呈强阳性，基本可以确诊为Graves眼病。

5.甲减病因的判断

桥本甲状腺炎患者TRAb阳性率约为50%。甲减患者伴有TRAb阳性，提示TBAb占优势，是免疫反应引起的甲减。

（五）Tg升高

1.提示甲状腺腺体完整性被破坏

正常人血液中只有极低浓度的Tg存在，如果Tg在血液中大量出现，证明甲状腺滤泡壁受到了损伤，导致Tg进入血液。所以，Tg也被认为是判断甲状腺腺体完整性的特殊标志物。手术、外伤、活检、放射线等物理因素的破坏，可以导致一过性Tg升高。各种甲状腺疾病对甲状腺腺体的破坏可造成Tg长期升高。桥本甲状腺炎、Graves病、甲状腺腺瘤、亚急性甲状腺炎、甲状腺癌等疾病，都可导致Tg水平升高。

2.分化型甲状腺癌（DTC）的诊断

一般情况下，Tg的唯一来源是甲状腺腺体。病理情况下的另一个来源是分化型甲状腺癌，主要是乳头状癌和滤泡癌。这两种甲状腺癌细胞都可以分泌Tg，数量与病灶大小有关，病灶小而局限，Tg数量少；病灶大或者有转移，分泌Tg的量就多。

3.鉴别诊断

（1）先天性甲状腺功能低下，发生甲减时，如果Tg升高，提示甲状腺发育不全。如果测不到Tg，提示甲状腺完全缺损。

（2）Tg水平有助于鉴别亚急性甲状腺炎和过量服用甲状腺激素导致的人为甲状腺毒症。前者Tg升高，后者因为TSH的抑制，Tg含量低。

（3）Tg可用于良、恶性甲状腺肿瘤的鉴别。由于甲状腺良性肿瘤也可以导致Tg升高，所以一般不把Tg作为良、恶性肿瘤的鉴别指标，但可以作为判断的依据之一：甲状腺腺瘤、囊肿等良性肿瘤可以导致甲状腺腺体破坏，引起血清中Tg轻度升高，而恶性肿瘤则明显升高。一般情况下，Tg<20μg/L时恶性可能性小，而Tg>60μg/L则提示甲状腺恶性肿瘤。

（4）Tg还可以用于甲状腺癌鉴别分型。未分化型甲状腺癌一般不产生Tg。另外，甲状腺髓样癌的肿瘤组织主要来源于甲状腺C细胞，而非甲状腺滤泡上皮细胞，故此类癌症患者血清Tg水平并不升高，甚至降低。影像学提示的甲状腺癌，如果Tg升高，提示是分化型甲状腺癌。

4.一般甲状腺疾病疗效观察和随访

Tg水平的改变与疾病的转归密切相关。Graves病Tg升高，治疗缓解后Tg下降，可以降至正常，而甲亢症状加重或复发时Tg又升高。亚急性甲状腺炎时，Tg升高，经治疗Tg下降至正常，如治疗过程中Tg水平仍然较高，应继续治疗，否则易复发。Tg水平还可作为缺碘性地方性甲状腺肿的防治与监测指标。

5. DTC患者疗效观察和随访

Tg的最大价值是对于DTC的观察和随访。研究发现，术后第2年血清Tg浓度是判断复发风险的重要指标。

对于DTC患者的观察和随访，一定要区别两大类不同情况，即甲状腺全切并^{131}I治疗后，及甲状腺部分切除术后。

我们先来看第一种情况：甲状腺全切并^{131}I治疗后。

（1）测定价值：正常甲状腺组织和分化好的甲状腺癌细胞是外周血中Tg的两大来源。甲状腺全切并且进行了^{131}I治疗，正常甲状腺组织已经不存在（在排除异位甲状腺的前提下），这种情况下如果血液中再发现Tg，它的来源就只能是DTC。所以，监测Tg具有显著的临床意义。此类患者需要长期监测Tg，以判别有无肿瘤残留或肿瘤是否复发。

（2）术后变化：甲状腺全切并^{131}I治疗后6个月内，产生Tg的基础被清除，Tg水平会有明显下降。如果持续升高或波动，提示肿瘤转移或复发。所以，血清Tg检测既是对手术效果的检验，也是评价^{131}I治疗效果的客观指标。

随访中Tg升高，提示原肿瘤治疗不彻底或（和）复发、转移。一般每6个月检查1次。多数DTC的复发发生在最初5年。测定Tg

含量判断DTC复发或转移的灵敏度为88%~97%。

（3）抑制性Tg和刺激性Tg的意义：TSH是Tg产生和释放的最重要调节因子，在甲状腺组织恒定的情况下，TSH越高，Tg越高。同时，甲状腺滤泡细胞癌含有TSH受体，TSH也就成为肿瘤生长的刺激因子。因此临床上给予甲状腺激素治疗，以抑制垂体分泌TSH，达到抑制肿瘤生长的目的。TSH抑制治疗是DTC术后的重要治疗措施。根据是否使用甲状腺激素抑制TSH，将Tg分为两种：一种是服用甲状腺激素时检测到的，低水平的TSH抑制了Tg的产生，此时测得的Tg称为抑制性Tg；另一种是在停用甲状腺激素后测得的Tg，此时TSH处于高位，刺激产生更多的Tg，称为刺激性Tg。刺激性Tg远高于抑制性Tg，可达5~100倍。

血清TSH水平正常时，1g正常甲状腺组织可以特定地释放1μg/L的Tg到循环中。但是，如果血清TSH受抑制，<0.1mIU/L，释放的Tg仅为0.5μg/L。因此，怀疑有肿瘤复发情况时，测定刺激性TSH能够更准确地反映真实状况。即停用L-T$_4$（或应用rhTSH），当血清TSH水平>30mIU/L后，进行Tg检测。在清除彻底，合理服药的情况下，抑制性Tg参考值为0.2~1μg/L。如果术后有淋巴结转移，Tg的控制更为严格，一般在0.1μg/L左右。多数患者Tg<0.2μg/L。甲状腺全切患者无病生存的切点值，一般定为抑制性Tg<1μg/L，刺激性Tg<2μg/L。

在癌细胞正常表达Tg的情况下，抑制性Tg<5μg/L，可能意味着少量残留淋巴结转移。Tg越高，转移的程度越严重。一般情况下，一个转移淋巴结平均表达0.3~1.0μg/L的Tg。如果抑制性Tg达到20μg/L，显然不只有一个淋巴结转移。可以采用[131]I全身显像以寻找可能存在的复发或转移灶，争取一次清除。当然，要注意肿瘤细胞表达Tg能力的不同，可能会出现异常的过高或过低的情况。

（4）TGAb对Tg检测的影响：Tg在DTC术后的敏感性和特异性只有在TGAb阴性的前提下才成立。这是因为TGAb的存在会显著影响Tg的测定结果。因为TGAb是Tg的抗体，二者结合，TGAb必然对Tg造成破坏，导致后者的水平降低。因此，在TGAb升高时仅仅利用Tg作为评估观察指标是不科学的。即使含TGAb量很低的血清，也不适合用来做Tg测试。此时，要重点监测血清TGAb水平的变化。TGAb持续下降，说明Tg水平也在下降，是病情好转的体现。如果血清TGAb水平持续上升，说明释放入血的Tg水平增高，提示疾病复发或加重。特别是TGAb>1000IU/L时，需要重点监测。

（5）其他因素：除上述因素外，过高的TRAb、hCG等也会刺激甲状腺，导致Tg升高。

再来看第二种情况：甲状腺部分切除术后。

（1）注意事项：由于存在部分甲状腺组织，这些组织可能继续生长，产生Tg，所以这种情况下的Tg检测价值要低于第一种情况。甲状腺部分切除的患者，其Tg来源于两个方面：残留的甲状腺组织、残留和（或）新生的癌组织。另外，Tg水平与三个因素相关：分别是甲状腺组织的体积、单位甲状腺组织表达Tg的能力和TSH水平。甲状腺部分切除术后，残甲较多时，Tg会升高；反之，Tg水平较低。Tg参考范围为0~15μg/L。与甲状腺全切患者不同，Tg持续上升，也可能是所保留的正常甲状腺组织在生长，需要结合影像学结果判断。

（2）判断手术效果：虽然存在一定的影响因素，未完全切除甲状腺的患者，也应在术后每6个月复查1次Tg。如果术后TSH水平稳定，血清Tg达到20~60μg/L，提示术后残留癌组织或甲状腺癌转移。Tg升高的程度与甲状腺恶性肿瘤大小、分化程度及是否发生远处转移有关。

（3）评估是否为手术本身的影响：Tg的半衰期大概是3天，手术有可能造成Tg一过性升高。正常情况下，手术后4周左右Tg达到基线值。一些负载较大的肿瘤术后，可能需要6周或更长的时间。《甲状腺结节和分化型甲状腺癌诊治指南（第二版）》将术后

6~8周的Tg值作为基线值。

（4）DTC部分切除术后Tg的控制：甲状腺部分切除的患者，由于残甲数量不同，Tg的水平没有统一标准。以甲状腺半切术为例简要说明：无论是正常甲状腺还是分化好的甲状腺癌细胞，在TSH抑制的情况下，一般1g组织产生2μg/L左右的Tg。所以，一般认为甲状腺半切术后，Tg的水平在1~5μg/L，少数会达到5~10μg/L。如果超过10μg/L，需要警惕。当然，还需要注意人与人之间，不同个体的癌细胞之间，Tg表达能力的差异。此外，也要注意Tg来源的不同，例如同样水平的Tg，如果完全来源于剩余的另一半甲状腺，就是正常现象；如果除剩余的半个甲状腺外，还来源于转移的淋巴结，那就需要处理。

（5）估算剩余甲状腺组织：DTC术后血清Tg和TGAb水平可在一定程度上反映机体甲状腺组织的残留量，是评判肿瘤有无残留或复发的强推荐指标。应同时检测血清Tg与TGAb。一般按照1g甲状腺组织释放1μg/L左右的Tg进行估算。

（六）Tg降低

1.甲状腺体积减小

包括甲状腺切除术后、甲状腺发育不全、甲状腺缺如等。由于甲状腺组织减少而导致Tg降低。

2.假性甲亢或大量使用甲状腺激素

因为TSH升高，抑制了Tg的产生，导致血清Tg含量降低。

🧑‍⚕️ 提示

1. TRAb和Tg各自都有两种不同的情况需要注意：TRAb分为导致甲亢的刺激性亚型TSAb和导致甲减的刺激阻断性亚型TBAb；Tg则由于TSH是否受抑制而分为刺激性Tg和抑制性Tg。这些基本的知识必须牢记。

2. TRAb是免疫性抗体，正常情况下不应该存在，所以没有降低的意义。

3.由于TRAb的亚型检测复杂，目前多数单位不检测其亚型。所以，对待TRAb的升高要仔细分辨。TRAb升高是Graves病甲亢的主要诊断依据。因此，甲亢患者TRAb升高，首先要想到Graves病的存在。而TRAb升高伴有甲减的情况，要考虑阻断性亚型TBAb占优势的问题。

4.由于都是甲状腺免疫性抗体，临床上在检测TRAb时，尽量和TPOAb、TGAb同时进行检测，对于诊断和鉴别诊断甲状腺自身免疫性病变的可靠性更强。在确诊甲状腺自身免疫性疾病的基础上，TPOAb和TGAb主要用于诊断桥本甲状腺炎，而TRAb主要用于诊断Graves病甲亢。根据TRAb是否转阴作为停药指标时，要注意个体差异。疗效较好者，2~3个月即可以转阴，绝大多数甲亢患者都会在6~12个月内转阴。长期接受抗甲状腺药物治疗的甲亢患者，TRAb浓度下降可能提示病情缓解，但约25%的此类患者采用TRAb判断病情时有误差，需要综合判断。

5.目前应用敏感方法检测Tg，几乎在所有人群血清中都能检测到，只是水平高低不同而已。Tg没有昼夜节律和季节变化，浓度主要受到甲状腺大小、甲状腺损害程度和激素水平（特别是TSH）的影响。生理状态下，甲状腺体积是决定Tg水平的主要因素，没有降低的意义。病理情况下，Tg的升高或降低都有临床意义，但升高的价值远大于降低的价值。

6.Tg是甲状腺形态完整性标志物，又是甲状腺肿瘤标志物。Tg检测的价值主要体现在对先天性甲减的诊断和DTC患者术后随访上，对其他甲状腺疾病，如甲亢、甲减（非先天）、甲状腺炎、甲状腺结节、非分化型甲状腺癌等，临床价值较低，不需要作为常规检查。唯一例外的是，血清Tg测定可用于鉴别是由于甲状腺炎性活动，还是口服外源性甲状腺激素所致的甲状腺毒症。前者血清Tg水平增高，而后者不增高。

7.由于TGAb对Tg检测有显著影响，在Tg检测前，应首先或同时检测TGAb。如果TGAb阳性，将其作为肿瘤标志物，只检测TGAb就可以了。如果Tg很低而TGAb升高，说明数量较多的Tg进入到血液中。

8.DTC患者检测Tg进行随访，一定要分清患者是甲状腺全切还是部分切除。甲状腺全切患者检测Tg的意义远大于部分切除患者。如果是全切，特别是经过^{131}I治疗的患者，在排除异位甲状腺的前提下，如果有Tg，就提示还有癌细胞存在。如果Tg不高，而检测到TGAb，具有相同的临床意义。对于排除异位甲状腺的问题，从理论上讲是必需的。但是，事实上由于异位甲状腺发生率极低，不会因此造成太大的困扰。

9.残甲对Tg的影响还在于术后残甲的生长等情况。单纯残甲对Tg的滴度有影响，但对波动的影响较小，因为健康人群存在正常的甲状腺，Tg水平也不会太高。所以，任何情况下，只要甲状腺癌手术后出现Tg的大幅度升高，或TGAb的强阳性，都应该警惕。总之，甲状腺全切术后看Tg，是看有和无问题；部分切除术后看Tg，是看多和少的问题。看Tg多少，还要区分Tg是来源于正常甲状腺组织还是肿瘤组织，以及是刺激性Tg还是抑制性Tg。

10.注重术后前5年的随访关键时期，特别是术后第2年为随访关键点。无论是甲状腺全切还是部分切除，DTC患者术后第2年，如果血清TGAb阴性，TSH处于抑制状态，Tg<2μg/L者，10年内复发率显著低于Tg>2μg/L者。有报道，二者复发率分别为6.6%和71.1%。

11.尽管Tg检测在分化型甲状腺癌的诊断和监测中具有重要意义，但对于Tg水平较低的分化型甲状腺癌患者，是否需要进行^{131}I放射治疗，不能仅参考Tg，还需要依据临床病理特征。对于中、高复发风险的患者，应进行^{131}I治疗；而低复发风险患者，可以不进行^{131}I治疗。

12.注意考虑DTC患者的年龄因素。老年甲状腺癌的恶性程度较高，预后不良。肿瘤对Tg的异常表达是医患共同关注的问题。临床上不排除部分DTC患者的肿瘤细胞失去了对Tg的正常表达能力，血清Tg正常，甚至检测不到。如果老年甲状腺癌患者，病理有分化不良现象，或者有明显转移证据，此时血清Tg不高，要警惕肿瘤表达低下问题。当然，这是一种低概率现象，年轻患者一般不会发生，不必为此过度担心。

13.检测刺激性Tg的争论。有人认为，无论是甲状腺全切还是部分切除，DTC患者随访中血清Tg的测定都应包括抑制性和刺激性Tg。理由是，在TSH刺激下Tg才会升高，测得的数值才准确。也有人认为，没有必要检测刺激性Tg。理由是，不同个体癌细胞对TSH响应的能力不同，有的Tg可以大幅度升高，有的升高幅度并不大。另外，使用甲状腺激素抑制TSH的分泌是DTC患者重要的治疗措施，没有必要为此而停药。我们倾向于后一种观点。

14.由于甲状腺髓样癌的肿瘤组织来源于甲状腺C细胞，而非甲状腺滤泡上皮细胞，故髓样癌患者的血清Tg和TGAb水平正常或降低。

五、甲功十项

（一）概述

甲功十项是指$FT_3+FT_4+TSH+TT_3+TT_4+TPOAb+TGAb+TRAb+Tg+rT_3$，即在甲功九项的基础上增加了$rT_3$。

rT_3即3，3′，5′–三碘甲状腺原氨酸，和3，5，3′–三碘甲状腺原氨酸（T_3）碘位置相反，所以称为反式（reverse）T_3。从来源上看，和T_3一样，95%~98%的rT_3是由T_4脱碘而来，由甲状腺直接分泌的占极少部分。二者来源的主要区别在于，T_3是由T_4外环脱掉一个碘，rT_3则是由T_4内环脱掉一个碘，所以rT_3与T_3在化学结构上属于异构体。

约98%的rT_3与TBG结合，游离的rT_3极少。通常认为rT_3是甲状腺激素代谢的非活性副产物，无论是结合型rT_3还是游离型rT_3，都没有常规的临床应用价值。甚至有观点认为rT_3不仅没有作用，还因为占据着细胞表面受体的位置，影响T_3功能的发挥。近年来，随着对甲状腺激素转运、代谢和信号转导过程的研究加深，发现rT_3可能在建立甲状腺激素特征方面具有一定作用。

rT_3参考值（成人，放射免疫法）：0.22~0.46nmol/L（14~30ng/dl）。

不同的检测方法和实验室条件，对rT_3的测定具有一定的影响，需注意根据检验报告单标注的参考值范围进行判读。

（二）rT_3的临床意义

1.rT_3能抑制或对抗T_3的耗氧和产热作用，对处于特殊环境下时的身体机能产生保护作用。

2.通常情况下，血清rT_3水平与TT_3、TT_4水平的变化相一致，在甲亢时明显上升，甲减时明显减低。有研究显示，rT_3对轻型或亚临床型甲亢、甲减诊断的准确性优于T_3、T_4。因而有专家主张将rT_3作为甲亢、甲减的诊断指标，也可作为判断病情和预后的敏感指标。

3.应用抗甲状腺药物治疗时，rT_3减低较T_3缓慢，当rT_3低于参考值时，提示用药过量。所以，血清rT_3还可以作为能否停药的一项提示指标。并且在观察随访中，还可作为预示甲亢复发的一个早期指标。

4.有研究发现，在妊娠晚期的胎儿和新生儿中，血清rT_3浓度远比成人高，而T_3却难以测到。因而提出rT_3也应当看作是甲状腺激素的一种正常成分。

有学者认为，羊水中rT_3的浓度可作为胎儿成熟的指标。如羊水中rT_3低下，有助于先天性甲减的宫内诊断。也有其他学者认为脐带血rT_3水平对于先天性甲减的诊断比羊水rT_3检测更有意义。

5.随着研究的深入，rT_3的作用被不断发现，如在识别与下丘脑–垂体–甲状腺轴相关的罕见遗传综合征方面，rT_3具有一定的作用。

（三）rT_3升高

通常情况下，rT_3水平的变化和T_3、T_4平行，总rT_3水平与游离rT_3水平平行。在病理情况下，则会出现不同变化。rT_3水平升高的主要临床意义如下。

1.对NTIS和甲减的鉴别

rT_3是二者鉴别的重要指标之一。NTIS发生时，血清T_3、T_4降低（即所谓低T_3、T_4综合征），rT_3增高，TSH大多处于正常水平；甲减时则表现为T_3、T_4、rT_3均降低，TSH升高。rT_3对甲减的诊断符合率约为93.6%，优于TT_3。

2.判断NTIS的严重程度和全因死亡风险

前面说过，NTIS的病情轻重程度差别巨大。严重系统性疾病发生时，T_4在外周组织中转化为T_3和rT_3的数量发生变化：脱碘生成更多的rT_3，同时更少地向T_3转化。由于T_3具有较高的活性，而rT_3几乎无活性，这样可以降低机体氧、能量的消耗，被认为是一种保护性机制。但是，rT_3升高、T_3降低也是病情严重的象征。T_3/rT_3比值降低与全因死亡率呈正相关。比值越低，病情越严重，预后不良。这在重症医学科的流行病学分析中具有一定的临床意义。目前，越来越多的学者开始关注低T_3综合征与心血管疾病，如冠心病、心力衰竭等的密切关系。因为在心血管疾病患者中，T_3降低的现象较为常见。

3.甲亢早期的诊断和监测

甲亢时血清rT_3增加，与T_3、T_4的变化基本一致。一般情况下，甲亢患者发病初期，FT_3首先升高，而部分患者甲亢初期或复发早期仅有rT_3升高，其他正常。此时由于机体代偿，使得更多T_4向无生物活性的rT_3转变。因此rT_3可用作甲亢的早期诊断指标。rT_3对甲亢的诊断符合率从100%到88.4%不等，优于TT_4。与甲亢早期rT_3变化的原理相同，部分甲亢复发患者rT_3首先升高。

4.rT_3型甲亢的诊断

临床上怀疑为甲亢而血清T_3、T_4正常时，或TSH值低时，应及时测定血清rT_3，以明确是否为rT_3型甲亢。这是一种危害较轻的病理现象。

5.评估胰岛素抵抗

有研究显示，T_3/rT_3比值与胰岛素抵抗水平呈正相关，且男性的T_3/rT_3比值较低。这些现象无法用下丘脑-垂体-甲状腺轴的变化来解释，考虑可能与胰岛素抵抗相关。目前相关研究较少，更丰富的证据需要更多的研究佐证。

6.辅助诊断药物相关性甲功异常

某些药物可影响脱碘酶的功能，导致药物性甲减。如胺碘酮会抑制$5'$-脱碘酶的活性，导致血清T_4和rT_3升高，T_3降低，TSH升高。相反，典型的胺碘酮相关的rT_3升高在患有甲减的人群中并不明显。也就是说，服用胺碘酮的患者发生药物性甲减，血清rT_3升高；本身存在甲减的患者服用胺碘酮，rT_3升高则不明显。因此，rT_3可作为一种诊断甲减的辅助手段。rT_3辅助诊断药物性甲功异常的具体情况如下。

（1）胺碘酮：在使用胺碘酮的过程中，可以检测rT_3以了解药物使用量是否合适。血清rT_3在正常范围内，提示剂量合适；低于正常范围，提示剂量不足；高于正常范围或超过正常值3倍以上，则提示超剂量用药。

（2）甲状腺素：使用甲状腺素治疗甲减时，如果rT_3、T_3均升高，提示用药量过大。

（3）其他药物：除胺碘酮、甲状腺素外，还有部分药物可导致rT_3升高。如丙基硫氧嘧啶、糖皮质激素、普萘洛尔、肝素和含碘造影剂等。

7.新生儿

由于生理因素，胎儿出生时 TT_3 低于正常，而 rT_3 高于正常。所以，临床一般不把 rT_3 作为新生儿的常规检测项目，即使轻度升高，也没有临床意义。

8.其他因素

（1）神经性厌食、食物匮乏或消化功能障碍导致营养不足时，FT_3 降低，rT_3 升高。

（2）大量食用豆浆等富含黄酮类化合物的食品，可引起男性和绝经后妇女 rT_3 升高。

（3）有研究发现，高原状态时 TSH、TT_3 和 FT_3 降低，rT_3 增高，类似低 T_3 综合征的表现。

（4）rT_3 水平会随年龄增长逐渐升高。

（四）rT_3 降低

1.甲减

rT_3 是诊断甲减的可靠指标。甲减时血清 T_3、T_4、rT_3 都降低。但有研究发现，rT_3 首先出现降低，其诊断价值优于 T_3、T_4，故 rT_3 可作为诊断甲减的敏感指标。特别需要指出的是，检测 rT_3 可以有效避免因为妊娠导致的 TBG 变化对 T_3、T_4 结果的影响。羊水，特别是脐带血 rT_3 浓度降低是新生儿甲减的可靠指标，有助于先天性甲减的宫内诊断。

2.治疗监测

使用抗甲亢药物时，如果 rT_3 低于参考值，提示用药过量。

3.药物因素

生长激素、胰岛素、苯妥英钠、卡马西平等可使 rT_3 降低。

4.环境因素

寒冷环境中，T_4 脱碘产生的 T_3 多于 rT_3，导致 rT_3 水平降低。

1.一般情况下，rT_3 与 T_3、T_4 同步升降，是判断甲亢或甲减的敏感指标。当二者不同步时，特别是 T_3、T_4 水平下降，rT_3 水平上升时，高度提示是非甲状腺性病态综合征。所以，鉴别甲减与非甲状腺性病态综合征是 rT_3 检测的重要临床价值。

2.从临床上看，rT_3 与甲状腺激素水平不同步，还可发生于某些甲减患者。甲减时 TSH 升高，甲状腺激素也应该随之升高。但是，部分情况下 TT_3、TT_4、FT_3、FT_4 都在正常范围内，这时候 rT_3 升高，说明更多的 T_4 转化为无功能的 rT_3。此时补充 $L-T_4$，仍然会转化成更多的 rT_3，而不是 TT_3 或 FT_3，患者的甲减病情难以得到有效缓解。

3.至于 rT_3 在甲亢早期和甲减早期的诊断价值，学者评价不一致。有的认为价值不高，但大多数主张 rT_3 的测定可作为诊断甲亢的敏感指标，并有助于判断甲亢病情变化及预后，也是是否停药的重要指标。早期甲亢究竟是 rT_3 还是 FT_3 的升高更敏感？早期甲减究竟是 rT_3 还是 FT_4 的降低更敏感？目前的研究结果并不一致，还需要更多的临床资料进行验证。但是，无论是 rT_3 还是 FT_3、FT_4，都不会比 TSH 的敏感性更高。由于认识的不同，加之检测习惯、费用等因素，临床上很少直接检测 rT_3 来判断甲功。

4.测定血 rT_3 可避免遗漏"rT_3 型甲亢"。这是一种仅血 rT_3 增高而 T_4、T_3 正常的甲亢。好在这种现象即使存在，大多也病情较轻。也因为如此，一般不将 rT_3 作为甲功的首选检测项目。

5.需要注意，一切含碘的药物、食物，以及影响甲状腺功能的药物都会影响 rT_3 水平，判定检测结果需要考虑上述因素的影响。循环中的 rT_3 绝大多数（约98%）与 TBG 结合，故所有引起 TBG 水平变化的因素也都会影响血清 rT_3 的水平。

6.rT_3 显著增高，伴有 FT_3 明显下降，提示病情危重，预后不良，需要高度重视。

7.由于含碘食物和脂肪酸浓度对rT_3检测有一定影响，所以检测甲功十项时需要空腹。

第二节　甲状腺疾病的其他实验室检查

一、甲状腺微粒体抗体

（一）概述

在甲状腺发生炎症的情况下，甲状腺细胞被破坏，甲状腺微粒体被释放到血液中，造成机体发生自身免疫反应，产生TMAb。所以TMAb也是自身免疫性甲状腺疾病产生的自身抗体，和TGAb的临床意义相似，二者是两种主要的特异性甲状腺自身抗体，是鉴别自身免疫性甲状腺疾病的主要依据。二者同时检测，具有更高的可靠性。

TGAb参考值：0~50IU/ml。

不同检测机构或不同检测方法的参考值范围不同，需根据检验报告单标注的参考值进行判读。

（二）TMAb升高

1.自身免疫性甲状腺疾病（AITD）

TMAb是鉴别自身免疫性甲状腺疾病的重要依据。桥本甲状腺炎患者的TMAb阳性率为50%~100%，其滴度较高。一般甲减患者的阳性率在90%以下，Graves病的阳性率约为80%。另外，TMAb和TGAb一样，还可以用于甲减的鉴别诊断，原发性甲减TMAb阳性，继发性甲减则呈阴性。

2.其他甲状腺疾病

亚急性甲状腺炎，TMAb阳性率为17.2%~25%；甲状腺癌，阳性率约为13.1%；单纯性甲状腺肿，阳性率约为8.6%。

3.其他免疫性疾病

系统性红斑狼疮，TMAb阳性率为15.4%~44.7%；类风湿关节炎，TMAb阳性率约为30%。

4.艾迪生病（肾上腺皮质功能减退症）

艾迪生病病因较复杂，自身免疫异常是重要原因之一。临床上TGAb和TMAb均可呈阳性，部分患者TMAb的阳性程度更高。

5.妊娠相关自身免疫性疾病

孕期自身免疫性疾病，TMAb可明显增高。

🧑‍⚕️ 提示

1.临床上，TMAb和TGAb呈同步线性变化，具有类似的临床价值。但是，在桥本甲状腺炎患者中，TMAb较TGAb的阳性率和滴度更高。所以有学者认为，在AITD的检测中TMAb更有临床价值。

2.TMAb的主要意义是对桥本甲状腺炎的诊断，其他甲状腺疾病也可出现TMAb升高，但一般会低于桥本甲状腺炎。

3.TMAb在正常人群中有8%左右的阳性率，随年龄增长而增加，但滴度一般不会太高。

4.如果没有临床症状，单纯TMAb升高，可以不予干涉，仅随访观察。可能是由于检测的原因或偶然因素，也可能是甲状腺自身免疫功能紊乱，还未累及甲状腺的功能。

5.以上谈到的甲状腺抗体分别有甲状腺微粒体抗体（TMAb）、甲状腺球蛋白抗体（TGAb）、甲状腺过氧化物酶抗体（TPOAb）和促甲状腺激素受体抗体（TRAb）。四者都是甲状腺自身免疫产物，主要用于AITD的诊断和疗效判断。不同的是，TPOAb和TMAb在桥本甲状腺炎中具有更高的检出率和效价，即主要针对甲减；TRAb则侧重于对Graves病的诊断，即主要针对甲亢；而TGAb主要用于对甲状腺癌的诊断和疗效判断。

6.虽然TMAb检测在桥本甲状腺炎的诊断中具有显著的临床意义，但由于有其他抗体的替代，加之TMAb在非AITD患者，特别是正常人群中也可不同程度地存在，所以临床上应用并不普遍。

二、甲状腺结合球蛋白

（一）概述

甲状腺结合球蛋白（TBG）由肝脏合成，在血液中与甲状腺激素结合，防止后者被肾脏清除，是甲状腺激素储存、运输的主要载体。血中TBG的水平影响结合型甲状腺激素的水平，对游离甲状腺激素水平无明显影响。

TBG参考值：

女性：$17.6 \pm 3.9mg/L$；

男性：$17.1 \pm 3.3mg/L$。

（二）TBG升高

1.甲减

甲减患者TBG明显升高，是因为甲状腺功能减退时，血清中TBG代谢减慢，降解、消除率下降。

2.妊娠或应用雌激素

前面提到，妊娠期间孕妇体内雌激素水平显著升高，不仅可以促进TBG的合成，还能使循环中的TBG半衰期延长，由此使TBG含量升高。

3.遗传因素

先天性TBG增多症。

4.其他疾病

如肝炎、骨肿瘤、急性间歇性卟啉病等亦可引起血清TBG升高。

（三）TBG 降低

1.甲亢

与甲减患者相反，甲亢患者表现为 TBG 水平降低。因为甲亢时 TGB 代谢增加，导致水平降低。临床上甲亢患者 T_3/TBG 和 T_4/TBG 比值显著升高，且较单纯的 T_3、T_4 升高更为显著。这种情况随病情好转而恢复。

2.肝硬化

TBG 合成减少。

3.遗传因素

先天性 TBG 缺乏症。

4.其他疾病

肾病综合征、蛋白丢失性胃肠病等，导致 TBG 的丢失。

5.药物因素

使用雄激素治疗。

🩺 提示

1. TBG 检测主要适用于两种人群：一是甲状腺功能正常，但甲状腺激素检测异常的人群。因为 TBG 升高可以导致结合型 T_3、T_4 增加，相对地，FT_3、FT_4 降低。二是用于妊娠期女性的甲状腺功能测定。因为妊娠期 TBG 增多，会对甲状腺激素产生一定的影响。另外，TBG 还可作为甲状腺疾病治疗的辅助检测指标。当甲亢治疗有效时，TBG 升高；甲减治疗有效时，TBG 降低。

2. TBG 由肝脏合成，所以肝功正常与否能对 TBG 的影响较大。急性肝炎时，广泛的肝细胞在短时间内受到破坏，导致 TBG 释放入血，使血清 TBG 升高。肝硬化时，由于肝脏合成 TBG 的能力下降，导致 TBG 降低。但要注意，不同类型的肝硬化患者，TBG 的表现可能不同。如胆汁性肝硬化患者 TBG 可能升高，而酒精性肝硬化、坏死性肝硬化患者TBG则是下降的。

3. TBG水平变化可影响TT_4、TT_3的测定结果，对TT_4的影响尤为明显。TBG增高可以导致TT_4和TT_3测定结果假性增高；TBG降低则使TT_4和TT_3测定结果出现假性降低。当然，这些变化是复杂的，具体要看导致TBG异常的原因。举例来说，如果是由于肝细胞的广泛损伤而导致TBG升高，此时TT_4升高，但TT_3不高，FT_3还可能是降低的。这是因为T_4向rT_3的转化增加导致的。肝硬化导致TBG下降时，TT_4可能降低，也可能正常，仅FT_4升高，FT_3并不升高，甚至会降低，因为T_3受体的数量增加。

4. 注意先天性TBG异常的甲功报告解读。以先天性TBG缺乏合并甲减为例：患者TT_4、TT_3、FT_4、FT_3降低，TSH升高，甲减非常明显，容易漏掉先天性TBG缺乏的存在。由此带来的不良影响是，给予$L-T_4$补充治疗后，FT_4、FT_3、TSH水平恢复正常，但是TT_4、TT_3水平可能持续偏低，导致过度治疗而发生甲状腺毒症。也有将单纯的先天性TBG异常误诊为甲减而给予LT-4治疗的报道。临床上，尤其要注意先天性TBG缺乏和先天性甲减的鉴别诊断。新生儿先天性甲减筛查时，对于TT_4水平降低者，需要加测血清TBG水平，必要时进行TBG基因检测，以排除先天性TBG缺乏。

5. TBG检测前应清淡饮食，避免饮酒。

三、促甲状腺激素释放激素检测及兴奋试验

（一）TRH检测

TRH是由下丘脑室旁核内的一些神经细胞合成、分泌的多肽类激素，少量分布在胰岛、肠胃道等部位。TRH的主要作用是调节人体的甲状腺功能，可以促进腺垂体合成和释放TSH，从而进一步促进甲状腺激素的合成和释放。

TRH参考值（放射免疫法）：16.7~22.9ng/L。

1. TRH升高

（1）原发性甲减：甲减患者发生TRH升高，是因与果的关系：甲减时，甲状腺激素缺乏，通过长反馈调节，导致了TRH水平上升。

（2）甲减的鉴别诊断：原发性甲减，TRH及TSH都增高。继发性甲减，如果病变在垂体，则TRH升高，TSH减少；如果病变在下丘脑，则TRH、TSH及T_3、T_4均下降。这些特点都是由下丘脑–垂体–甲状腺轴反馈系统中各自的位置决定的。

（3）亚急性甲状腺炎：早期血清TRH正常（部分降低），后期发生甲减时TRH升高。

（4）药物因素：应用去甲肾上腺素、多巴胺、抗甲状腺药物等中枢神经兴奋药物可以导致TRH升高。

（5）环境因素：寒冷环境下，TRH升高。

2. TRH降低

（1）原发性甲亢：甲状腺功能亢进，导致TRH降低。

（2）继发性甲减：主要是下丘脑性甲减，TRH分泌减少，整个下丘脑–垂体–甲状腺轴系统功能低下。

（3）脑外伤：可导致下丘脑损伤，造成TRH合成、分泌减少。

（4）先天性TRH缺乏症（一种罕见性疾病）。

（5）药物因素：巴比妥类等作用于中枢神经系统的镇静药物，可抑制下丘脑分泌TRH，使血液中TRH水平降低。

（二）TRH兴奋试验

既往由于TRH检测技术要求较高，临床多采用TRH兴奋试验，通过检测TSH来替代TRH的测定。目前，这种检测仍有使用。

TRH兴奋试验是利用其促进腺垂体分泌TSH的机制而设计的。静脉推注TRH，在应用前后分别测定血清TSH水平。其临床意义与测定TRH相似，主要是判断甲减的类型，同时对甲亢进行辅助诊断。

1. 甲减的鉴别诊断

原发性甲减，由于病变发生在甲状腺，垂体功能是正常的，所以注射TRH以后，可以促进TSH迅速分泌，呈现强阳性。由于基值较高，呈现为一条高平曲线。继发于垂体病变的甲减，垂体功能受损，而TSH是由垂体分泌的，所以注射TRH后，TSH无法正常分泌，呈现为一条低平曲线（增幅<2倍）。继发于下丘脑病变的甲减，垂体功能正常，所以TSH可以释放。但由于下丘脑病变对垂体分泌TSH的抑制，TSH延迟释放，曲线高峰延缓，多延迟至注射后60~90分钟，并且高分泌状态持续至120分钟左右。

2. 甲亢的鉴别诊断

原发性甲亢时，血清甲状腺激素水平增高，TSH降低。过高的甲状腺激素通过负反馈调节，在垂体前叶阻断TRH的分泌，注射TRH后TSH无增高反应。如果TSH升高，提示有反应，即可排除原发性甲亢，特别是Graves病的存在；亚临床甲亢时，血清甲状腺激素水平正常，TSH降低，注射TRH后TSH无明显增高。

提示

1. 无论是直接测定TRH，还是TRH兴奋试验，都是在已有的检测项目无法确诊的情况下采取的检测方法，而非首选检测项目。

2. TRH的结果必须结合血清TSH和甲状腺激素结果进行综合判断。

3. 继发性甲状腺功能紊乱，一般会伴有相关的表现。如垂体性甲减，多是垂体前叶功能减退症的表现之一。除促甲状腺激素分泌不足外，往往伴有生长激素、促性腺激素、促肾上腺皮质激素分泌的不足。临床上可见生长发育迟缓、性别特征不明显、闭经、食欲减退、低体重、低血糖、易感染等现象。

4. 糖皮质激素、多巴胺、左旋多巴、生长抑素类似物、抗甲状腺药物、甲状腺激素等对TRH检测结果有影响，检测前需要停药1个月。

5. TRH兴奋试验中约1/3受试者有轻度恶心、颜面潮红，尿急等表现，多在2分钟内消失。

四、降钙素

（一）概述

CT是由甲状腺滤泡旁细胞（C细胞）合成、分泌的一种单链多肽激素。它与由甲状腺滤泡细胞分泌的甲状腺激素作用不同。

CT主要与机体钙、磷代谢有关，通过对骨骼、肾脏和胃肠道的调节，使血钙降低，所以称为降钙素。首先，CT直接抑制破骨细胞活性，减少骨盐溶解，阻止钙由骨骼释放入血，不影响骨骼对钙的摄取；其次，CT抑制肾小管对钙和磷重吸收，增加尿钙、尿磷的排泄；最后，CT具有抑制肠道对钙的转运的作用。通过上述综合作用，使血钙降低，骨钙增加，改善高钙血症，提高骨质疏松患者的骨钙量。另外，CT具有较强的镇痛作用，对肿瘤骨转移、骨质疏松所致骨痛也有明显缓解作用。

CT参考值：0~100ng/L。

（二）CT升高

1. 甲状腺髓样癌

对于甲状腺疾病而言，由于CT的半衰期较短，故对甲状腺肿瘤的诊断、疗效观察具有显著的临床意义。CT是甲状腺髓样癌的重要标志物。

（1）诊断：CT是甲状腺髓样癌的特异性诊断指标，所有甲状腺髓样癌患者的CT水平均升高。有报道，CT测定比细针穿刺活检对甲状腺髓样癌术前诊断的准确性更高，前者为98%，后者为

63%。只要CT超过正常值，就提示患者可能存在甲状腺髓样癌。一般情况下，甲状腺髓样癌患者CT>200ng/L。CT水平与甲状腺髓样癌的大小和分期呈正相关。血清CT值增高幅度超过10ng/L，提示处于早期的甲状腺微小癌阶段。

（2）疗效观察：术后检测血清CT值有助于判断甲状腺髓样癌切除是否彻底，以及是否复发。如果术后血清CT水平持续增高，提示切除不彻底或术前已有转移。

2. 其他肿瘤

部分小细胞肺癌、胰岛细胞瘤、类癌、血管活性肠肽瘤、胃肠道癌、乳腺癌、肝癌、嗜铬细胞瘤，以及白血病也可能引起CT的升高，但不具有特异性。

3. 肾脏疾病

如急、慢性肾衰竭，影响CT的代谢，导致CT水平升高。

4. 其他因素

（1）胰高血糖素、胃肠道激素、去甲肾上腺素等可促进CT分泌。

（2）妊娠期、哺乳期妇女，及婴幼儿等可出现血清CT水平升高。一般认为是胎儿及婴幼儿骨代谢旺盛的原因。

（3）大量进食高钙食品，需要大量CT以降低血钙水平，致使CT水平升高。此类因素导致的CT升高幅度不会太大。

提示

1. 注意降钙素（CT）和降钙素原（procalcitonin，PCT）的区别。降钙素原是无激素活性的降钙素前肽，除由甲状腺C细胞分泌外，在炎症状态下甲状腺以外的组织也可以产生，所以当机体发生炎症时PCT会明显增高。

2. CT可作为家族易感性的监测指标，用于甲状腺髓样癌患者亲属的筛查。

3. CT水平增高的速度是反映甲状腺髓样癌病变进程和预后的重要参考因素。有研究发现，CT翻倍时间短于1年的患者，10年生存率为18%；而大于1年的患者，10年生存率为95%。

4. 甲状腺髓样癌患者虽然存在明显的高CT血症，但患者血清钙水平大多正常，患者亦无明显骨质吸收的X线表现。这是因为CT对血钙水平的调节作用不如甲状旁腺激素的作用强大。

5. CT升高具有临床意义，降低没有临床意义。对于CT升高，影像学检查未能发现甲状腺髓样癌病灶的患者，应注意是否存在其他脏器的肿瘤，并加强随访观察。

6. 部分甲状腺髓样癌患者术后CT水平下降缓慢，第一次术后CT检测应不早于术后两周。

五、甲状旁腺激素

（一）概述

CT虽然与甲状腺激素作用不同，但它也是来源于甲状腺本身。和CT不同的是，甲状旁腺激素（parathyroid hormone，PTH）不是来源于甲状腺，而是来源于甲状旁腺。甲状旁腺是位于甲状腺背面的4个小腺体的总称。

甲状旁腺激素主要作用于骨骼和肾脏，可以提高破骨细胞活性，促使骨骼中的钙质释放到血液中，升高血钙浓度；促进肾小管对钙离子的重吸收，减少尿液中钙离子的排泄，进一步提高血液中的钙离子浓度；抑制肾小管对磷离子的重吸收，降低血液中的磷离子浓度；促进无活性的维生素D转化为有活性的维生素D。

甲状旁腺通过增加或减少甲状旁腺激素的分泌量来维持、调节钙、磷的平衡，保证血液中的钙浓度维持在正常的生理水平。甲状旁腺激素促进骨骼的新陈代谢，破坏"旧"的骨头，促进"新"骨的产生，从而保持骨骼处于常新、坚实的状态。

甲状旁腺激素参考值：9~90ng/L。

不同检测机构或不同检测方法的参考值范围不同，需根据检验报告单标注的参考值进行判读。

（二）甲状旁腺激素升高

甲状旁腺功能亢进症：简称甲旁亢，是各种原因导致甲状旁腺激素分泌增多而发生的一种疾病，以高钙血症、泌尿系结石和骨代谢紊乱为主要特征。临床上分为原发性、继发性、散发性和假性甲旁亢。其中甲状旁腺自身发生病变（如过度增生、瘤变甚至癌变）导致的，为原发性甲旁亢。原发性甲旁亢80%~90%的病因是甲状旁腺肿瘤，一般为良性肿瘤，恶性肿瘤罕见。肿瘤多为单个或几个，数量不会太多，导致甲状旁腺同时增生者也少见。长期低钙、低维生素D饮食，以及小肠吸收障碍或肾衰竭等因素，导致低血钙，促使甲状旁腺增加甲状旁腺激素的分泌来提高血钙水平，称为继发性甲旁亢。甲状旁腺本身未发生病变，身体其他病变组织、器官分泌类似甲状旁腺激素的物质，其表现在很大程度上与甲状旁腺激素分泌过多相同，称为假性甲旁亢。

甲旁亢表现为骨痛、骨折、高钙血症。其危害是多方面的，可导致尿路结石反复发生，钙盐在肾实质内沉积，破坏肾功能。高钙血症还可造成循环系统、运动系统、消化系统和中枢神经系统等的损害。

（三）甲状旁腺激素降低

甲状旁腺功能减退症：简称甲旁减。也分为多种情况，如甲状旁腺发育不成熟导致的新生儿甲旁减，一般会随着发育而好转；不明病因导致的特发性甲旁减（包括罕见的甲状旁腺缺如）；自身免疫异常导致的免疫性甲旁减；甲状旁腺附近的手术、颈部放疗等造成对甲状旁腺的损伤，导致的继发性甲旁减；严重低镁血症抑制甲状旁腺激素分泌，引起可逆性的低血镁性甲旁减。而高钙血症、恶性肿瘤骨转移，可能因为血钙增高而抑制甲状旁腺激素的分泌。上述原因或使得甲状旁腺激素生成减少，或分泌受抑制，导致其水平降低。

👨‍⚕️ 提示

1.甲状旁腺激素和CT是一对相互对抗的"兄弟"。二者的主要作用都是对钙、磷进行调节，既互相拮抗，又相辅相成，维持着人体钙、磷的平衡。甲状旁腺激素升高血钙，而CT降低血钙。

2.临床上甲旁亢多见，而甲旁减少见。透析患者发生继发性甲旁亢的比例是20%~80%，与病程密切相关。

3.自身免疫性甲旁减多发生在10岁以前的儿童，患者血中可检出甲状旁腺抗体和甲状腺抗体，也可检出肾上腺皮质或胃壁细胞抗体。除特发性甲旁减外，其他甲旁减大多是可逆的。

4.研究发现，甲亢患者可存在甲状旁腺激素的降低。可能是甲亢患者血钙水平增高抑制了甲状旁腺激素的分泌。而自身免疫性甲旁减可伴有AITD，出现一过性甲亢或甲减。

5.注意饮食对甲状旁腺激素检测的影响。甲状旁腺激素受血清钙、磷、镁等多种物质的影响，检测前大量进食富含上述物质的食物可影响结果的准确性。

6.注意昼夜节律变化。甲状旁腺激素的分泌存在昼夜节律的变化。白天较为稳定，晚上8点和凌晨4点可出现两个高峰。其中凌晨4点的高峰可持续到上午8~10点才能降至基础水平。所以上午8点前抽血可能会出现结果偏高，一般建议上午10点后抽血检测。

六、尿碘

上述实验室检测项目，标本都是血清，而尿碘（urinary iodine，UI）检测的标本是尿液。

（一）概述

第一章中介绍了碘在甲状腺激素合成中的重要地位和作用，碘是人体必需的微量元素，是合成甲状腺激素必不可少的重要原料。由于摄入体内的碘绝大部分是从尿液中排出的，故尿碘检测可以较为准确地估计摄碘量，特别是反映近期摄入的碘量。尿碘检测可以评价机体碘营养状况，辅助诊断是否缺碘，以便及时了解并防治体内碘过量及碘不足，减少孕期和哺乳期女性因碘不足而引起的疾病。

尿碘参考值：$70.1 \pm 37.32 \mu g/L$。

（二）尿碘升高

见于高碘性地方性甲状腺肿、甲状腺功能亢进症、甲状腺炎以及服用碘剂过量者。

（三）尿碘降低

多见于地方性甲状腺肿、地方性克汀病、小儿碘缺乏症、小儿肠吸收不良症、甲状腺功能减退症等。

🛡 提示

1.尿碘检测是一项无痛、无创，简便、实用的检测项目，便于基层医疗单位开展。

2.尿碘检测对于孕妇及婴幼儿的意义尤为突出。尿碘水平能够有效反映孕妇碘摄入量和新生儿的碘营养状况。特别是在妊娠的前3个月，适宜的碘水平对胎儿的生长、发育至关重要。妊娠5个月后补碘，效果会大打折扣。

3.尿碘检测的一个重要作用是作为地区性碘摄入水平的流行病学调查依据，一般不用于评估个体长期摄碘状态。

4.标本的收集注意以下几点：一是尽量选用晨尿；二是检测前

禁食高碘、高蛋白食物；三是检测前避免大量饮水；四是检测前避免剧烈运动；五是留尿量不少于尿标本容积的2/3；六是注意不同检测方法对标本温度的要求。

5.年龄和性别对尿碘水平有一定影响。高龄者和女性尿碘水平相对高于低龄者和男性。

第三节　甲状腺疾病的非实验室检查

一、超声检查

通过甲状腺超声，能够了解甲状腺的体积、质地，判断甲状腺结节的位置、形状、大小、边界、内容、回声类型以及血管分布特点，发现体检不易触摸到的小结节。

（一）甲状腺结节超声检查的良恶性特征

1.钙化

粗钙化多为良性。良性结节内因出血、坏死形成体积相对较大的钙化。结节内见粗大的斑块样钙化灶，后方可伴声影，提示可能为良性腺瘤结节。微钙化则是恶性结节的表现。恶性结节内癌细胞坏死形成微小钙化。如果结节内见点状或簇状强回声，则提示可能为恶性结节。

2.形态、边界

良性结节一般形态规则、边界比较清楚；恶性结节形态多不规则，容易越过边界侵犯正常甲状腺组织，导致边界模糊，不清晰。但要注意，炎性结节可以有渗出，边界也不清楚，并非恶性。

3.质地

良性结节内部回声较为均匀，触诊质地柔软，液体量大时，可有坚韧感；恶性结节回声不均匀，触诊质地坚硬，缺乏韧性。

4.回声

结节无回声、高回声、等回声是良性结节的特征；极低回声则倾向于恶性。报告单上出现"点状强回声"，如果是胶质性的，是良性结节的表现；如果是微小钙化造成的，提示恶性的可能。

5.血流

甲状腺良性和恶性结节都可能存在血流。良性结节即使有血流也很规则；恶性结节多有内部血流，且紊乱。

6.纵横比

纵横比<1的结节，图像上看，像一个横放的鸡蛋，提示为良性结节；纵横比>1的结节，图像上显示像一个立着的鸡蛋，提示有恶性可能。

7.结构

甲状腺结节可分为囊性结节、实性结节、囊实性结节和混合性结节。恶变的概率从高到低依次为：实性结节>囊实性结节>单个囊性结节>混合性结节>多发囊性结节。

8.活动度

良性结节活动度高，可随着吞咽动作上下活动；恶性结节一般不活动。

9.分级

采用美国放射学会TI-RADS分级，甲状腺超声报告单一般将甲状腺结节分为1~6级，大致将1~3级归为良性，4~6级恶性可能逐渐升高。

（1）1级：①超声未见明显异常；②仅提示高度良性结节；③甲状腺手术术后，未显示异常现象。

（2）2级：超声提示为良性结节，图像显示边缘界限清楚，以囊性或实性为主，等回声或者高回声。形态多规则，可能会出现蛋壳样钙化或粗钙化。该分类一般包括桥本甲状腺炎、Graves病、囊性结节性（胶质性）甲状腺肿、周边钙化性结节、完全钙化性结节、高回声结节、含纤维结节性甲状腺肿，恶性风险为0。

（3）3级：超声提示一般为不典型的良性结节，无法通过超声完全确定其病变性质为良性或是恶性。多为实质性肿块，边缘光整，总体恶性风险<5%。

（4）4级：恶性风险较3级有所提高，其中4A级结节具有1种恶性征象，其恶性风险为5%~10%，为轻度可疑结节；4B级结节具有2种恶性征象，其恶性风险为10%~50%，为中度可疑结节；4C级结节具有3种及以上恶性征象，其恶性风险为50%~85%，为高度可疑结节。

（5）5级：此类别结节提示癌变的可能性较大，其恶性风险为95%以上，具有超过4种恶性征象，尤其是超声提示微钙化或微分叶者，其恶性程度多在99%以上。

（6）6级：经病理证实的恶性病变，恶性程度100%。

（二）甲状腺炎的超声特征

1.急性化脓性甲状腺炎的声像图一般表现为甲状腺肿大、内部回声低。如果甲状腺内形成脓肿，可见透声不佳的无回声区，血流丰富，常见颈部血管鞘旁淋巴结肿大。

2.探头触按甲状腺或肿大淋巴结，多有明显压痛。

3.亚急性甲状腺炎时，超声通常显示甲状腺肿大，受累区域回声减低且形状不规则。也有局灶、多灶或片状弥漫性低回声，中央位较低，边缘模糊不清，较少出现颈部淋巴结肿大。

4.桥本甲状腺炎，超声多表现为弥漫性偏低回声，或有条索状回声，形成网格状。有的表现为局限性低回声区，内有淋巴细胞浸润，形成片状低回声，呈现地图状。亚急性甲状腺炎和急性化脓性甲状腺炎的超声检查表现不同。

1.随着分辨率的不断提高，以及具有无痛、无创、患者易于接受等优点，超声已经成为甲状腺疾病非实验室检查的主要手段。

2.目前甲状腺结节的发生率很高，绝大多数是良性结节。所以，不要一检测到甲状腺结节就过分担心、恐惧或焦虑。

3.根据TI-RADS分级，4级结节有恶性可能。但4级又可分为4A、4B、4C，恶性可能逐渐增高。所以，甲状腺4A级结节容易让人纠结。下一步如何处理，结节大小是重要因素。如果结节<1cm，可以3~6个月复查超声，随访观察。如果结节>1cm，应进行细针穿刺，明确诊断。

4.对于难以明确诊断的甲状腺结节，若临床治疗又确需明确诊断，应进行细针穿刺检查。

二、甲状腺细针穿刺细胞学检查

甲状腺细针穿刺细胞学检查（fine-needle aspiration cytology，FNAC）是在超声动态监测下，用细针对甲状腺内需要探测的部位进行穿刺，并将抽吸出来的细胞液均匀涂抹到载玻片上，通过显微镜检查，做出细胞学诊断。FNAC具有不开刀、创伤小、简单快捷、安全可靠、经济实用、结果准确等优点，是判定甲状腺结节良恶性的金标准。

（一）适应证

1.触诊发现的结节。通常触诊发现的结节直径>1cm，如果为孤立性实性结节，则属于FNAC的适应证。

2.所有超声显示疑为恶性的结节，不论大小，均需进行FNAC检查。

3.弥漫性甲状腺疾病伴甲状腺肿大。

4.甲状腺炎的鉴别。

（二）禁忌证

1.出、凝血机制严重障碍患者。

2.不稳定心绞痛、心肌梗死、严重心力衰竭、重度高血压患者。

3.严重哮喘、呼吸衰竭患者。

4.病变性质已经组织病理学确认的患者。

5.精神障碍、极度紧张及重度癫痫患者。

6.严重甲亢患者。

7.无法配合的患者。

（三）并发症

1.少数患者出现局部疼痛或少量出血。

2.极少数穿刺部位发生感染。

3.罕见穿刺时细针误入气管或血管。

4.罕见暂时性喉返神经麻痹和晕厥。

（四）局限性

1. FNAC只能观察细胞形态和结构变化，缺乏对整体组织结构的了解。

2. FNAC可以确认甲状腺滤泡状肿瘤，但无法区别是滤泡状腺瘤还是滤泡状癌，后者一定要有包膜的侵犯才能作出诊断。

🧑‍⚕️ 提示

1.虽然FNAC有禁忌证，并可能出现并发症，但发生的概率非常低。FNAC的确是一种安全、准确、几乎无痛的诊断方法。

2.虽然FNAC有一定的局限性，但这并不影响它在甲状腺结节诊断中"金标准"的地位。

3.按理来说，FNAC只有假阴性，没有假阳性，但事实上，FNAC既有假阴性，也有假阳性。假阴性多见于结节直径≤0.5cm，多病灶，病灶位置较深或被其他良性结节遮蔽，合并桥本甲状腺炎等情况。FNAC最常出现的假阳性是囊性改变或淋巴细胞性甲状腺炎背景下的反应性鳞状上皮化生，非典型腺瘤，伴有乳头状结构的增生结节。

4. FNAC术前须征得患者同意并签署知情同意书。

三、甲状腺摄 ^{131}I 试验

（一）概述

1. 方法

空腹口服 ^{131}I 溶液或胶囊 74~185 kBq（2~5μCi），同时取等量的 ^{131}I 放入甲状腺颈部模体中作为标准源，继续禁食1小时。于服碘后 2h、4h 和 24h 分别使用甲状腺功能仪测量甲状腺部位、标准源和本底的计数率。

2. 原理

^{131}I 经胃肠吸收后随血液进入甲状腺，可迅速被甲状腺滤泡上皮细胞摄取，摄碘的数量和速度取决于甲状腺的功能。利用体外探测仪器测定甲状腺部位放射性计数的变化，了解碘被摄取情况，从而判断甲状腺的功能。

3. 适应人群

甲状腺功能异常者。

4. 参考值

2小时吸碘率为10%~30%，4小时为15%~40%，24小时为25%~60%，24小时达到高峰。

（二）结果分析

1. 吸碘率升高，但峰值未前移

提示地方性甲状腺肿或散发性单纯性甲状腺肿。另外，绝经期

妇女和妊娠6周后孕妇也可以出现这种情况（当然，孕妇不能进行这项检查）。

2.吸碘率增加且峰值提前

提示原发性甲亢。因为甲亢时甲状腺吸收碘的速度及强度均增加，故吸碘率增加且高峰提前。可采用2，3，4小时测定法。如2小时和3小时吸碘率大于25%，4小时大于30%，或者24小时吸碘率大于47%，即有诊断意义。

3.吸碘率降低

（1）原发性或继发性甲减：甲减发生时，甲状腺吸碘率明显降低。通常24小时吸碘率<15%，严重者接近0。

（2）过多摄入高碘食物或药物：高碘食物或药物对甲状腺吸碘率有一定的抑制作用。

4.特殊现象

如果有甲状腺毒症表现，又出现吸碘率降低的矛盾现象，是破坏性甲状腺毒症导致甲状腺激素进入血液或外源性甲状腺激素摄入过多，造成了甲状腺激素水平升高与吸碘率降低的分离现象。

🧑‍⚕️ 提示

1.注意甲状腺摄[131]I试验与[131]I放射治疗的区别。摄[131]I试验是将少量[131]I摄入体内，不会破坏甲状腺组织；[131]I放射治疗则是让患者大量摄入[131]I，对甲状腺造成破坏，从而治疗甲亢或甲状腺癌。

2.妊娠期、哺乳期妇女是摄[131]I试验的禁忌人群。

3.检查前需停食含碘丰富的食物（如海带、紫菜等）2~4周，停用含碘药物2~8周，停用影响甲状腺功能的药物2~4周。同时注意正常的饮食和作息，避免情绪波动。

4.注意非病理因素的干扰。一般情况下女性吸碘率多高于男性，儿童及青少年较成人高，但差异幅度不大。

5.随着TSH检测技术的提高，目前甲状腺摄^{131}I试验这一检查方法已较为少用。

四、其他甲状腺影像学检查

1.甲状腺静态显像

可以显示甲状腺位置、大小、形态以及放射性分布状况，借以了解甲状腺功能，估算甲状腺重量等。

2.甲状腺亲肿瘤显像

通过注射不同类别的亲肿瘤显像剂后的亲肿瘤显影情况，区分甲状腺良性和恶性肿瘤。

3.甲状腺正电子发射断层显像（PET）

使用^{18}F–氟代脱氧葡萄糖（^{18}F–FDG）作为示踪剂进行显像，观察其在细胞内的数量，判断甲状腺肿瘤的良、恶性质。

4.CT

结合造影技术的CT检查在甲状腺疾病中的应用逐渐增多，对于鉴别甲状腺结节的良、恶性，有明显的临床价值。

5.MRI

用于甲状腺肿瘤良、恶性的鉴别。

🧑‍⚕️ 提示

1.上述检查项目各有特点，其中^{131}I全身显像对高分化、低度恶性的肿瘤鉴别诊断价值较高；甲状腺PET对低分化、高度恶性的肿瘤敏感性高；甲状腺CT和MRI对甲状腺结节的鉴别诊断有较高价值，还能了解病变的范围，以及恶性肿瘤是否转移和转移的情况。

2.眼眶CT和MRI检查，有助于了解Graves眼病患者球后组织变化及有无眶后肿瘤等。

五、基础代谢率

（一）概述

基础代谢是人体维持基本生命活动所需的最低能量消耗，基础代谢率（basal metabolic rate，BMR）是对基础代谢的量化。也就是人体在清醒而极端安静的状态下，不受肌肉活动、环境温度、食物及精神等影响时，每小时单位体表面积最低耗热量减去标准耗热量，其差值与标准耗热量的百分比。

参考值（成年人）：

基础能量消耗（basal energy expenditure，BEE）：1200~2000kcal/d；

基础代谢率：±10%。

（二）检测方法

BMR检测有多种方法，常用的有4种。

1.直接测热法

直接测热法又称直接卡路里测定法。将被测者置于无代谢干扰的特殊检测环境中（清晨空腹，清醒状态下，身体静卧，心情平静，室温维持在20℃左右），检测、收集人体通过辐射、传导、对流及蒸发在一定时间内发散的总热量，然后换算成单位时间的BMR。

2.间接测热法

间接测热法是根据人体单位时间（通常为1小时）内消耗的氧气量和生成的二氧化碳量来计算BMR。原理是三大供能物质在人体内氧化产能时，需消耗氧气，产生二氧化碳。消耗的氧气和产生的二氧化碳之间存在一定比例关系，可通过测定二者的数量来了解能量的消耗。测定时用气袋收集一定时间内受试者呼出的全部气体，分析其中的氧含量和二氧化碳含量，同时测定吸入的空气。将呼出和吸入的气体进行对比，计算出该时间段内机体的耗氧量和二氧化碳生成量来计算BMR。

3.公式计算法

公式计算法的单位为每平方米每小时消耗的热量，即kJ/(m² · h)。计算方法非常多，常用的有：

（1）盖尔公式（Gale Equation）：BMR（%）=（脉率+脉压）–111。

（2）柯赫公式（Koch Equation）：BMR（%）=1.28×（脉率+脉压差）–116。

（3）李德公式（Read Equation）：BMR（%）=0.75×（脉率+脉压差×0.74）–72。

（4）哈里斯–本尼迪科特公式（Harris–Benedict Equation）

男：BEE（kcal/d）=66+［13.7×体重（kg）］+［5×身高（cm）］–（6.8×年龄）

女：BEE（kcal/d）=655+［9.6×体重（kg）］+［1.8×身高（cm）］–（4.7×年龄）

（5）米福林–圣杰尔公式（Mifflin–St Jeor Equation）

男：BEE（kcal/d）=［9.99×体重（kg）］+［6.25×身高（cm）］–（4.92×年龄）+5。

女：BEE（kcal/d）=［9.99×体重（kg）］+［6.25×身高（cm）］–（4.92×年龄）–161。

（6）毛德倩公式

男：BEE（kcal/d）=［48.5×体重（kg）+2954.7］/4.184

女：BEE（kcal/d）=［41.9×体重（kg）+2869.1］/4.184

4.仪器检测法

运用气体代谢分析仪（又名心肺功能测试仪）进行检测。所用的分析系统是目前国际通用的无创间接测热法系统，实际上也是一种间接测热法，近几年已被广泛应用于实验和临床研究。

（三）临床意义

1. BMR升高

（1）甲亢：升高20%~30%为轻度甲亢；30%~60%为中度甲亢；>60%为重度甲亢。

（2）其他代谢升高的疾病：如糖尿病、肾上腺皮质功能亢进，以及感染（包括风湿活动期）等。

（3）消耗性疾病：如结核、肿瘤等。

（4）遗传因素：部分人群BMR的升高或降低，来自于遗传因素产生的基因类型。

（5）药物因素：如甲状腺激素、雄激素等。

（6）生理因素：男性比女性BMR高，围绝经期、青春期女性也可见BMR升高。

2. BMR降低

（1）甲减：甲状腺激素是维持新陈代谢的主要激素，如果甲状腺功能减退，BMR必然降低。

（2）遗传因素：部分健康人群BMR偏低，多与基因有关。

（3）营养不良：营养不良导致能量供应减少，肌量减少，BMR降低。

（4）疾病因素：某些影响基础代谢的疾病，如垂体前叶功能减退症（席汉综合征）、肾上腺皮质功能减退症、贫血等，可以导致BMR降低。

（5）生活因素：长期睡眠不足、精神压力过大、缺乏运动等等，都可能导致身体新陈代谢减慢，BMR降低。

（6）生理因素：BMR会随年龄增长而降低。

🧑‍⚕️ 提示

1.检测BMR的方法各有利弊，直接法最准确，但操作复杂、条件要求高，临床很少使用；公式法简单，但准确性较差；间接法介于二者之间。随着仪器检测法的准确度不断提高，相信其会成为重要检测方法。

2.注意基础能量消耗（BEE）和基础代谢率（BMR）的不同。前者是指单位时间（一般为24小时）内机体消耗的最低热量；后者是指单位时间（一般为1小时）、单位体表面积（一般指1平方米）的最低能量消耗。与BEE相比，BMR考虑了人的身高和体重特点。不过，目前大多将二者等同对待、混淆使用。虽然影响不大，但容易让初学者感到困惑。例如，BMR的单位有的地方标注为kcal/d或kJ/d，有的标注为kJ/（$m^2 \cdot h$），更多的直接标注为百分比（%），较为混乱。其实，单位标注kcal/d或kJ/d，是指BEE，标注为kJ/（$m^2 \cdot h$）是指BMR。以常用的Harris-Benedict公式计算为例：一位身高175cm，体重70公斤的50岁男性，其BEE=66+（13.7×70）+（5.0×175）-（6.8×50）=1560（kcal/d）。与参考值1200~2000kcal/d对比，此人的BEE是正常的。BMR的单位是kJ/（$m^2 \cdot h$），其百分比也是kJ/（$m^2 \cdot h$）单位下的百分比。以Gale公式为例，一个脉率70次/分、脉压差45毫米汞柱的人，其BMR=（70+45）-111=4（%）。这是指比正常标准基础代谢率高出了4%，同样落在±10%的参考值之间，也是正常的。换言之，此人以kJ/（$m^2 \cdot h$）为单位的BMR，比正常标准值高出了4%。

3.BMR升高，消耗的能量增多，所以机体多处于消瘦状态；相反，BMR降低，机体多偏重或肥胖。但是，这不是一成不变的，代谢增强，导致负氮平衡，肌量减少，BMR则会降低。因为肌肉组织对BMR的贡献率远大于脂肪组织。这也是低肌量的高龄和女性人群BMR偏低的重要原因。

4.BMR检测的意义虽然较多，但临床上主要是对甲状腺功能的测定。过量的甲状腺激素可使基础代谢率提高60%到100%。相反，甲减时，基础代谢率会降到正常水平的近一半。

5.关于糖尿病患者的BMR是升高还是降低有不同说法，但多有混淆，应该具体分析。胰岛素抵抗阶段，和高血糖导致的严重消瘦患者，BMR降低。而在胰岛素分泌缺陷阶段，由于脂肪和蛋白质分解增加，导致BMR升高。此外，糖尿病患者伴发的代谢性炎症、感染、神经系统损害等，也会导致BMR升高。

6.近年来，BMR在健身和减肥领域被广泛应用。对于合理饮食、科学锻炼有指导作用。

第四节　甲状腺疾病理化检查的时间

1.甲亢

^{131}I放射治疗或手术治疗后：2~4周复查一次，如正常可改为每半年左右复查一次。

2.甲减

甲减患者在调整药物剂量期间，每月复查一次；药物剂量稳定后，每3~6个月复查一次。

3.有桥本甲状腺炎但甲功正常者

即TPOAb或TGAb升高，但TSH、T_3、T_4正常。每6~12个月复查一次甲功。一旦出现甲亢或甲减症状，需要立即复查。

4.孕妇

由于许多重要的生理和激素变化发生在妊娠期间，这些变化将影响甲状腺功能，甲状腺功能障碍对妊娠过程和胎儿也会带来不良影响，所以怀孕时甲状腺相关的检查非常重要！

（1）甲减者：孕20周前每4周检查一次，孕20周后每4~6周检查一次直至生产，产后6周复查一次。

（2）甲亢者：每2~6周检查一次。

（3）甲状腺癌接受甲状腺激素治疗者：每4周检查一次，直至妊娠20周。

（4）TPOAb或TGAb阳性但TSH、T_3、T_4正常者：妊娠前半期每4~6周检查一次，妊娠26~32周期间至少检查一次。

👨‍⚕️ 提示

1.甲功检测的时间、频率等一定要具体情况具体对待。上面给出的仅是原则性的建议。

2.甲功水平受多种因素的影响，检测前要避免这些因素的存在。另外，要注意不同医疗机构的参考值区间范围不同。

3.甲功检测最好结合其他方法进行。如果明确是一过性的甲功异常，就没有必要频繁检测。

（林绍志）

第五章

甲状腺功能亢进症

第一节 概　述

甲状腺功能亢进症，简称甲亢，是指甲状腺本身或甲状腺以外各种原因引起的甲状腺激素增多，进入循环血液中，作用于全身的组织和器官，造成以机体神经、循环、消化等各系统的兴奋性增高和代谢亢进为主要表现的疾病的总称。

🩺 提示

1.无论是甲状腺本身还是甲状腺以外的因素都可以导致甲亢。

2.甲亢是因为甲状腺激素增多造成的。甲状腺激素增多后，只有进入血液循环，才能导致甲亢。甲状腺激素进入血液循环后还必须作用于相关的组织、器官，发挥相应的作用，也就是使兴奋性增高和代谢亢进，才会发生甲亢。如果只是甲状腺激素增多，不进入血液，不会发生甲亢；即使进入血液并作用于相应的组织、器官，如果不导致兴奋性增高和代谢亢进等表现，也不是甲亢，而只是甲状腺毒症。

3.甲状腺毒症包括所有原因引起的高甲状腺激素血症，可以存在甲亢，也可以不引发甲亢。换言之，甲状腺毒症包括了甲亢，而甲亢只是甲状腺毒症的一种类型，二者不可混为一谈。

4.甲亢是一组临床状况的总称，而不是一种独立的疾病。许多原因都可以引起甲亢。

一、病因和预防

（一）高危人群

具有下列任何1项及以上甲亢危险因素者，可视为甲亢高危人群。

1.既往曾患过甲亢或有甲亢家族史。

2.有甲状腺结节或甲状腺肿。

3.有自身免疫性甲状腺疾病。

4.长期服用含碘药物。

5.长期失眠、焦虑。

6.不明原因的消瘦、乏力、心动过速、房颤、易激惹等症状。

（二）预防

1.一级预防

在普通人群中开展健康教育，提高人们对甲状腺疾病的知晓率和对甲亢的预防意识。保持合理生活方式和戒烟，控制食物中的碘摄入量在合理水平，避免碘过量。

2.二级预防

将甲亢高危人群纳入管理，做到定期随访。疑似甲亢或已确诊的患者，应按照甲亢分级诊疗流程进行处置。

3.三级预防

加强甲亢的综合管理，注意监测药物疗效和安全性。减少诱发甲状腺危象的危险因素，预防甲状腺危象发生。患有甲亢性心脏病、Graves眼病的患者，应动态评估病情变化，预防心力衰竭、心律失常、视力急剧减退等严重并发症的发生。目标是提高甲亢治愈率并减少复发率，以最终达到改善患者预后的目的。

（三）诱因

1.感染。各种细菌和病毒感染，如感冒、扁桃体炎、肺炎等。

2.精神刺激。如精神紧张、精神创伤、忧虑、惊恐等。

3.外伤等应激事件。

4.辐射暴露。

5.吸烟。

6.过度疲劳、劳累等。

7.怀孕。怀孕早期可诱发或加重甲亢。

8.碘摄入过多。如大量食用海产品或服用胺碘酮等。

（四）病因

1.毒性弥漫性甲状腺肿（Graves病）

Graves病是导致甲亢最重要的原因，超过80%的甲亢是由Graves病导致的，所以有时直接将甲亢和Graves病画等号。Graves病引起的甲亢称为原发性甲亢。该病发生的原因是复杂的，主要由自身免疫功能障碍、遗传因素、生活因素（如情绪波动、过度劳累）等多种因素导致免疫功能的紊乱，造成甲状腺激素的合成、分泌增多，引发甲亢。

2.毒性多结节性甲状腺肿（toxic nodular goiter，TNG）

是由甲状腺内的结节性病变分泌过多的甲状腺激素而引起的。多是由原本无功能的甲状腺结节发展而来，多见于缺碘地区的老年人，一般在40岁以上出现甲亢症状，女性多于男性。可能是由于甲状腺结节的长期存在引起自主分泌功能紊乱。该病病情和症状较原发性甲亢轻，一般无突眼等表现。

3.自主性高功能性甲状腺腺瘤（autonomous hyperfuctioning thyroid adenoma，AHTA）

又称甲状腺毒性腺瘤。起病缓慢，多见于40~60岁的中老年女性。一般也是由无功能或低功能的结节逐渐增大，分泌甲状腺激素，而发生甲亢，约占甲亢患者的5%。甲亢症状一般较轻微，多数患者仅有心动过速、乏力、消瘦或腹泻，不发生突眼及Graves病的皮肤病变。

毒性多结节性甲状腺肿和自主性高功能性甲状腺腺瘤引起的甲亢，不是甲状腺腺体本身导致的，所以属于继发性甲亢。是由Plummer于1913年报道的一种不同于Graves病的甲亢性疾病，所以也称为Plummer病。

4. 摄碘过多

摄碘过多造成的甲亢，简称碘致甲亢或碘致甲状腺毒症，有的直接称为碘甲亢。成人需碘量约为75μg/d，建议供给量在150μg/d，孕妇、乳母等人群需要175~200μg/d。碘甲亢的碘摄入过多，主要见于两种情况。一种是相对摄碘过多。主要发生在缺碘地区，人们长期处于低碘饮食状态，体内TSH会升高，使甲状腺腺体增大，或形成甲状腺结节。这些人群补碘后，会在短期内出现甲状腺激素升高，甚至引发Plummer病，发生甲亢。这些患者的摄碘量纵向比较是升高了，但与正常人相比，并没有升高。所以只是一种相对升高，是机体对短期内碘摄入量增加的不适应造成的病变，正常补碘4~6年后，甲亢发生率恢复到正常水平。这种情况称为1型碘甲亢。另一种类型是摄碘量的绝对增加。主要是富碘地区人群增加碘的摄入量，以及服用胺碘酮所致。通常胺碘酮治疗心律失常剂量为200mg/d，其中含有75mg碘，在脱碘后大概有6mg游离碘进入血液，是150μg的40倍，且半衰期长达20~100天。过量的碘进入体内，可以诱发破坏性甲状腺炎，发生甲亢。这种情况称为2型碘甲亢。碘致甲亢多发生于老年人，而儿童对此的耐受力相对较高。女性多见，男女比例约为1∶6~1∶10。

5. 桥本甲状腺炎

一般存在三种情况：一是炎性刺激导致甲状腺激素分泌增加；

二是合并Graves病，出现甲亢；三是炎性反应对甲状腺滤泡的破坏，使滤泡中储存的甲状腺激素在短时间迅速释放，出现一过性甲亢表现。第三种情况最多见。这种情况发生的甲亢现象，不是甲状腺功能亢进导致的真甲亢，所以也称为假性甲亢。随着溢出的甲状腺激素减少，且甲状腺组织受损后功能降低，最后可发展为甲减。

6.其他炎症因素

炎性甲亢的发生原因包括亚急性甲状腺炎、无痛性甲状腺炎、产后甲状腺炎和2型碘甲亢。甲状腺炎性反应导致甲状腺滤泡细胞膜通透性发生改变，滤泡细胞中大量甲状腺激素释放入血，引起血液中甲状腺激素水平明显升高和TSH水平下降。这类甲亢与桥本甲亢有相似之处，所以也有人将桥本甲状腺炎导致的甲亢归为炎性甲亢。

7.中枢性因素

中枢性甲亢，顾名思义就是由中枢神经系统疾病导致的甲亢。为了区别于由甲状腺本身原因导致的原发性甲亢，中枢性甲亢也称为继发性甲亢。从理论上讲，下丘脑-垂体-甲状腺轴上的任何一个部位出现问题，都可以导致甲状腺功能的异常。但临床上中枢性甲亢主要见于垂体病变，包括垂体促甲状腺激素瘤、垂体选择性SRTH等。

8. SRTH

甲状腺激素抵抗综合征是机体组织、器官包括垂体和（或）外周组织对甲状腺激素反应性降低的一类综合征。根据受累器官的不同，分为全身性SRTH和选择性SRTH。

全身性SRTH垂体与周围组织均受累，但受累程度不同。轻者虽然甲状腺受累，但其功能可被高T_3、T_4代偿，可维持正常的状态，无甲亢临床表现，称为甲状腺功能代偿正常型；重者甲状腺功能减退，血中甲状腺激素水平升高而存在甲减临床表现是其突出特征。可见智力差，发育落后，骨骼发育障碍等表现。

选择性SRTH又分为垂体选择性SRTH和外周组织选择性SRTH。

（1）垂体选择性SRTH：垂体对循环甲状腺激素的反馈抑制作用有抵抗力、不敏感，而外周组织反应正常，导致甲状腺激素过量而引起外周毒性作用，发生中枢性甲亢。TSH水平高于正常，无垂体TSH细胞腺瘤的存在。根据TSH对TRH及T_3、T_4反应的不同，垂体选择性SRTH又可分为自主型和部分型。自主型表现为TSH升高，垂体对TRH无明显反应，高水平的T_3、T_4仅轻微抑制TSH分泌，腺体分泌TSH具有高度的自主性，所以称为自主型。本型亦无垂体瘤存在，可有甲状腺肿及甲亢临床表现，但无神经性耳聋等表现。部分型，顾名思义就是腺体未完全不应答，所以临床表现比自主型要轻。可有甲亢表现，TSH升高，垂体对TRH、T_3有反应，但部分反应性被T_3及T_4所抑制。

（2）外周组织选择性SRTH：特点为周围组织对甲状腺激素无反应、不敏感，而垂体多无受累，对甲状腺激素反应正常。临床表现为甲状腺肿大，T_3、T_4和TSH正常，无甲亢表现，却有甲减表现，如心动过缓，水肿、乏力、腹胀及便秘，无聋哑及骨骺变化。此类患者给予较大剂量的甲状腺制剂后病情可获缓解，因为其甲状腺功能及TSH正常，常发生漏诊或误诊，需要注意。相对来讲，垂体选择性SRTH预后较好，而外周组织选择性SRTH则预后较差。

9.新生儿甲亢

主要发生于妊娠期患Graves病妇女所生的婴儿。由于母亲的甲亢未得到妥善治疗，母体的TRAb通过胎盘进入胎儿体内所致。发病率低，不足2%。患儿出生时就有甲亢的表现。由于致新生儿甲亢的TRAb来源于母体，非自身产生，随着时间的延续，TRAb也自行降解，其甲亢症状也将逐渐缓解。所以一般不需要治疗，大多在出生后1~3个月自行缓解。缓解后无复发或后遗症。偶有不能自行缓解者。

10. 药物因素

甲功正常者服用甲状腺激素，或甲减患者过量服用甲状腺激素都会导致甲亢，又称外源性甲亢、药物性甲亢、人工甲亢或伪甲亢。

11. hCG升高

妊娠等原因导致hCG水平升高，可引起甲状腺激素分泌增多，发生甲亢。

🛈 提示

1. 甲亢是一种血液内甲状腺激素增多而导致的高代谢现象，不是一种独立的疾病。所以甲亢的高危人群也很宽泛，但只是相对而言。不必仅因为是高危人群而担心。是否确有问题，还需要靠临床检查进行验证。

2. 对于高危人群具有多项易感因素者，建议定期随访，可每6~12个月进行甲状腺功能、TRAb和甲状腺超声等检查。

3. 导致甲亢的因素很多，由甲状腺腺体本身发生病变引起的甲亢，称为原发性甲亢；所有非甲状腺腺体本身因素作用于甲状腺发生的甲亢，均归类为继发性甲亢。继发性甲亢中因垂体或下丘脑病变导致的甲亢又称为中枢性甲亢。Graves病、自主性高功能性甲状腺腺瘤、毒性多结节性甲状腺肿导致的甲亢，是甲状腺功能亢进，合成、分泌甲状腺激素增加引起的甲亢，称为"真甲亢"或"甲亢性甲状腺毒症"。注意，后一个称谓中"甲亢"二字是"原发性甲亢"的缩略语，是对后面"甲状腺毒症"的界定。炎性甲亢、桥本甲亢、碘甲亢等多是甲状腺被破坏后，甲状腺激素进入血液循环导致的甲亢表现，称为"破坏性甲状腺毒症""假甲亢"或"非甲亢性甲状腺毒症"。同上，其中的"非甲亢"也是指"非原发性甲亢"。人体本身病变导致的甲亢，归类于内源性甲亢；外界因素作用导致的甲亢归类为外源性甲亢。

4.导致甲亢的因素很多，但Graves病是甲亢的最主要原因。所以，有时直接称Graves病所致的甲亢为原发性甲亢，甚至与所有甲亢画等号。只要不特别界定，所谓的"甲亢"或"原发性甲亢"指的都是Graves病所致的甲亢。因此，一旦发生甲亢，首先想到的应该是Graves病。

5.导致甲亢的病因中，由于病程、病情等的不同，有些因素既导致甲亢，也可能导致甲减。如桥本甲状腺炎和继发性甲亢中的外周组织选择性SRTH，就可引起甲减。前者是甲状腺炎症反应对甲状腺组织造成破坏导致的，后者是甲状腺激素的靶器官对甲状腺激素应答不力，导致甲状腺激素无法正常发挥作用造成的。所以，一定不能把甲亢和某种甲状腺疾病画等号，即使是Graves病患者，也并非全部发生甲亢。

6.多结节性甲状腺肿和自主性甲状腺腺瘤导致的甲亢，在发病机制、临床表现、实验室检查等方面具有很高的相似性，有时难以区分。二者的发病可能与TSH受体基因活化性突变有关，部分高功能性腺瘤是因G蛋白基因的活化性突变导致。二者发生甲亢时称为Plummer病。其鉴别主要依靠影像学检查。结节性甲状腺肿一般是多发性的结节，甲状腺腺瘤通常是单发性的肿瘤。另外，甲状腺腺瘤通常有着明显的包膜，与周围组织的分界也比较清楚。而结节性甲状腺肿的结节一般没有包膜，与周围甲状腺组织可以存在融合现象。功能性甲状腺结节与Graves病共存（二者可能同时出现，也可能先后出现）时，称为Marine-Lenhart综合征，也称为结节性Graves病。发病率为0.8%~2.7%，是一种罕见疾病。

二、临床表现

（一）高代谢症候群

乏力，怕热，多汗，皮肤温暖、潮湿，面部皮肤红润，消瘦，低热（多在38℃左右），甲亢危象时可出现40℃以上的高热。

（二）神经系统表现

易激惹，紧张，焦虑，激动，烦躁，失眠，好言多动，注意力不集中。伸舌或双手平举可见细震颤，腱反射活跃。

（三）眼病损害

称为甲状腺相关眼病。分为两种类型：一种为非浸润性，也称单纯性突眼。病因与甲亢所致的交感神经兴奋性增高有关，眼球轻度突出，可见眼裂增宽、瞬目减少等眼征。另一种为浸润性突眼，也就是平常说的Graves眼病，病因与眶后组织的炎症反应有关。多见双眼突出，少数为单侧突眼。眼部可有异物感、胀痛、畏光、流泪、复视、视力下降等症状。查体可见眼睑肿胀，结膜充血水肿，眼球活动受限，上眼睑下落迟缓（"迟落征"），瞬目增多或减少，上眼睑或（和）下眼睑退缩，严重者眼球固定，眼睑闭合不全，角膜外露而形成角膜溃疡、全眼炎，甚至失明。

（四）心血管系统表现

心动过速，收缩压增高，脉压增大，心脏扩大，心尖部第一心音亢进，闻及收缩期或舒张期杂音，以及期前收缩、阵发性或持续性房颤、房室传导阻滞等心律失常。上述甲亢导致的心脏损伤称为甲亢性心脏病。

（五）内分泌系统表现

女性可出现月经量少、闭经或经期提前，经量增多。男性可出现阳痿，偶有乳腺发育。甲亢可致糖代谢紊乱，因为甲状腺激素水平升高，促进小肠对糖的吸收和肝糖原分解为葡萄糖，引起血糖升高。骨代谢转换加速，可引起低骨量或骨质疏松症。

（六）消化系统表现

常表现为食欲亢进，大便次数增多或腹泻，肠鸣音活跃。少数患者可出现恶心、呕吐等症状。发生肝脏损伤时，可有胆红素、转氨酶升高，食欲不振，厌油，腹泻等，也称为甲亢性肝病。

（七）运动系统表现

肌无力，肌萎缩，周期性麻痹等。少数患者可出现进行性肌萎缩。特别严重者可发生肌肉松弛性瘫痪，急性呼吸肌麻痹，甚至危及生命。少数可见手指、足趾肥大变粗，外形呈杵状指。

（八）胫前黏液性水肿

是Graves病的特征性皮肤表现，发生率大约为5%。常见于胫骨前下1/3部位，皮损多为对称性，早期皮肤增厚、变粗、毛囊角化，可见广泛大小不等的红褐色或暗紫色突起不平的斑块或结节，后期皮肤如橘皮或树皮样，可伴继发性感染和色素沉着。

（九）淡漠型甲亢

发病隐匿，多见于老年人，高代谢症状、眼征和甲状腺肿大均不明显。主要表现为神志淡漠，抑郁，头晕，乏力，心悸，食欲减退甚至厌食，腹泻，消瘦。

🧑‍⚕️ 提示

1.甲亢的临床表现就是甲状腺激素增高后过度作用的表现。明确了前文所介绍的甲状腺激素的功能，可以很容易地理解甲亢的临床表现。甲状腺激素分泌过多，机体代谢旺盛，加速了体内供能物质的氧化分解，释放出过多热量。所以呈现多汗，怕热，进食量大。但由于消耗量也大，"入不敷出"，机体动用储备的皮下脂肪，导致消瘦。代谢旺盛，需要的能量增加，必然通过增加心输出量来实现，从而出现心率加快、收缩压升高、脉压增大等现象。除淡漠型甲亢外，用中医学理论进行辨证，甲亢表现为一派阳热征象。

2.甲亢的表现虽然复杂，但真正具有上述表现者，主要是Graves病导致的甲亢，其他原因所致的甲亢大多不发生心脏、眼部病变。

3.上述甲亢的临床表现，大多是典型甲亢的症状和体征。目前，典型患者逐渐减少，所以一定不要完全按照这些标准"按图索骥"，诊断甲亢。否则，会遗漏很多轻症甲亢患者。

4.甲亢的表现复杂，内分泌专业医生大多有自己的诊断经验，如通过细震颤等简单方法发现、了解疾病。一般情况下，对于甲亢，内分泌科医生大都有自己的轮廓性概念，心里有一个虚拟"甲亢形象"，不容易漏诊。

三、并发症与合并症

（一）甲亢危象

也称甲状腺危象。是甲状腺毒症急性加重致多系统损伤的一组综合征。通常发生于未经治疗或治疗不当的Graves病患者中，多由感染、创伤、精神应激、手术、妊娠等因素诱发。典型表现为高热、大汗、烦躁、面部潮红、心动过速、呕吐、腹泻，部分患者可发生心律失常、肺水肿、充血性心力衰竭、黄疸等，病情进一步加重可出现休克、谵妄、昏迷，甚至危及生命，是甲亢病情极度加重、危及患者生命的严重合并症。甲亢危象虽不常见，但一旦发生，病死率很高。除Graves病外，Plummer病偶可引发甲状腺危象。

（二）甲亢性心脏病

是指在甲状腺功能亢进症时，由于甲状腺激素对心脏的直接或间接作用导致心脏扩大、心功能不全、房颤、心绞痛甚至心肌梗死、病态窦房结综合征和心肌病等一系列心血管系统疾病症状和体征，是一种内分泌代谢紊乱性心脏病。

（三）甲状腺眼病

是伴有甲状腺功能异常的浸润性和炎症性眼部疾病，主要发生于Graves病甲亢患者，偶可见于甲功正常患者及甲减患者。

（四）甲亢性肌病

是甲亢时发生神经、肌肉损伤的一种常见合并症。临床上依据其发病特点和病变涉及的部位不同分为急性甲亢性肌病、慢性甲亢性肌病、甲亢伴周期性麻痹、甲亢性眼肌麻痹和甲亢伴重症肌无力等五种，女性居多。急性肌病可表现为数周内出现言语及吞咽困难、发音不准，重者出现呼吸肌麻痹，危及生命。慢性肌病发生于80%的Graves病患者，起病缓慢，以近端肌肉群受累为主，表现为进行性肌无力，登高、抬肩、蹲位起立困难，常有肌肉萎缩。甲亢导致的低钾性周期性麻痹，多发生于20~40岁青年男性。过度运动、寒冷、摄入大量糖类食物、酗酒、使用胰岛素等是常见诱因。典型临床表现为反复发作的四肢对称性弛缓性瘫痪，以下肢瘫痪更为常见。发作可持续数小时至数日。有约1%的Graves病患者可合并重症肌无力，表现为双侧上睑下垂、眼球运动障碍和复视等。

（五）白细胞减少症

甲亢患者白细胞减少见于两种情况，一种是甲亢本身导致的，由于甲亢时末梢血管的扩张，加之甲状腺激素水平升高抑制骨髓造血功能，导致白细胞水平低下；另一种是抗甲亢药物引起白细胞降低。

（六）其他并发症

主要是免疫系统的疾病，如重症肌无力、恶性贫血、白癜风、艾迪生病、1型糖尿病、斑秃、类风湿关节炎、肾小球肾炎、硬皮病、红斑狼疮、干燥综合征、特发性血小板减少性紫癜，等等，临床较为少见。

🧑‍⚕️ 提示

1.由于健康意识和诊疗技术的提高，除白细胞减少外，上述并发症或合并症已很少发生。

2.如果甲亢患者病情突然加重或出现其他复杂现象，则要考虑到并发症或合并症问题。

四、诊断及鉴别诊断

（一）诊断

1.临床表现

具有甲亢的部分或全部临床表现。

2.相关病史

为了正确诊断，需要了解以下情况：

（1）既往史：包括既往有无甲状腺疾病、自身免疫性疾病、垂体和肾上腺疾病、糖尿病、心血管疾病、结核病、肝脏疾病及胃肠道疾病等。

（2）用药史：是否有甲状腺激素、含碘造影剂、胺碘酮或其他含碘药物等应用史。

（3）个人史：碘摄入情况，是否吸烟，发病前是否受过精神刺激或创伤，有无过度疲劳，睡眠、月经及生育状况如何，是否处于妊娠状态等。

（4）家族史：一级亲属是否有自身免疫性甲状腺疾病史。

3.体格检查

Graves病患者甲状腺多呈弥漫性肿大，质地软或坚韧，无压痛，上、下极可触及震颤，闻及血管杂音。甲状腺肿大时，若向后内侧压迫喉与气管，可出现呼吸、吞咽困难及声音嘶哑。向后外方压迫颈交感干时，可出现Horner综合征，即同侧面部潮红、无汗、瞳孔缩小、上睑下垂、眼裂变窄、眼球内陷等。

毒性结节性甲状腺肿患者可触及甲状腺结节性肿大。自主性高功能性甲状腺腺瘤患者可扪及孤立结节。

4. 甲功检查

（1）功能评估指标：典型者 TT_3、TT_4、FT_3、FT_4 升高，TSH降低；不典型者：单纯 FT_3 升高或单纯 FT_4 升高，TSH降低、正常或升高。

（2）甲状腺自身抗体：TRAb、TPOAb、TGAb升高。

5. 其他检查

（1）甲状腺B超：Graves病患者甲状腺彩超显示弥漫性或局灶性回声减低，在回声减低处，血流信号明显增加，呈"火海征"。甲状腺上动脉和腺体内动脉流速增快、阻力减低。自主性高功能性甲状腺腺瘤患者的甲状腺结节体积一般>2.5cm，边缘清楚，结节内血流丰富。毒性多结节性甲状腺肿患者可见多个甲状腺结节。

（2）^{131}I 摄取率：Graves病患者 ^{131}I 摄取率升高、多有高峰前移；Plummer病患者 ^{131}I 摄取率升高或正常；碘甲亢患者 ^{131}I 摄取率正常或降低。

（3）甲状腺核素显像：自主性高功能性甲状腺腺瘤提示为热结节，周围萎缩的甲状腺组织仅部分显影或不显影；毒性多结节性甲状腺肿为多发热结节或冷、热结节。

6. 诊断标准

（1）高代谢症状和体征。

（2）甲状腺肿大。

（3）血清甲状腺激素水平升高，TSH水平降低。

具备以上3项，并除外非甲亢性甲状腺毒症（即"假甲亢"），即可诊断为甲亢。

7. Graves病的诊断

（1）必备条件

1）具有甲亢的典型症状、体征和理化检查结果。

2）甲状腺弥漫性肿大。

（2）辅助条件

1）眼球突出和其他浸润性眼部病变。

2）胫前黏液性水肿。

3）TRAb、TPOAb阳性。

（二）甲亢分级

甲亢并没有明确的轻、中、重度的分级，临床上为了诊疗和预后处理、判断的方便，实际工作中，多根据FT_3、FT_4水平、BMR、临床表现等要素进行分级。

1. 轻度甲亢

症状、体征较轻，心率<100次/分，T_4<258nmol/L，BMR 20%~30%，摄取率4小时>35%、24小时>54%。

2. 中度甲亢

症状、体征明显，精神兴奋，心率100~120次/分，FT_3、FT_4均升高，T_4 258~323nmol/L，BMR 30%~60%，^{131}I摄取率4小时>50%、24小时>65%，可有高峰前移。

3. 重度甲亢

症状、体征非常明显，患者异常兴奋、激动，或出现瘫痪、呼吸困难、下肢水肿等，心率>120次/分，有心律失常，甚至伴有肝功能损害、黄疸，T_4>323nmol/L，BMR 60%以上，^{131}I摄取率4小时>68%、24小时>85%，多伴有高峰前移。

（三）诊断流程

测定甲功三项（FT_3、FT_4、TSH）。

1.如果TSH↓，FT_3↑、FT_4↑，进行TRAb检查。

2.如果TRAb阳性，同时甲状腺弥漫性增大，伴或不伴突眼，诊断为Graves病。

3.如果TRAb阴性，检测TGAb和TPOAb。

4.如果TGAb、TPOAb阳性，则需要鉴别桥本甲状腺炎、无痛性甲状腺炎、产后甲状腺炎等。

5.如果TGAb、TPOAb阴性，则需要进一步鉴别：①如果为甲状腺单结节，甲状腺核素显像为热结节，诊断为自主性高功能性甲状腺腺瘤；②如果为多结节性甲状腺肿，甲状腺核素显像为热结节或冷热结节，诊断为毒性多结节性甲状腺肿；③如果伴有发热、颈部疼痛、血沉加快等表现，诊断为亚急性甲状腺炎。

6.测定甲功三项，如果TSH↑或正常，FT_3↑，FT_4↑，考虑为中枢性甲亢。

7.甲功三项中TSH↓，只有FT_3↑，FT_4正常，考虑为T_3型甲亢。

8.甲功三项中，TSH↓，只有FT_4↑，FT_3正常，考虑为T_4型甲亢。

9.T_3型甲亢或T_4型甲亢，绝大多数是"真甲亢"，按照第3、4、5、6条进行鉴别诊断，寻找病因。

10.对于特殊病例，上述检查仍无法确诊时，可在^{131}I摄取率试验的基础上加做甲状腺激素抑制试验、TRH兴奋试验等项目。甲状腺激素抑制试验表现为不受抑制，或TRH兴奋试验表现为无反应，都提示Graves病的诊断。

11.对于FT_3、FT_4和TSH表现不相符的情况，可参照第四章甲状腺相关检查的内容进行判断。

（四）鉴别诊断

1.Graves病和炎性甲亢的鉴别

虽然许多人将Graves病和"真甲亢"画等号，但是"真甲亢"

除见于Graves病外，还应包括毒性结节性甲状腺肿、自主性高功能性甲状腺腺瘤等所致甲亢，即Plummer病。炎性甲亢导致的甲状腺毒症则属于"假甲亢"。另外，"假甲亢"还可见于甲减患者替代治疗时服用甲状腺激素过量，以及SRTH。后者也可表现为血中甲状腺激素水平升高，一般不发生明显的甲亢临床表现，且为少见病。

Graves病和炎性甲亢可以从以下方面进行鉴别：

（1）临床表现：Graves病一般发病迅速，症状较重，病程较长，可达数年，容易合并甲状腺相关眼病；炎性甲亢起病多缓慢，症状较轻，甚至缺如，一般不合并甲状腺相关眼病，病程多呈一过性，部分患者可伴发热、颈部疼痛等症状。

（2）理化检查：前者FT_3、FT_4呈持续性显著升高，TSH降低，TRAb一般呈阳性，甲状腺^{131}I摄取率升高，甲状腺核素扫描可见放射性浓集或热结节；后者FT_3、FT_4呈一过性轻度升高，TSH多正常甚至升高，TRAb一般为阴性，甲状腺^{131}I摄取率明显降低，甲状腺核素扫描呈放射性稀疏表现。

2. Graves病与桥本甲状腺炎甲亢的鉴别

（1）临床表现：前者是"真甲亢"，甲亢表现突出，时间较长，可有甲状腺相关性眼病表现；后者是"假甲亢"，甲亢表现较轻，甲亢持续时间短，大多数转为甲减，一般没有甲状腺相关性眼病表现。

（2）相关抗体

1）TRAb：前者明显升高，高达98%以上的Graves病患者TRAb强阳性；后者约10%存在TRAb，且较前者滴度低。

2）TPOAb：二者都可以出现阳性，但与TRAb相反，后者明显高于前者。

（3）超声检查：前者表现为对称性弥漫性组织增大，血流较为丰富，可有"火海征"，通常不伴有甲状腺结节的形成；后者呈弥漫性偏低回声，或有条索状回声，形成"网格状"，常出现甲状腺结节。

3.妊娠期Graves病与妊娠期一过性甲状腺毒症的鉴别

妊娠期甲亢以Graves病最为常见，需要和妊娠期一过性甲状腺毒症相鉴别。前者具备Graves病的特征；后者只发生于妊娠早期，常伴妊娠剧吐，无甲状腺肿，无突眼，$FT_4\uparrow$，$TSH\downarrow$，TRAb阴性，一般不需要药物治疗，孕14~18周甲功可自行恢复。

另外，由于TRAb能够通过胎盘，可能引起新生儿一过性甲亢（非持续性，可自行缓解），患有Graves病甲亢的孕妇，检查TRAb有助于预测新生儿甲功。

（五）与其他疾病的鉴别诊断

1.单纯性甲状腺肿

有甲状腺肿大，有时^{131}I摄取率偏高，但T_3抑制试验大多可以抑制。没有典型的甲状腺毒症的症状、体征，也没有甲亢的其他理化检查特征。

2.精神神经症

包括神经衰弱、强迫症、焦虑症、恐怖症、躯体形式障碍等。部分可出现焦虑、激动、心率加快、多食、消瘦、怕热等类似甲亢表现，但无甲亢的体征和其他甲功异常结果支持。

3.糖尿病

部分糖尿病患者，特别是1型糖尿病患者可存在多食、多尿、多饮、消瘦等表现，但相对甲亢表现而言，一是多局限于1型或部分特殊类型糖尿病的早期；二是无或较少见甲亢的兴奋症状和胫前黏液性水肿、甲状腺相关性眼病等表现；三是甲亢多发生于青壮年女性，而糖尿病通常没有年龄、性别的差异，可能发生在各个年龄段的男性与女性中，只是少年儿童多为1型糖尿病，成年人多为2型糖尿病；四是糖尿病是血糖、糖化血红蛋白升高，而甲亢则是

FT_3、FT_4升高，TSH降低。

4.结核病

可有发热、多汗、心动过速、消瘦、乏力等类似甲亢表现。结核病是由结核杆菌感染而发病，可通过X线检查发现结节，或体液涂片检查、结核菌素试验、淋巴细胞培养+γ干扰素释放试验、结核杆菌基因检测（PCR）等寻找结核杆菌。临床一般多见低热、血沉加快。甲功检测正常。

5.风湿病

风湿病是一大类疾病的总称。部分可有发热、多汗、心动过速、消瘦等类似甲亢的高代谢症状。高达70%~80%的患者有关节受累的表现。无甲功异常。

6.嗜铬细胞瘤

可有发热、消瘦、心悸、出汗等高代谢症状，但以血压增高及其伴随症状为主要和突出表现，甲状腺不大，功能正常。肾上腺影像学检查可明确诊断。

👨‍⚕️ 提示

1.目前，甲亢诊断和鉴别诊断的难点在于典型症状、体征不突出，部分患者表现为单一首发突出症状，如房颤、腹泻、低钾性周期性麻痹等，需要根据临床表现的蛛丝马迹寻根溯源。

注意寻找甲亢的临床规律。"真甲亢"都是由甲状腺激素合成、分泌增多导致的。无非就是Graves病和Plummer病。前者是甲状腺本身出现了问题，后者是多结节性甲状腺肿和甲状腺腺瘤产生了甲状腺激素。另外还有其他甲状腺疾病合并了Graves病，这种情况较为复杂，但临床很少见。TRAb的检测对诊断Graves病非常重要。同时也要注意，并非所有Graves病患者TRAb都是阳性，如果临床符合而且排除了其他的甲亢病因，即便TRAb阴性，Graves病甲亢的诊断也可成立。

2.无论是"真甲亢"，还是"假甲亢"，均可表现为循环FT_3、

FT_4升高，TSH降低，都有甲亢样的高代谢症状和交感神经兴奋表现，如心慌、出汗、多食、乏力、烦躁、失眠，等等。这些只说明患者存在"甲状腺毒症"，至于是"真甲亢"还是"假甲亢"，则要根据Graves病和炎性甲亢的不同特点进行鉴别，不可轻率地直接按照"真甲亢"诊断、治疗。虽然导致真、假甲亢的因素很多，但一定记住Graves病是"真甲亢"的主角，桥本甲状腺炎是"假甲亢"的主角。

3.如果甲功三项中甲状腺激素和TSH结果不符，特别是FT_3、FT_4升高，TSH不降低，要考虑中枢性甲亢。

4.部分老年甲亢患者表现多不典型，常无多食、亢奋等症状，而是表现为淡漠、厌食、消瘦、心律失常、心力衰竭等，容易被误诊为恶性肿瘤、心脏疾病甚至精神心理疾病，需要仔细鉴别。

5.甲亢需要与糖尿病相鉴别，也要注意甲亢合并糖尿病的存在，这种情况并不罕见。甲亢患者胃排空增强，胃肠道对葡萄糖吸收增加，空腹和餐后胰岛素及血糖水平异常升高。同时高甲状腺激素血症导致肝糖原输出显著增加，可超过利用水平。上述因素都会导致患者血糖升高，刺激胰岛素水平升高，出现胰岛素抵抗，发生或加重糖尿病。两种内分泌代谢性疾病叠加，增加了诊疗的难度，特别是血糖的脆性，临床要重视。

五、治疗

甲亢的临床治疗，首先要区分是哪种类型的甲亢。如果把"假甲亢"当成"真甲亢"治疗，不仅会给患者增加不必要的医疗负担和药物副作用，而且极有可能发生"医源性甲减"。将"桥本甲亢"误作"Graves病甲亢"而行甲状腺手术的例子也不鲜见。中枢性甲减按照"真甲亢"治疗，则会导致失治误治、延误治疗。当然，甲亢患者中"真甲亢"占绝大多数，而其中又以Graves病为主，这是必须牢记的。具体治疗见以下各节。

第二节　Graves病甲亢

一、一般治疗

1.低碘饮食。

2.补充足够热量和营养，包括蛋白质、B族维生素等。戒烟，少饮浓茶、咖啡、酒精等刺激性饮料。出汗多者，保证水分摄入。

3.适当休息，避免情绪激动、感染、过度劳累等，烦躁不安或失眠较重者可予苯二氮卓类镇静剂。

二、抗甲状腺药物

抗甲状腺药物（antithyroid drug, ATD）是目前主要的治疗方法。

（一）适应证

（1）轻、中度甲亢。

（2）甲状腺轻、中度肿大。

（3）孕妇、高龄或由于其他严重疾病不适宜手术者。

（4）手术前和[131]I治疗前的准备。减少甲状腺手术合并症及甲状腺危象的发生。

（5）手术后复发且不适宜[131]I治疗者。

（6）中至重度活动的甲亢突眼患者。

（二）禁忌证

（1）白细胞降低，外周血白细胞计数 $<3.0 \times 10^9$/L。

（2）对该类药物有过敏反应，以及其他不良反应者。

（三）硫脲类抗甲状腺药物

硫脲类药物是最主要的抗甲状腺药物，主要包括咪唑类和硫氧嘧啶类。前者的代表药物是甲巯咪唑（MMI），又称他巴唑。另外还有卡比马唑（CMZ），又称甲亢平。后者的代表药物是丙硫氧嘧啶（PTU），也称丙基硫氧嘧啶。另外，还有甲硫氧嘧啶（MTU），也称甲基硫氧嘧啶。卡比马唑和甲巯咪唑的作用机制和副作用相似。但卡比马唑是甲巯咪唑的衍生物，在体内转化成甲巯咪唑后才发挥作用，10mg的卡比马唑大约转化6mg的甲巯咪唑，所以作用缓慢且较弱，因而临床上更多地使用甲巯咪唑。甲硫氧嘧啶与丙硫氧嘧啶的作用机制和副作用也相似，相比而言，甲硫氧嘧啶副作用更多，故使用较少。这就是目前甲巯咪唑和丙硫氧嘧啶成为抗甲状腺药物两大主角的原因。

1.作用机制

硫脲类药物的作用机制主要是抑制甲状腺合成甲状腺激素所需的酶，从而减少甲状腺激素的产生。

（1）抑制甲状腺激素的合成：通过抑制甲状腺过氧化物酶（TPO），进而抑制酪氨酸的碘化及偶联。TPO是合成甲状腺激素不可或缺的关键酶，使用硫脲类药物之后，可阻止甲状腺合成新的甲状腺激素，从而降低体内甲状腺激素水平。可见，硫脲类药物阻断的是"新甲状腺激素"的合成，对用药前已经合成的甲状腺激素及其释放没有抑制作用。而甲状腺激素是可以预先合成并在滤泡腔内大量储存并释放的。因此，硫脲类药物的治疗效应要等到"旧甲状腺激素"被消耗完才能显现，这个过程一般需要2~3周，恢复基础代谢率需1~2个月。

（2）抑制外周组织的T_4转化为生物活性较强的T_3：绝大多数硫脲类药物只有前述作用机制，但PTU还可以通过抑制5′-脱碘酶活性而减少外周组织中T_4向T_3的转化，进一步加强抗甲状腺作用，对于甲状腺危象的治疗具有重要意义。

（3）减少甲状腺刺激性免疫球蛋白：Graves病是自身免疫性疾病，通过产生TRAb促进甲状腺合成、分泌甲状腺激素，而硫脲类药物可以降低血液循环中甲状腺刺激性免疫球蛋白的水平，具有一定的病因治疗效果。

2.不良反应

（1）过敏反应：皮肤瘙痒、药疹，少数伴有发热。

（2）消化道反应：厌食、呕吐、腹痛、腹泻等。

（3）白细胞减少：包括白细胞减少和粒细胞缺乏症。前者外周血白细胞总数 $<4.0 \times 10^9/L$。硫脲类药物可以引起白细胞减少，尤其是起始剂量较大时，一般在用药后2~4周出现。后者白细胞总数 $<2.0 \times 10^9/L$，中性粒细胞百分比常在0.05%~0.1%以下，严重者中性粒细胞完全消失。这种情况虽然少见，但一旦发生，有生命危险。

（4）甲状腺肿及甲状腺功能减退：抗甲状腺药物治疗后血液中的甲状腺激素水平降低，在反馈系统调节下，刺激TSH分泌增加，可引起甲状腺代偿性增大。所以要定期检查甲功，根据甲状腺激素水平，及时减少抗甲状腺药物用量，有时也可能会加服少量甲状腺素片，以防甲功下降引起甲状腺肿大。

（5）肝脏损害：PTU引起的药物性肝炎发生率为2.7%，明显高于MMI的0.4%。另外，PTU可导致爆发性肝坏死。PTU相关肝毒性通常发生于开始药物治疗后的90日内，前30天是高峰，与剂量无关。MMI引起的肝脏疾病通常为胆汁淤积性肝功能障碍，肝细胞炎症较少，急性肝坏死罕见。

（6）血管炎：PTU引起的血管炎比MMI多见。患者可能出现发热、关节痛、皮肤受累，还有可能出现器官衰竭，主要涉及肾和肺。

（7）妊娠不良反应：妊娠早期使用咪唑类药物，约1/30的婴儿发生出生缺陷，且较严重。所以，咪唑类药物禁用于孕早期。PTU也可导致约1/40的出生缺陷，但多不严重。

（8）其他不良反应：头痛、肌肉酸痛、关节肿胀、淋巴结肿大、再生障碍性贫血等。MMI还可引起胰岛素自身免疫综合征，导致低血糖的发生。

3.药物选择

MMI和PTU相比，前者的优点是疗效更好，副作用更小，半衰期和作用时间更长，可每日一次服用；后者的优点是作用更快，对妊娠早期胎儿影响较小。由此决定了选择原则：除严重病例、甲状腺危象、妊娠早期或对MMI过敏者首选PTU治疗外，其他情况下MMI应列为首选药物。

4.使用方法

使用ATD治疗Graves病，疗程一般为1.5~2年，甚至更长。

ATD治疗有两种用药方案：一种是减量法，又称滴定法；另一种是阻断–替代法，又称联合治疗法。减量法一般只使用一种ATD，根据病情好转情况，逐渐减少ATD的剂量至最低有效剂量；阻断–替代法是采用足量ATD进行治疗，病情缓解后，不减少ATD用量，而是联合使用左甲状腺素，所以称为联合治疗。

为什么会有既使用抗甲状腺药物又使用甲状腺素的矛盾方法？一是能够更好地稳定甲状腺功能。维持开始阶段ATD的大剂量，能有效阻断甲状腺激素的合成和分泌。联合使用左甲状腺素后，又能够避免甲减的发生。二是减少甲状腺的进一步增大和突眼的发生。部分患者经ATD治疗后，甲状腺肿胀更明显，甚至因为颈围增粗而加重局部压迫，加剧突眼。分析原因，是由于抗甲状腺治疗后，甲状腺激素合成、分泌减少，对垂体的负反馈作用减弱，导致TSH分泌增加，刺激甲状腺代偿性增生。同时TRAb持续高水平，眼周部位抗原抗体反应导致局部水肿加重。为避免这种现象的发生，治疗时加用左甲状腺素，20~60mg/d，分1~2次服用，以抑制TSH分泌，减轻上述症状。三是部分研究发现，加用左甲状腺素，可以减少TRAb的生成，有助于甲亢的缓解，并降低复发率。

但是，新的荟萃分析显示，阻断–替代法因长期大剂量用药，药物的不良反应更明显，而且因服用繁琐，导致依从性降低，停药率更高。因此，减量法是推荐的一线疗法。一般情况下，不推荐采用阻断–替代法，仅对于在治疗过程中出现甲状腺进一步肿大，或突眼加重，以及发生甲减、需要干预的患者采取联合治疗。

减量法具体操作方法如下。

（1）起始阶段（1~3个月）：选择MMI者，起始量参考FT_4水平及临床症状、甲状腺体积来确定。如果FT_4是正常上限的1~1.5倍，甲亢症状较轻，甲状腺体积增大不明显，起始给予5~10mg/d；FT_4是正常上限1.5~2倍，甲亢症状明显，甲状腺体积较大者，给予10~20mg/d；FT_4是正常上限2~3倍，甲亢症状较重，甲状腺体积明显增大者，给予30~40mg/d。一天一次，也可分次服用。选择PTU者，起始剂量为300mg/d，视病情轻重在150~400mg/d之间进行调整，最大量600mg/d。因为PTU半衰期短，需每6~8小时给药一次。

用药后需要等待甲状腺存储的甲状腺激素消耗，一般在服药2~3周后临床症状减轻，4~6周后代谢状态可以恢复正常，因此在用药4周后复查甲功以评估治疗效果。之后每2~4周进行一次甲功检查。注意初始检查甲功，主要看FT_3、FT_4，因为TSH的变化滞后于甲状腺激素水平4~6周。

有学者观察，MMI从10~15mg/d的较小剂量开始应用，其疗效和常规组比较无显著差异，而不良反应减少。对于轻症患者可以评估后采用小剂量方案。

治疗开始前要进行血常规和肝功能检查。由于Graves病本身即可引起白细胞减少，如果治疗前白细胞计数持续$<3.0 \times 10^9$/L，则不宜开始ATD治疗，应考虑其他治疗措施。采用ATD治疗的患者白细胞减少的概率约0.3%，多发生于初治1~3个月内。治疗前无白细

胞降低的患者，治疗初期应每1~2周检查一次血常规。如在用药后白细胞出现逐步下降趋势，一般<3.0×10⁹/L，应终止用药。用药期间如出现咽痛、发热等症状，应警惕粒细胞缺乏症的发生，重者可危及生命。如在使用MMI或PTU过程中出现粒细胞缺乏症或其他严重不良反应，不建议更换另一种ATD，因为两种药物的不良反应风险可能存在交叉。

开始ATD治疗后每2~4周检测肝功能，如果治疗前存在肝功能受损情况，应慎用ATD治疗。应用ATD后发生肝功能异常或原有肝功能异常持续加重，应考虑为ATD的不良反应。如转氨酶持续上升或超过正常上限3倍，需考虑停药。使用PTU者，可尝试改为MMI，因为后者引起肝细胞损伤极为少见，主要为胆汁淤积症。

（2）减量阶段（1~3个月）：甲亢症状逐渐减轻，心率降至80次/分左右，甲状腺激素水平接近正常时，维持原药量1~2周后开始减量，每2~4周减一次。MMI每天减5mg，PTU每天减50mg。注意不宜减量过快，尽量维持甲状腺功能的正常和稳定。如果减量后病情有反复，则需要重新增加剂量并维持一段时间。减量阶段应根据以往检测结果决定随访检测的频率，一般每1~2个月查一次白细胞和肝功能，每2~4周检测一次甲功。控制期和减量期相加约为半年。

（3）维持阶段（1~2年）：MMI维持量5~10mg/d，最好减至5mg/d；PTU维持量50~100mg/d，最好减至50mg/d。为了平稳过渡，停药前药量可再减半。维持期间，MMI一天给药一次，PTU也可以一天给药1~2次。

维持阶段每1~2个月查一次白细胞和肝功能。如果在控制期和减量期没有出现白细胞的降低和肝功能的损伤，维持期可以降低检测频率，甚至不进行检查。但是，维持期建议每2个月查甲功和TRAb，以确定停药时间。如果甲功正常，但TRAb持续阳性，或者滴度特别高，则需要降低减药的幅度和频率。如果TRAb始终阳性，应尽可能延长维持时间，避免出现甲亢的复发。有的患者不理解，为什么甲功正常后，还要维持用药呢？就是因为Graves病是一种自身免疫性疾病，如果TRAb不能转阴，说明甲亢未完全缓解，复发的可能性较大，故需维持用药。

5.停药

ATD总疗程一般为1~2年。甲状腺功能正常、疗程足够、TRAb阴性是停药指征。停药后建议随访初期每个月复查甲状腺功能，每3个月复查TRAb。如病情稳定，则可将随访间隔逐步延长至3~12个月。

一般情况下，2年的疗程足够。虽然12个月以内的短疗程治疗可能增加复发的风险，但是没有证据证明超过24个月以上的更长疗程会明显降低复发的风险。TRAb持续阳性，不转阴的患者，如果存在ATD不良反应，或者应用糖皮质激素治疗促使TRAb转阴者，不建议无限期地延长用药时间。对于ADT不良反应轻微或不存在，TRAb持续阳性，且拒绝手术、^{131}I放射治疗等破坏性措施的患者，可以延长疗程，甚至终身服药。

6.甲亢缓解和复发

（1）甲亢缓解：停药1年，仍能维持甲状腺功能正常者为缓解，缓解后不容易复发。一般情况下，病情为轻、中度，甲状腺肿胀不显著，TRAb转阴，小剂量ATD即能长期维持正常甲功的患者，缓解率高，复发率低。

（2）甲亢复发：ATD停药后甲亢复发率平均约为50%，高复发率是ATD治疗的突出缺点。甲亢病情严重，甲状腺明显肿大，高T_3、T_4比值，TSH持续抑制，TRAb基线水平高者，属于复发的重点人群。复发一般发生在停药后的第1年，特别是前6个月内，4~5年后很少见复发。当然，这也不是绝对的。适应证选择恰当、治疗合理、疗程足够、管理良好等也是降低复发率的重要因素。患者应避免吸烟、高碘饮食，劳逸结合，情绪稳定等。

关于甲亢复发后的治疗，可以再次启动ATD治疗，也可采用

^{131}I放射治疗或手术等方法。重新启动ATD治疗时，遵循的原则与开始治疗时相同。

三、β受体阻滞剂

（一）作用机制

β受体阻滞剂不属于抗甲状腺药物，但能通过阻断靶器官交感神经肾上腺素受体的活性，达到抑制儿茶酚胺升高的效果，改善烦躁、怕热、多汗、心动过速、肌肉震颤等甲亢症状。同时，其能抑制外周组织中的T_4转化为T_3，抑制甲亢病情。研究显示，大剂量盐酸普萘洛尔（>160mg/d）可抑制5′–脱碘酶，从而使血清T_3浓度缓慢降低30%左右。这种作用十分缓慢，需要7~10日。相对ATD来讲，这一作用对甲亢治疗的贡献较小。并且，考虑到大剂量使用的不良反应，需谨慎追求这一作用。阿替洛尔、阿普洛尔和美托洛尔同样可以轻度降低血清T_3浓度，而未发现索他洛尔和纳多洛尔具有这一作用。另外，β受体阻滞剂还能阻断甲状腺激素对心肌的直接作用，具有保护心脏的效应。相较于ATD、手术和^{131}I放射治疗，β受体阻滞剂是一种辅助措施，但却是重要的辅助治疗。相比于单用ATD的患者，联合应用β受体阻滞剂的患者在短期内（4周）心率下降更显著，且疲劳、呼吸急促和躯体功能的改善也更明显。

（二）适应证

（1）甲状腺激素水平很高的患者，特别是老年患者和初诊患者。

（2）心率>90次/分。

（3）甲亢合并心血管疾病。

（4）甲亢同时伴有β受体功能亢进。

（5）甲状腺危象。

（6）甲状腺手术的术前准备。

（三）禁忌证

（1）支气管哮喘或喘息性支气管炎患者。

（2）心脏传导阻滞。

（3）严重心动过缓。

（4）低血压者。

（四）用法

首选β_1、β_2受体阻滞剂盐酸普萘洛尔（心得安），10~40mg/d，每6~8小时口服1次。注意对于支气管哮喘或喘息性支气管炎患者，禁用心得安，可使用对呼吸道影响较小的选择性β_1受体阻滞剂，如酒石酸美托洛尔，每日2~3次，每次25~50mg。

四、^{131}I放射治疗

甲亢^{131}I放射治疗，有的人感觉很神秘，其实比较简单。感觉神秘，是因为它属于一种放射性疗法，通常要在核医学科进行，治疗期间要进行隔离。隔离的目的是防止放射性^{131}I中的γ射线，而非β射线的伤害。前者有一定的危害性，后者进入甲状腺内起治疗作用。说它简单是指治疗过程简单。因为现在使用的^{131}I，一般是碘化钠，口服即可。

（一）作用机制

^{131}I进入人体后，大部分蓄积在甲状腺内，其在衰变过程中释放出β射线，具有较强的电离辐射能力，释放的能量可以使部分甲状腺滤泡细胞变性、坏死，甲状腺激素合成和分泌减少，甲状腺体积也随之缩小，由此达到治疗甲亢的目的。

（二）优缺点

1.优点

^{131}I产生的射线在甲状腺内的射程仅2mm，故不会对机体造成

其他危害。这一疗法还具有简单、方便、无创、不良反应少、治疗效果较好、复发率低、适用人群广等许多优点。相对于ATD治疗，^{131}I放射治疗一次性服药、不良反应少、复发率低的优点尤为突出。其疗效与手术治疗相似，又被喻为"不流血的手术"。

2.缺点

短期可由于甲状腺破坏，甲状腺激素进入血液，导致一过性的甲亢症状加重，甚至突眼加重，严重者可引起甲亢危象，需要内分泌科医生进行相应处理。另外，可发生一过性放射性甲状腺炎，导致甲状腺部位疼痛，一般7~10天可自行缓解。长期的副作用主要是甲减。即^{131}I给药量过多，导致甲状腺组织破坏过度，引发甲减。这种甲减有的是一过性甲减，有的则是永久性甲减，界定值大约是在半年。如果在3~6个月内甲功恢复，一般是前者；如果超过半年仍未恢复，一般会成为永久性甲减。甲亢患者在使用^{131}I进行治疗的1年以内，有20%左右会发生甲减。此后，发生甲减的人数会以每年2%~3%的幅度增加。

（三）适应证

（1）甲状腺肿大Ⅱ度以上。

（2）对ATD过敏。

（3）ATD治疗或者手术治疗后复发。

（4）甲亢合并心脏病。

（5）甲亢伴白细胞减少、血小板减少或全血细胞减少。

（6）甲亢合并肝、肾等脏器功能损害。

（7）拒绝手术治疗或有手术禁忌证。

（8）浸润性突眼。对于甲亢眼病的患者要注意一点，放射性碘治疗后可发生一过性加重，所以有专家推荐放射性碘与糖皮质激素联合治疗，预防这种现象的发生。

（四）禁忌证

妊娠和哺乳期妇女，是放射性碘治疗的绝对禁忌证。胎儿甲状腺组织在妊娠10~12周出现，之后胎儿甲状腺就会吸收放射性碘，所以会遭到放射性碘的破坏，导致新生儿呆小病或发育异常。所有育龄妇女在接受放射性碘治疗前都必须做妊娠试验。为了限制乳腺组织的辐射暴露，哺乳期结束前不进行^{131}I放射治疗，通常在断奶后6周开始治疗。

（五）治疗前的准备

1.病情评估

包括病史采集，体格检查，检测血、尿常规及肝、肾功能，行心电图检查，测定吸碘率，有眼病者进行眼病评估。通过评估，确定是否适合进行^{131}I放射治疗。适合者要根据甲亢程度，确定治疗的放射剂量。

2.患教

治疗前，医生要向患者详细介绍治疗的注意事项，签署知情同意书。嘱患者避免外源性碘干扰，停用或调整抗甲状腺药物，低碘饮食。治疗前后1个月避免服用含碘的药物和食物。服用^{131}I前应至少禁食2小时。

3.使用ATD，或加用β受体阻滞剂

目的是将甲亢症状和体征进行有效控制，避免发生房颤或一过性的病情加重，甚至发生甲状腺危象。有报道，放射性碘治疗前应用ATD，还可以降低复发率。但是，由于ATD具有降低摄碘效率的作用，故会降低^{131}I放射治疗的效果。在放射性碘治疗前既要使用，又要及时停用ATD，一般认为停药的最佳时间是治疗前2~3天。

（六）治疗方法

目前一般采用单次剂量顿服给药法，也就是将碘化钠或碘化钾

口服液一次服完即可。

（七）服药后注意事项

（1）服药2小时后方可进食。

（2）服药后24h内避免咳嗽，以减少^{131}I的丢失。

（3）服药后适量饮水，2~3日内饮水2000~3000ml/d，以增加排尿。

（4）嘱患者注意休息，避免感染、劳累和精神刺激。

（5）服药后7天内避免揉压甲状腺。

（6）患者需在医院特殊病房隔离48~72小时，大约经过1周的时间才能出院。

（7）患者的排泄物、衣服、被褥及用具等需单独存放，待放射作用消失后再做清洁处理。^{131}I的半衰期为8.3天，经过8天后，其放射性会减少一半。此时人体内的放射性相对较低，不会对他人造成太大影响。

（8）服用^{131}I后，其治疗效果通常会在3周后出现，为避免影响其吸收，在此期间应避免使用碘剂。

（9）通常在治疗后3~7天重新开始ATD治疗，以避免放射性碘治疗起效前甲亢加重。

（10）服药后至少避孕半年以上。

（八）监测和预后

（1）一般治疗后4~8周复诊，之后6个月内每4~6周复查甲状腺功能，以尽早发现甲减并予以治疗。病情稳定后随访间隔可逐渐延长至6~12个月。

（2）大部分患者在治疗后6~18周疗效充分显现。服药3~4个月后，约60%以上患者甲功恢复至正常。对于治疗3~6个月后甲亢未缓解的患者，可再次行^{131}I放射治疗。

五、手术治疗

甲亢手术治疗指的是将甲状腺部分或全部切除，通过减少或清除产生甲状腺激素的物理基础，达到治疗甲亢的作用

（一）优点

（1）疗效确切，见效快。

（2）治愈率高，复发率低。

（3）死亡率低。

（4）不同于药物治疗及放射性碘治疗可能带来除甲减以外的副作用。

（二）缺点

（1）有创性治疗，患者依从性低。

（2）术中有出血风险，术后可留下瘢痕，影响美观。

（3）手术时可能会损伤喉上神经、喉返神经，导致呛咳、声音嘶哑、失声等现象发生。

（4）甲状腺与甲状旁腺相邻，有误伤甲状旁腺的可能，导致甲状旁腺功能减退症，引起钙、磷代谢失衡。

（5）甲减。甲状腺全切除术后患者全部发生甲减，次全切除术后甲减发生率为25.6%。这是手术治疗的主要缺点。

（三）适应证

（1）甲状腺肿大显著（>80g），有压迫症状。

（2）中、重度甲亢，长期服药无效，或停药复发，或不能坚持服药者。

（3）胸骨后甲状腺肿。

（4）细针穿刺细胞学检查证实甲状腺癌或者怀疑恶变。

（5）ATD治疗无效或者过敏的妊娠期甲亢患者。由于孕早期手

术极易导致流产，而孕晚期手术又会引起早产，因此手术需要在孕中期（4~6个月）实施。

（6）患者TRAb高滴度，计划在两年内怀孕者，应当选择甲状腺手术切除。因为应用^{131}I治疗后，TRAb保持高滴度，可持续数月之久，影响胎儿的发育。

（四）禁忌证

（1）合并较重心、肝、肾疾病，不能耐受手术者。

（2）孕早期（1~3个月）和孕晚期（7~9个月）。

（五）术前准备

1.硫脲类药物

应用ATD控制患者的代谢状态，手术前甲状腺功能应接近正常（TSH不作要求），静息心率应该控制在90次/分以下，从而降低手术风险。术前2天停用ATD，也有专家建议使用至手术当天。

2.β受体阻滞剂

对于单纯ATD治疗心率不达标，或交感神经兴奋性强的患者，使用β受体阻滞剂，常用普萘洛尔。

3.碘剂

手术前2周，加用碘剂，每天3次，每次3~5滴，第4~5天增加至每次10滴，每天3次，连续应用2周。

使用碘剂是为了让其发挥Wolff-Chaikoff效应。大量碘剂突然进入体内，会让甲状腺的摄碘能力下降，甲状腺激素合成减少。同时缓解甲状腺过度充血状态，抑制滤泡细胞的膨胀，使甲状腺腺体变得坚固致密，体积缩小，便于手术操作，还能减少术中、术后出血概率。另外，使用碘剂的另一个重要作用是预防手术过程中甲状腺危象的发生。甲状腺手术时大量甲状腺激素进入血液，可导致甲状腺危象。服用碘剂后，可以使甲状腺内的甲状腺激素"固定"在甲状腺内，避免其在短期大量释放入血。碘剂通常是指鲁氏碘液，主要为碘化钠或者碘化钾。

4.低碘饮食

无论是在术前，还是在术后，患者都要注意低碘饮食，以免加重病情。这和术前使用碘剂并不矛盾。

（六）术式及术后处理

甲亢手术通常采用甲状腺次全切的方式，一般情况下两侧各留2~3g的甲状腺组织。但是，出于对手术便利性和可操作性的考虑，许多医生选择甲状腺全切方式。术后立即停用ATD，根据患者情况停用或逐渐减少β受体阻滞剂的使用量。术后1~2个月检测甲功，稳定后每年检测一次。

六、热消融

对于Graves病的治疗，以药物、放射性碘和甲状腺切除手术三大治疗手段为主。三种方法各有利弊，单一治疗手段有时难以满足患者的个体化需求，因此，甲状腺热消融术应运而生。2022年，中国医师协会多个分会、中国临床肿瘤学会和中国抗癌协会组织专家共同制定了《原发性甲状腺功能亢进症热消融治疗专家共识及操作规范（2022年版）》（以下简称《共识》），促进了这一疗法的运用和发展。

热消融术是利用热效应使病变组织凝固、坏死或汽化、炭化而达到消融灭活目的的一种技术。甲亢消融术通过破坏甲状腺组织来减少甲状腺激素合成、分泌的基础，从而治疗甲亢。和传统手术、放射性碘治疗有相似之处。目前，微波消融治疗原发性甲亢的中短期（6~48个月）随访结果显示，治疗效果良好。

（一）优点

（1）创伤小：射频消融术是一种微创治疗方法，方法简单，创伤小，患者痛苦少。

（2）安全性高：不需要全身麻醉，安全性高，术后并发症少，恢复快。

（3）效果好：消融针穿刺到甲状腺，直接破坏甲状腺组织，治疗效果好。

（4）无瘢痕形成：不开刀，不留瘢痕，不影响美观。

（5）部分消融，发生甲减的概率低。

（二）缺点

（1）和传统手术一样，可能出现喉返神经、甲状旁腺等的损伤。

（2）与ATD治疗相比，治疗后可能出现局部疼痛，但一般较轻。

（3）复发率比放射性碘和传统手术治疗高。

（三）适应证

（1）经内科规范治疗效果不佳及复发者。

（2）对ATD产生严重不良反应或过敏者。

（3）不宜行 ^{131}I 治疗，或治疗效果不佳、治疗后复发者。

（4）拒绝手术治疗者。

（5）患者希望行消融手术治疗缩短疗程，迅速改善甲亢症状。包括轻、中、重度的患者。

（6）中到重度活动性Graves眼病患者。

（四）禁忌证

（1）全身情况差，如伴有严重心、肝、肾等器质性病变，或合并恶性疾病终末期等消耗性疾病。

（2）妊娠早、晚期（和传统手术治疗一样，可以选择在妊娠中期进行）。

（3）胸骨后甲状腺或甲状腺腺体大部分在胸骨后方（相对禁忌，可考虑分次消融治疗）。

（4）喉镜检查有一侧声带功能不全。

（5）严重凝血功能障碍。

（6）合并恶性突眼，术后有可能加重的患者。

（7）青少年患者。虽然《共识》认为青少年患者不适合射频消融治疗，但对于不适合其他方法，且拒绝手术治疗者，应放宽适应范围。

（8）有明显的气管受压，需要紧急解除压迫症状的患者。

🧑‍⚕️ 提示

1.本节所涉及的是甲亢中Graves病的治疗。由于Graves病是甲亢的主要原因，所以这一节的内容涵盖了甲亢治疗的基本要点。

2.甲亢常用的治疗方法是ATD、放射性碘、手术切除。至于选择哪一种治疗方法，要考虑多方面的因素，如年龄、身体状况、病情轻重、经济条件、个人好恶，等等。医生应该充分考虑上述因素后给出建议，同时要尊重患者的意愿。

3.由于人们对于放射性损伤的忧虑和手术治疗的恐惧，口服抗甲状腺药物是最常用的方法。约5%的患者服药后会出现轻度不良反应，包括皮疹、皮肤瘙痒、关节疼痛和胃肠道不适，可以选择抗组胺药物对症治疗，或者换用另一种ATD。

4.白细胞降低是ATD的主要不良反应之一，所有患者在开始治疗前都要测定完整的血细胞计数，服药期间也应进行复查，以了解是否出现白细胞的降低。美国甲状腺学会/美国临床内分泌医师学会（ATA/AACE）指南不推荐治疗期间常规监测，而日本指南推荐治疗开始后的前两个月内，每两周测定一次白细胞。至于临床如何检测，一是看国内的指南，二是根据临床需要。ATD治疗期间发生感染，应立即检查白细胞，若中性粒细胞$<1.0 \times 10^9$/L，要立即停药，并对症治疗。由于MMI和PTU均可导致白细胞降低，二者有交叉反应，所以其中一种药物引起白细胞降低后，不可换用另一种药物。

5.所有患者在ATD治疗前后均应进行肝功能等指标的检测。治疗期间发现肝功能损伤，要及时停药，并对症治疗。由于甲亢本身即可导致白细胞降低和肝功能损伤，故发生白细胞降低或肝功能损伤时要注意鉴别是疾病本身原因还是药物原因，抑或叠加因素，然后根据具体情况做出合理处置。

6.虽然MMI的半衰期较长，可以一天服用一次，但有研究认为，一天分次服用，会有更稳定的血药浓度。特别是甲亢较重的患者，最好分次服用，以更好地阻断TPO。一般情况下ATD治疗初始及减量阶段不主张联用左甲状腺素（L-T$_4$），即阻断-替代服药法，因为这种方法不良反应发生率可能更高。因此，减量法是一线疗法。但在维持期可联用L-T$_4$以维持正常的甲状腺功能。联用L-T$_4$时，一定要和患者交代清楚，以免产生误解。对于症状缓解，但甲状腺反而增大或突眼加重的患者，可给予L-T$_4$治疗。

7.虽然ATD有许多不良反应，但主要的是白细胞减少和肝损害，其他较少见。[131]I放射治疗和手术治疗的主要不良反应是甲减，一般需要终身服药。对于不耐受β受体阻滞剂的患者，可考虑换用其他降低心率的药物，如非二氢吡啶类钙离子通道阻滞剂，即地尔硫革等。

8.要特别注意，妊娠早期使用PTU治疗，即使出现肝损伤等不良反应，只要能耐受，就要坚持，直至妊娠的中期。

9.虽然三大传统疗法使用时间长，应用广泛，但各有利弊，而且弊端明显：ATD的不良反应和高复发率；[131]I的放射性和甲减；

手术治疗的有创性、甲减及瘢痕。这些都会造成患者的心理负担，影响依从性。虽然射频消融术目前还不是主要治疗措施，但它具有三大传统疗法所不具备的优势，相信随着经验的积累，这项措施的使用范围会越来越广。但是，由于热消融治疗甲亢开展时间较短，虽然短期内证实其安全有效，但缺少足够的数据评估中长期（5~10年）的治疗效果，加之消融术与手术有类似的风险，所以不推荐将热消融治疗作为甲亢治疗的常规手段。对符合以下条件的患者，在严格遵循医学伦理，尤其是患者充分知情的情况下，不反对开展前瞻性的临床探索性研究，但研究项目需通过伦理审查并符合行业规范。开展该项目的医师需具备如下全部条件：①必须参加省级及以上权威机构举办的限制类消融技术培训，并经过考试取得限制类技术（消融技术）合格证；②拥有5年以上主治医师职称；③从事甲状腺消融治疗工作2年以上，经医疗机构按行业规则审批通过；④独立完成甲状腺结节消融手术操作50例以上。

10.要注意碘在甲亢治疗中的应用。碘与甲状腺之间的"恩恩怨怨"，可谓剪不断，理还乱。要全面了解、掌握二者之间的关系，尽可能地趋利避害。大量补碘会诱发或加重甲亢，同时大剂量的碘又有明显的抗甲状腺作用，可产生Wolff-Chaikoff效应。所以碘剂也是治疗甲亢的手段或辅助措施。但是，长期大量使用碘剂，Wolff-Chaikoff效应脱逸，又会使甲亢病情加重。因此不能长期单独使用碘剂治疗甲亢。在甲亢手术治疗前使用碘剂，目的已如前述，但术后要及时停用碘剂。为了避免复发，甲亢患者的整个治疗和生活过程中都要注意控制碘的摄入。富碘地区人群增加碘的摄入更要特别小心。使用TAD治疗的Graves病患者，停药后补碘者更易复发。手术治疗的患者，生活在富碘地区者的甲亢复发率是碘缺乏地区的5倍。

第三节 毒性多结节性甲状腺肿、自主性高功能性甲状腺腺瘤甲亢

毒性多结节性甲状腺肿、自主性高功能性甲状腺腺瘤导致的甲亢又称Plummer病。Plummer病和Graves病是导致"真甲亢"的两大主要病种。由于其发病不在甲状腺组织本身，故Plummer病与Graves病的治疗既相似又有区别。

一、^{131}I放射治疗

（一）适应证

（1）老年患者。

（2）合并严重疾病。

（3）颈部手术史或瘢痕。

（4）轻、中度甲状腺肿。

（5）具有充足放射性碘摄取能力。

（6）因各种原因无法施行甲状腺手术。

（二）禁忌证

（1）妊娠或哺乳期。

（2）在4~6个月内计划妊娠的女性患者。

（3）合并重度甲状腺肿大（内部结构改变者）。

（4）不能遵守放射性安全指引者。

二、手术治疗

（一）适应证

（1）出现颈部压迫症状和体征。

（2）合并甲状腺癌。

（3）合并甲状旁腺功能亢进症需手术治疗者。

（4）甲状腺体积过大（>80g）。

（5）甲状腺肿扩展至胸骨下或胸骨后。

（6）不具备充足的摄取放射性碘的能力，需快速纠正甲状腺毒症。

（二）禁忌证

（1）存在严重的合并疾病，如心血管疾病、晚期肿瘤或其他导致患者虚弱的疾病。

（2）妊娠或哺乳期。

三、抗甲状腺药物

对于高龄或预期寿命不很长的患者可以考虑ATD治疗。另外，合并手术风险高的疾病，并存在^{131}I放射治疗禁忌证的患者也需要ATD治疗。

👨‍⚕️ 提示

1.相对于Graves病来讲，Plummer病要少得多。

2.Plummer病容易与Graves病混淆。二者的不同主要有如下几点：相对于Graves病，Plummer病一是发病年龄更大、起病更缓慢、病情更轻；二是临床上常突出表现为某一系统或器官的症状，尤其是心血管系统，如心律失常、心力衰竭等；三是多见消瘦、乏力，和Graves病的多食不同，Plummer病的厌食发生率偏高；四是多表现为T_3型甲亢，T_4正常或轻度升高；五是TRAb阴性，可有低滴度的TGAb。

3.和Graves病的治疗顺序不同，Plummer病治疗措施的推荐顺序是，^{131}I放射治疗→手术治疗→ATD治疗。如果^{131}I治疗后6个月甲亢仍持续，可重复^{131}I治疗。

4.目前指南性文件中未涉及热消融疗法。但是，根据Plummer病的特点，应该更适合消融治疗。

5.与Graves病的手术治疗不同，Plummer病术前无需碘剂预处理，但需要使用ATD降低甲状腺激素水平，因为甲状腺毒症会增加手术风险。

第四节　碘甲亢

碘甲亢也称碘致甲亢，是一种外源性因素导致的甲亢。主要病因就是摄碘过多。相对摄碘过多导致的1型碘甲亢，不需要治疗。绝对摄碘量增加的2型碘甲亢是治疗的重点。2型碘甲亢主要发生于富碘地区不适当地增加碘的摄入量，以及服用胺碘酮的人群。老年人、女性多见。

一、临床表现

碘甲亢的临床表现与Graves病相似，但症状出现的顺序一般是先出现神经、心脏症状，后出现乏力、消瘦等现象。

体检大多数有甲状腺轻度肿大，质地较硬，可触及结节，无压痛。仅15%~30%无甲状腺肿。一般无突眼，较少有甲状腺部位的血管杂音和震颤。

二、诊断

1.临床有甲亢的高代谢表现，近期有碘剂摄入量增加，特别是服用胺碘酮的历史。

2.1型碘甲亢以血清FT_3升高为主，2型碘甲亢以血清FT_4升高为主；TSH降低；血清甲状腺抗体阴性；TRH兴奋试验时反应低下或无反应；2型碘甲亢白介素-6升高。由于尿碘的参考值范围较大，故尿碘测定对诊断帮助不大。

3.1型碘甲亢甲状腺扫描可发现"功能自主性热结节"的存在，周围甲状腺组织被完全抑制摄碘。2型碘甲亢甲状腺摄碘率很低，出现破坏性甲亢特有的激素和摄碘率反常现象。甲状腺超声示血流减少。

三、治疗

1. 2型碘甲亢患者立即停止补充额外碘剂。碘致甲亢有一定的自缓性，在停用额外碘剂后数周或数月，甲状腺功能亢进可自然缓解。由于甲状腺碘贮存和血浆碘的增加，甲状腺功能不可能立即恢复正常。

2. 对症治疗。轻症患者可不使用抗甲状腺药物，仅对症治疗，如应用β受体阻滞剂。重症患者可以短期应用抗甲状腺药物。由于甲状腺摄碘率低，不宜行放射性碘治疗。一般不考虑手术治疗，只有内科治疗效果不佳的特殊患者才考虑手术治疗。近一半的患者停药后可自愈，平均时间约为5.5个月。

3. 胺碘酮所致甲亢可以应用抗甲状腺药物，并联合应用高氯酸钾，一般3周见效，治疗持续2个月。由于高氯酸钾有抑制骨髓的副作用，应每2周检查血常规，必要时行骨髓检查。治疗持续8周，T_4降至正常值范围后，停用高氯酸钾，减少抗甲状腺药物剂量。如果治疗2~4周后T_4仍然升高，需要加用强的松40~60mg/d。

🧑‍⚕️ 提示

1. 由于甲状腺碘贮存和血浆碘增加，停用碘剂后，碘甲亢患者临床表现也往往仍持续数周至数月，之后大部分自然缓解。症状明显者一般可用β受体阻滞剂，较重者应用抗甲状腺药物，一般不需要外科手术治疗。碘甲亢时，由于甲状腺摄碘率低，不宜行[131]I放射治疗。

2. 1型碘甲亢多表现为T_3型甲亢（但不等同于T_3型甲亢），常见于碘缺乏地区，多为补碘过快的反应，一般不需要治疗。碘缺乏地区人群T_3升高而T_4正常或轻度升高，可能是由于合成T_3比合成T_4需要更少的碘，且T_3的生物活性强，容易弥补甲状腺激素合成不足带来的问题。2型碘甲亢多为T_4型甲亢，主要见于既往过多暴露于碘环境的老年人，可能是由于大剂量的碘负荷使得甲状腺大量合成甲状腺激素，T_4的合成及释放比T_3多，因而出现高T_4血症。停用碘剂是2型碘甲亢的基础防治措施。

3. 2型碘甲亢多发生在有甲状腺异常（包括甲状腺肿、甲亢、慢性甲状腺炎等）的患者，这部分人要限制高碘食物和药物的摄入。如果因为治疗或其他原因需要服用高碘食物或药物，要注意检测甲功，以便及早发现问题，及早处理。

4. 碘甲亢患者病情一般较轻，危害也较Graves病甲亢小得多，治疗相对容易，预后相对较好。

第五节　妊娠期甲亢

妊娠期甲亢实际上包括了两种情况：一种是甲亢患者怀孕；另一种是甲功正常者怀孕之后发生了甲亢。后者又分为两种情况，一种是怀孕后发生了Graves病等，导致甲亢；另一种是妊娠甲亢综合征（syndrome of gestational hyperthyroidism，SGH），也称妊娠期一过性甲亢。

妊娠期甲亢的发病率约为1%，其中临床甲亢约占40%，亚临床甲亢约占60%。在非SGH妊娠期甲亢患者中，Graves病占比最高，毒性结节性甲状腺肿、自主性高功能性甲状腺腺瘤、葡萄胎、绒毛膜上皮癌等也可导致妊娠期甲亢，比例较低。SGH的病因主要与hCG大量升高有关。hCG和TSH结构类似，大量的hCG发挥了TSH的作用，促进了甲状腺激素的合成和分泌。另外，妊娠反应，特别是妊娠剧吐与SGH密切相关，约30%~60%的剧烈妊娠反应者发生SGH。

一、诊断

妊娠期甲亢的诊断一般参照原发性甲亢的标准，但需排除SGH。SGH的临床表现和实验室检查与原发性甲亢类似，主要为高代谢症状和TSH降低，T_3、T_4、FT_3、FT_4升高。妊娠期甲亢禁止运用放射性核医学检测方法进行诊断。

二、鉴别诊断

（一）SGH与原发性甲亢的鉴别

原发性甲亢可发生于妊娠的任何时期，可有明显的甲状腺肿大和典型的甲状腺眼病，呈明显的高代谢表现，TRAb、TPOAb等抗体阳性，甲状腺激素明显升高，病程持续较长。

SGH则发生于妊娠早期（妊娠8~10周），高代谢表现较轻，一般无甲状腺肿大，无典型的甲状腺眼病，血清FT_4和TT_4多轻度升高，TSH可明显降低，甲状腺自身抗体阴性，hCG水平升高，病程为一过性（一般在妊娠14~18周血清甲状腺激素可以恢复至正常）。另外，可有妊娠早期剧烈恶心、呕吐，体重下降（降低5%以上），伴有脱水和酮症等情况。

因此，二者的鉴别点主要是发病时间、甲状腺抗体是否阳性和其他临床表现。妊娠期TSH的变化规律大致为：孕0~3周，TSH轻度升高；孕4~6周，促TSH水平达到高峰；孕7~8周，TSH出现生理性降低，之后维持在稳定状态；孕10~12周，TSH可出现小幅度降低。

（二）SGH与正常妊娠类似甲亢表现的鉴别

正常妊娠时母体出现一些代谢亢进的表现，如心率加快、心输出量增加、怕热、食欲亢进等。这是一种正常的生理反应，多是因为胎儿生长所需营养物质增加造成的，所以多发生于妊娠的中期及以后，实验室检查示甲功正常，即无T_4、FT_4升高，TSH的降低。

三、危害

（一）对孕妇的危害

主要表现在两个方面，一是胎儿生长发育和高代谢加重孕妇心脏负担，可致充血性心力衰竭；二是增加妊娠高血压综合征和甲状腺危象的风险。这些危害与年龄相关，年龄越大，影响越明显。

（二）对胎儿的危害

病情较重的甲亢孕妇，自身分泌过多的甲状腺激素，可通过胎盘造成胎儿一过性甲亢；甲亢孕妇早产、流产、胎儿宫内发育迟缓甚至死胎、死产（胎儿在分娩时死亡）的发生率均比正常产妇升高；孕妇使用ATD治疗，有过度用药导致胎儿甲状腺肿或甲减，影响胎儿身体和智力发育，以及发生早产、死胎的风险。

四、治疗

原发性甲亢的妇女妊娠后，在妊娠早期（T1期）优先选用PTU，MMI只能作为无法使用PTU的二线选择。T1期过后，再改换为MMI，避免PTU的肝脏毒性发生。确需手术（包括消融术）治疗的患者，选择在妊娠中期（T2期）进行。确需手术者是指对

ATD过敏；需要大剂量ATD才能控制甲亢；ATD严重不良反应或患者不依从ATD治疗。手术时测定孕妇TRAb滴度，以评估胎儿发生甲亢的潜在危险性。推荐应用β受体阻滞剂和短期碘化钾溶液（50~100mg/d）进行术前准备。

SGH以对症支持疗法为主，注意纠正水、电解质紊乱和酸碱平衡失调，不推荐ATD治疗。hCG水平随孕期延长而降低，一般在孕12周之后随着hCG水平的下降，甲状腺激素水平也随之下降，症状会自然缓解。对于病情严重，或难以与Graves病鉴别时，可考虑短期使用PTU治疗，剂量<150mg/d。

五、注意事项

（一）孕前注意事项

（1）建议先行治疗甲亢，尽量等甲亢痊愈后，稳定一段时间再妊娠。

（2）备孕期间尽量采用PTU治疗。

（3）TRAb高滴度，计划在两年内怀孕者，应当选择甲状腺手术切除。因为应用^{131}I治疗后，TRAb保持高滴度，可持续数月之久，影响胎儿的发育。

（4）甲状腺手术或者^{131}I治疗后6个月方可怀孕。这个阶段接受L-T$_4$替代治疗，使血清TSH维持在0.3~2.5mIU/L的水平。

（二）孕期注意事项

（1）甲亢孕妇代谢亢进，病情严重时不能为胎儿提供足够营养，影响胎儿生长发育，易发生胎儿生长受限、新生儿出生体重偏低等现象。因此，在把甲状腺激素控制在合理水平的同时，应注意纠正妊娠期间的厌食、呕吐等现象。

（2）1mg甲状腺素可产生1000kcal的热量。妊娠期机体基础代谢率增加，能量需求增加，甲状腺激素的需求量也随之增加。为适应这种需求，孕期甲状腺血运丰富、腺泡增生，甲状腺出现代偿性增生，同时血容量增大，造成血液稀释、肾脏滤过量增加、排碘增多，双重因素造成"碘饥饿"。因此孕期合理补充能量和补碘很重要，WHO推荐孕期和哺乳期摄碘量为250μg/d。

（3）甲亢孕妇易发生早产。如有先兆早产，应积极保胎，尽量卧床休息，治疗时避免使用β受体激动剂，可采用硫酸镁、烯丙雌醇、普鲁卡因等药物。另外，甲亢孕妇晚期易发生妊高征，要注意早期补钙，低盐饮食。

（4）应用ATD治疗的孕妇，应当每2~6周监测一次FT_4和TSH，达到目标值后每4~6周监测一次。对存在高滴度TRAb的孕妇，需要从T2期开始监测胎儿心率，超声检查胎儿的甲状腺体积。对于具有甲亢高危因素的新生儿，应密切监测其甲状腺功能。另外，要增加产检的频次，对母体和胎儿进行全面、及时的检查，防患于未然。

（5）切勿进行^{131}I相关检查或治疗。

（三）分娩注意事项

甲亢孕妇一般宫缩较强，胎儿偏小，产程相对较短，阴道分娩相对顺利。如果胎儿甲状腺肿大，致使胎头过伸，可能造成难产，需考虑剖宫产。有报道甲亢孕妇分娩时新生儿窒息率高，产程中应注意补充能量，鼓励进食，适当输液，全程吸氧及胎心监护，并注意产程中的心理护理。

（四）哺乳期注意事项

患Graves病的产妇分娩可能导致病情加重，多数需要增加药量。产妇服用PTU较MMI对婴儿更安全。

1.妊娠期甲亢发病率仅为1%，而且主要是Graves病。在1%的妊娠期甲亢患者中，SGH仅占10%左右，比例不是很高，不必过于担心和紧张。但是要注意，伴有剧烈呕吐等妊娠反应的孕妇是SGH的高发人群。

2.孕妇轻度甲亢的危害较小，对母婴来讲都是如此。所以，要在备孕期控制好甲亢病情，这样即使妊娠期存在甲亢，危害也不会太严重，不必过于担心和紧张。

3.对于既往有Grevas病病史或者是新诊断Grevas病的孕妇，应该在妊娠第22~24周检测TRAb。对于甲亢未能控制或体内仍有高水平TRAb的患者，应该做胎儿超声检查，包括胎心率、胎儿生长情况、羊水量和胎儿甲状腺功能，以防患于未然。

4.随着孕周的增加，多数SGH患者的甲亢症状会逐渐减轻。无论是MMI还是PTU，对母亲和胎儿都有风险，所以不建议过度治疗，但要进行严密监测。尤其要警惕因过度用药导致甲亢转变为甲减，对胎儿造成更大的影响。

5.育龄妇女进行^{131}I放射治疗前48小时，需要做妊娠试验，核实是否怀孕，以避免^{131}I对胎儿的辐射作用。

6.无论是PTU还是MMI，都可以通过胎盘屏障。为避免对胎儿产生不良影响，应使用最小剂量实现控制目标，即孕妇血清FT_4水平接近或者轻度高于参考值上限。首先使用PTU是因为，相比于MMT，前者对胎儿的影响较小。中后期改用MMT是因为该药对母亲的副作用较小。如果服用PTU的孕妇没有明显的肝功能损伤等，可以一直服用至孕期结束。

7.孕妇血清FT_4是甲亢控制的主要监测指标。这其中有两方面的含义，一是不推荐血清TT_3作为监测指标，因为有文献报道，母体TT_3水平达到正常时，胎儿的TSH已经升高，但是T_3型甲亢孕妇除外；二是不推荐TSH作为检测指标，因为受到高hCG的影响，血清TSH在妊娠期间明显降低，甚至检测不到。

8.从自然病程看，Graves病甲亢在妊娠早期可能加重，此后逐渐改善。所以，妊娠中后期可以减少ATD的剂量，在妊娠晚期，20%~30%的患者可以停用ATD。但要注意，伴有TRAb高滴度的孕妇需持续应用ATD直到分娩。分娩之后也是Graves病加重的时间段。

9.妊娠期间原则上不采取手术方式治疗甲亢。

10. TRAb滴度是Graves病活动的主要标志。TRAb滴度升高，多为TSAb升高，也可能是TBAb升高，提示可能发生下列情况：

（1）胎儿甲亢。

（2）新生儿甲亢。在妊娠22~26周时，高滴度TRAb是胎儿或新生儿甲亢的危险因素。

（3）胎儿甲减。

（4）新生儿甲减。过量ATD与胎儿及新生儿甲减有关。

（5）中枢性甲减。妊娠期间甲亢控制不佳可能诱发短暂的胎儿中枢性甲减。

11. Graves病患者TRAb水平一般在妊娠20周时开始降低。妊娠期甲亢患者应当在妊娠24~28周测定血清TRAb，借以评估妊娠结局。此时TRAb高于参考值上限3倍以上，提示需要对胎儿进行密切随访，最好有医疗支持的跟进。

第六节　儿童甲亢

儿童甲亢包括两种情况：一种是源自母体的新生儿甲亢；一种是发生于儿童的甲状腺毒症。

一、新生儿甲亢

主要发生于妊娠期患Graves病妇女所生的婴儿。患儿出生时就有甲亢的表现，这是母亲甲亢未能有效治疗，母体的TRAb通过胎盘进入胎儿体内所致。新生儿甲亢的特点是发病率低（不足2%）、自愈率高。由于导致新生儿甲亢的TRAb来源于母体，非自身产生，随着时间的延续，TRAb也自行降解，一般不需要治疗，大多在出生后1~3个月自行缓解，无复发或后遗症。偶有不能自行缓解者，临床对症治疗。

二、儿童甲亢

其病因、机制、表现、治疗与成人甲亢高度相似。所不同的主要是可能会导致生长加速、骨成熟过早和学业成绩下降。

🧑‍⚕️ 提示

1.和成人甲亢一样，儿童甲亢的主要病因和主要危害是Graves病所致的甲亢。

2.由于儿童甲亢常见心动过速、情绪亢奋等儿童固有的特征，很容易被忽视，造成延误诊疗。

3.部分儿童甲亢表现为腹泻，容易误诊误治。

4.儿童甲亢病情相对较轻，但若治疗不及时，少数患者可发生心力衰竭，甚至会危及生命。另外可能出现性早熟、骨骺早闭，以及停经或月经失调等情况。

5.儿童甲亢多采用ATD治疗，推荐减量法。一般选用MMI，不建议使用PTU，主要是为了降低肝衰竭风险。MMI起始剂量0.15~0.3mg/kg，一般情况下，MMI 0.15~0.5mg/kg，每天一次服用。对于高代谢表现较重的患儿，可短期加用β受体阻滞剂。

6. 10%~20%的患儿可能发生轻微的ATD不良反应，通常短暂存在。导致停药的严重不良反应非常罕见（2~3/10万人）。虽然如此，ATD治疗期间，仍应注意进行白细胞和肝功能检查，以防产生严重不良反应。治疗的前3个月每4周进行一次检查，之后根据临床病情，改为每2个月以及后续每3个月进行一次检查。一般FT_3、FT_4在治疗的前4周得到显著改善，前6周恢复正常，TSH抑制可持续数月。

7. ATD治疗2年后的总缓解率在20%~30%，并随着ATD持续时间的增加而增加。ATD通常至少要服用3年，在TRAb水平降低数月后停用。如果疾病特征提示缓解的可能性较低，可以考虑将使用时间延长至5年及以上。

8. ATD治疗期间避免因剂量过大而导致药物性甲减，影响儿童生长发育。对于服用大剂量ATD（MMI ≥ 1mg/（kg·d）），但病情控制不佳的患儿，以及发生严重中性粒细胞减少症、严重肝功能损害的患儿，应考虑给予手术或^{131}I放射治疗。

9. ^{131}I放射治疗和手术治疗的目的是彻底根治甲亢，防止复发或发展为甲状腺癌。<5岁和伴有活动性Graves眼病的患儿，应避免行放射性碘治疗；5~10岁的患儿仅在无法实现手术的前提下进行放射性碘治疗；>10岁的患儿可以进行放射性碘治疗。手术选择为甲状腺全切除术，同时注意术后应尽快开始左甲状腺素治疗。

10. 与成年人不同，治疗期应注意对患儿的宣教，尽最大努力保障治疗的顺利完成。

第七节　老年甲亢

青年女性是甲亢的高发人群，但这不是绝对的，老年人也会发生甲亢，同样女性多于男性。但是，近年来，老年男性甲亢患者并不鲜见，所以千万不能因为是老年男性，而在思想上排除甲亢的可能。

一、特点及注意事项

1.老年甲亢患者约占全部甲亢患者的10%~17%，占比相对较低。

2.发病高峰在50~60岁。除年龄外，老年甲亢的病因、机制、表现、治疗等方面都与成人甲亢高度相似。

3.老年甲状腺功能的改变：下丘脑–垂体–甲状腺轴（HPT轴）会发生增龄性改变。HPT轴在老年人群的改变主要表现为：T_4转化为T_3减少，TT_3、FT_3水平下降，FT_4水平轻度升高或不变，FT_3/FT_4比值降低，TSH水平升高。据报道，40岁以上人群，年龄每增加10岁，TSH参考范围上限升高0.3mIU/L。我国的调查数据提示，>18岁者，年龄每增加10岁，TSH参考范围上限升高0.534mIU/L，应用年龄特异性TSH参考范围后，临床甲亢患病率无显著变化（0.7%对0.52%），亚临床甲亢患病率下降（3.8%对0.73%）。目前尚无令人信服的证据证明改变老年人TSH参考范围对健康结局有影响，所以目前临床仍沿用成人TSH参考范围。

4.病因特点：碘致甲亢在老年人中常见。老年人临床甲亢患病率在碘缺乏地区高于成人，而在碘充足地区随增龄而下降，低于普通成人，其中65%~75%为轻度。我国实行普遍食盐加碘政策后，临床甲亢发病率随年龄增长而明显降低。但是，大量碘摄入对老年人的危害性更明显，使用含碘造影剂、服用胺碘酮引起老年人碘致甲亢的风险增大。这种情况在碘缺乏地区更易发生。

5.临床特点：①老年甲亢起病隐匿，缺乏典型的高代谢症候群。淡漠型甲亢主要见于老年人，表现为体重减轻、抑郁，缺乏交感神经兴奋的症状，反而可伴有虚弱、疲倦、厌食、冷漠、痴呆、肌无力，以及持续性呕吐、高钙血症等非特异性表现，常被误认为增龄性改变而忽视。这些特点是老年甲亢容易误诊、漏诊的重要原因。②常以心血管疾病相关症状为首发和主要表现。如心悸、房颤、收缩压升高、脉压差增大、心力衰竭、心绞痛等，除体重减轻和呼吸急促外，大多数甲亢典型症状随年龄增长而减少。

6.注意甲状腺危象。虽然老年甲亢一般病情相对较轻，但由于部分患者缺乏典型高代谢表现，反而以淡漠、嗜睡、寡言少语等为常见症状，极易因为误诊、误治而发生甲状腺危象，临床需要警惕。

7.注意鉴别诊断。淡漠型甲亢需要与甲减相鉴别。另外，老年人常伴有多种基础疾病，以心血管疾病症状为首发或主要表现者，需要与心血管疾病进行鉴别；以消化系统症状为主要表现时，通常会有食欲不振、厌食、腹泻、便秘，或腹泻与便秘交替出现，需要与消化系统疾病相鉴别；甲亢或消化系统症状会使体重明显下降，常被怀疑患有恶性肿瘤。

二、治疗

1.伴有房颤、快速型心律失常、心力衰竭等疾病的患者，首选 ^{131}I 放射治疗。

2.病情较轻且无心脏并发症的 Graves 病甲亢患者，首选 ATD 治疗。对于生存期有限的老年毒性结节性甲状腺肿、自主性高功能性甲状腺腺瘤甲亢患者，以及无法确保辐射防护的患者，可长期服 ATD 药物维持治疗。鉴于老年甲亢患者一般病情较轻，而 ATD 不良反应与剂量相关的情况，ATD 起始剂量不宜过高。MMI 每日总量 5~20mg，一次口服，或 PTU 每日总量 50~300mg，分次口服。ATD 治疗疗程通常为 18~24 个月。

3.静息心率超过90次/分，以及合并心血管疾病的老年患者，推荐β受体阻滞剂治疗。

4.手术不作为老年甲亢患者的首选治疗方案。发生巨大甲状腺肿、有压迫症状，怀疑合并恶性结节或合并原发性甲状旁腺功能亢进症时则应选择手术治疗。

提示

1.老年甲亢的许多特点与老年人自身机能减退、适应能力低下相关。这一认识应贯穿老年甲亢的诊断、治疗和护理的全过程。要特别注意对用药剂量的把控和对药物不良反应的监测。

2.几乎所有淡漠型甲亢都发生在老年群体，必须注意，切不可凭经验而误认作增龄性改变，甚至误诊为甲减。

3.老年甲亢虽然病情较轻，但会增加心血管疾病、骨质疏松和骨折的风险，影响患者的注意力和认知能力，要重视控制疾病，减轻损害，提高患者的生命质量。

4.对于TSH持续<0.1mIU/L，或年龄≥65岁，或有合并症（心脏病高危因素、心脏病患者、骨质疏松、未接受雌激素或双膦酸盐治疗的绝经妇女等），及有甲亢症状者都应接受治疗。小部分老年患者尽管有持续性的低TSH，但当血清FT_4和TT_3位于正常值范围的下半区间时，可暂不治疗，观察随访。

5.老年人由于免疫功能相对降低，甲亢病情也相应较轻，ATD治疗后缓解率高，且缓解后复发率低。但是，老年人身体机能下降，且伴发疾病多，过早停药复发率较高。据统计，高达40%~60%的老年患者停药后出现甲亢复发。对不能接受^{131}I放射治疗并存在手术禁忌证者，需要小剂量ATD长期维持治疗，一般效果良好。

6.超过60岁的甲亢患者，容易发生精神症状，应注意由此增加的诊疗、护理难度。同时要有针对性地加强预防，如鼓励患者参与集体活动，避免语言刺激和过度劳累，维持充足睡眠。患者要学会自我调节，以保持心情愉快。科学的护理、良好的家庭氛围对于疾病的恢复非常重要，特别是对于存在精神、认知障碍的患者，家人更要注意这一点。

第八节　亚临床甲亢

亚临床甲亢，顾名思义就是没达到临床期的甲亢。是指没有甲亢临床症状，或症状不确切、不特异，血清甲状腺激素水平在正常范围内，只有TSH低于参考范围，并除外引起TSH降低的其他疾病的一种甲状腺疾病。

亚临床甲亢的发病率在2%~16%。多发于妇女、老年人和结节性甲状腺疾病患者。

一、分类

1.根据血清TSH水平分为轻度（0.1mIU/L~正常值范围下限）和重度（<0.1mIU/L）。

2.根据病程分为持续性（≥3个月）和暂时性（<3个月）。

3.根据病因分为内源性和外源性。内源性为机体内部因素所致，外源性为医源性甲状腺激素摄入过量或食用含有甲状腺激素的食物过多。

二、临床表现

亚临床甲亢通常无明显症状，病程较长的患者可能存在心肌损害、心律失常、骨骼代谢异常等，少数患者可出现轻微的精神症状和体征。

三、诊断

血清TSH<0.105mIU/L，TT_3、TT_4、FT_3、FT_4正常，应考虑亚临床甲亢。3个月后复查，结果相同或类似可以确诊。

检测TPOAb、TGAb和TRAb有助于了解亚临床甲亢的病因。TSH对TRH反应迟钝或缺乏，提示存在亚临床甲亢；核素扫描有高功能显影区时，有助于高功能性甲状腺腺瘤的诊断。

四、鉴别诊断

亚临床甲亢需要与其他非甲状腺因素导致的血清TSH水平降低的情况相鉴别。后一种情况多见于妊娠，垂体或下丘脑功能不足，以及使用糖皮质激素、多巴胺、阿司匹林等药物。鉴别点是这些因素引起的TSH抑制多为暂时性的，同时多伴有血清FT_4的偏低或降低。

五、转归

（一）不同转归及比例

亚临床甲亢的转归有5种情况：甲状腺功能正常、临床甲亢、亚临床甲亢持续、亚临床甲减、临床甲减。有随访研究显示，亚临床甲亢患者恢复正常者，1年达52.9%，2年达65.5%，3年为73.1%；发展成临床甲亢者，1年约5.9%，2年约10.1%，3年高达12.6%；6.7%的患者在3年随访结束时仍为亚临床甲亢；3.4%的患者成为亚临床甲减；4.2%的患者发展成临床甲减。

（二）影响转归的因素

（1）基线血清TSH水平越低，进展为临床甲亢的风险越高。

（2）Graves病导致的亚临床甲亢转归较毒性多结节性甲状腺肿导致者更难预测，若进展为临床甲亢，多发生在1年之内，在应激事件后风险更高。

（3）毒性多结节性甲状腺肿导致的亚临床甲亢不易恢复正常；

（4）在非碘缺乏地区，约10%的亚临床甲亢在4~5年内进展为临床甲亢，特别是暴露于大量碘负荷后（使用含碘造影剂或含碘药物），进展风险升高。流行病学资料表明，碘缺乏地区人群补充碘剂后，甲亢发生率明显上升，考虑这些患者在补充碘剂前，已经由于碘缺乏而处于亚临床甲亢状态，补充碘剂后表现为临床甲亢。

（5）桥本甲状腺炎导致的甲状腺毒症发展为亚临床甲减或临床甲减的比例较高。

六、治疗

对于亚临床甲亢的治疗，一直存在两种观点，一种是积极治疗，一种是消极治疗。主张积极治疗者认为，随着时间的延长，发展为临床甲亢的比例上升，应该积极干预，避免临床甲亢的发生；主张消极治疗者认为，绝大多数亚临床甲亢患者甲状腺功能可恢复正常，或病情保持不变，因而一般无需积极治疗，可随访观察，出现明显的甲亢时再进行治疗。

（一）治疗决策

1.以下情况者推荐积极抗甲状腺治疗

（1）TSH持续<0.1mIU/L的高龄（≥65岁）患者。

（2）合并心脏病、糖尿病、肾衰竭，以及既往脑卒中或短暂性脑缺血等的患者。

（3）合并骨质疏松症患者。

（4）未进行雌激素/双磷酸盐治疗的绝经女性。

（5）有较大甲状腺肿。

（6）有甲亢临床表现者。

2.以下情况考虑抗甲状腺治疗

（1）TSH低于正常范围，但≥0.1mIU/L的高龄患者。

（2）存在心脏病危险因素的患者。

（3）有较大甲状腺肿或有甲状腺结节者（转化为临床甲亢的可能性较高）。

3.以下情况可暂不治疗，但需要临床观察

（1）一过性亚临床甲亢：如亚急性甲状腺炎、产后甲状腺炎、桥本甲状腺炎等引起的亚临床甲亢。

（2）年龄<65岁，TSH在0.1~0.39mIU/L之间，无临床症状者。

（3）外源性亚临床甲亢，只需停止或调整外源性因素即可。

（4）妊娠期亚临床甲亢，因为目前尚无证据证实亚临床甲亢与不良妊娠结局及胎儿脑发育障碍有关，考虑到抗甲状腺药物对胎儿的影响，一般不应用抗甲状腺药物干预。

（二）治疗方法

（1）年龄≥65岁的轻度Graves病亚临床甲亢患者首选抗甲状腺药物治疗，放射性碘治疗仅考虑用于抗甲状腺药物不耐受、病情复发或合并心脏疾病者。

（2）年龄≥65岁，且合并心脏疾病的Graves病亚临床甲亢患者，由于发生不良心血管事件的风险高，推荐使用抗甲状腺药物或放射性碘治疗。

（3）毒性多结节性甲状腺肿和高功能性甲状腺腺瘤患者，由于可能为持续性亚临床甲亢，故无论是轻度或重度，均应首选放射性碘治疗或手术治疗。对于不能进行放射性碘治疗者，也可考虑终身小剂量抗甲状腺药物治疗。

（4）甲状腺肿大明显、有局部压迫症状、合并原发性甲状旁腺功能亢进或怀疑甲状腺癌者，推荐手术治疗。

（5）心动过速患者可单独采用β受体阻滞剂治疗。

（6）骨质疏松患者可以加用雌激素替代和双膦酸盐治疗。

👨‍⚕️ 提示

1.亚临床甲亢比较隐蔽，容易被忽视。怀疑可能存在亚临床甲亢时，应及时进行甲功检测。随着TSH高灵敏度检测技术的普及，

甲功检测后，亚临床甲亢的误诊率非常低。

2.亚临床甲亢的病因和诱因同样复杂。除了上述原因外，甲减患者的过度替代治疗、甲状腺癌患者采用TSH抑制治疗、功能自主性结节患者使用含碘造影剂或服用高碘药物和食物都可引发或诱发亚临床甲亢。

3.亚临床甲亢是否需要治疗，临床分歧较多。考虑的因素主要有年龄、是否有症状、是否存在心脏损害、TSH水平等。TSH<0.1mIU/L是被完全抑制的体现，此情况下的老年患者，以及存在其他需要治疗指征的患者，要积极而又慎重地治疗。换言之，如果是没有临床表现的青壮年，即使TSH<0.1mIU/L，也暂时不需要治疗。

4.总体来讲，亚临床甲亢的危害较小，治疗的主要目的是预防发生临床甲亢。是否需要治疗以及采用什么方法治疗，需要听取专科医生的意见。

第九节　炎性甲亢

从广义上讲，所有因素导致的甲状腺炎性反应引起的甲亢，都属于炎性甲亢。临床上，炎性甲亢的发生主要是由亚急性甲状腺炎（简称亚甲炎）和桥本甲状腺炎所致，所以本节只介绍这两种疾病导致的甲亢。

甲状腺炎性反应导致甲状腺滤泡细胞膜通透性增加或甲状腺组织被破坏，滤泡细胞中大量甲状腺激素释放入血，引起血液中甲状腺激素升高和TSH下降，导致一系列甲亢症状和体征的产生。这些表现与Graves病造成的甲亢没有太大区别，如怕热、多汗、食欲增加，腹泻，等等。但是一般不会出现突眼、胫前黏液性水肿、低钾等情况。炎性甲亢不是因为甲状腺激素数量增多造成的，所以又称为"假甲亢"。

一、亚急性甲状腺炎所致甲亢

亚急性甲状腺炎多是由病毒感染导致的甲状腺炎症。部分起病急骤，而部分起病隐匿而缓慢，介于急性甲状腺炎和慢性甲状腺炎之间。另外，其病程长短不一，可自数周至半年以上，一般病程为2~3个月。这些特点既不同于急性炎症，也有别于慢性炎症，所以称为亚急性甲状腺炎。

广义的亚甲炎包括"亚急性肉芽肿性甲状腺炎"和"亚急性淋巴细胞性甲状腺炎"，通常所说的亚甲炎特指"亚急性肉芽肿性甲状腺炎"。

（一）病因

亚急性甲状腺炎的确切病因尚未完全阐明。一般认为主要是由病毒感染引起。因为多数患者发病前有上呼吸道感染史，发病常随季节变动，且具有一定的流行性。患者血中有病毒抗体存在，且抗体的效价高度和病期相一致。最常见的是柯萨奇病毒抗体，其次是腺病毒抗体、流感病毒抗体、腮腺炎病毒抗体等。不过病毒感染的明确证据尚未找到。其他可能的原因或部分原因与遗传、高碘等有关。

（二）临床表现

1.炎症表现

起病急骤者，多有发热，伴怕冷、寒战，以及疲乏无力、食欲不振等全身症状。颈部甲状腺部位疼痛，常向颌下、耳后或颈部放射，咀嚼和吞咽时疼痛加重。少数患者可出现吞咽困难、声音嘶哑。病变可先从一叶开始，以后扩大或转移到另一叶，也可以始终限于一叶。

体检见病变腺体肿大、坚硬，压痛明显，但无震颤及血管杂音。甲状腺部位的疼痛症状和压痛体征是亚甲炎的特征性表现。

部分轻症或不典型患者无发热、怕冷及乏力现象。甲状腺仅略增大，疼痛和压痛轻微。

实验室检查可见白细胞计数及中性粒细胞正常或偏高，血沉加快，常可大于50mm/h。蛋白电泳示白蛋白减少，球蛋白增加，主要是γ和α_1球蛋白水平增高。超声检查见甲状腺厚度增加及低回声，多为局限性回声减低，一侧或者双侧甲状腺内有一个或者多个不均匀的低回声区，边缘模糊，呈片状，形态不规整，少数有弥漫性大片低回声区。血流信号较周围正常甲状腺实质略增多，且分布不均匀，动脉流速基本正常，无明显血管环绕征。

2. 甲状腺激素变化表现

典型者可分为三期，即存在甲状腺功能亢进表现的早期、甲状腺功能减退的中期和恢复期。早期滤泡内甲状腺激素以及非激素碘化蛋白质一时性大量释放入血，产生甲状腺功能亢进的表现；中期阶段，甲状腺滤泡内甲状腺激素大量释放，甲状腺细胞尚未修复，甲状腺激素减少，循环浓度降低，部分转变为甲减表现；恢复期症状逐渐好转，甲状腺肿及结节逐渐消失（部分病例遗留小结节，长期缓慢吸收）。当然，部分轻症患者可无甲亢或甲减等表现。实验室检查，甲亢期血清TT_3、TT_4、FT_3、FT_4升高，TSH降低；甲减期则相反。TRAb、TPOAb阴性，早期Tg可轻度升高。早期血清甲状腺激素浓度升高与甲状腺摄碘率降低（摄碘率可降至5%~10%以下）的双向分离现象，是亚甲炎的特征之一。

（三）诊断

发病前1~3周有上呼吸道感染史，出现上述症状和体征，符合实验室和影像学检查特征即可诊断亚甲炎。

（四）治疗

主要目的是缓解症状和纠正甲功异常。临床症状不明显者，无需治疗。大多数患者仅口服非甾体抗炎药（如吲哚美辛、塞来昔布等）就可使症状缓解，一般需服药2周左右。对于全身症状较重、持续高热、疼痛明显的患者，可酌情使用糖皮质激素，首选强的松，20~40mg/d，24~48小时内症状可缓解，维持1~2周后开始逐渐减量，ESR正常（现多主张^{131}I摄取率正常）后方可停药，总的疗程需要1~2个月。过快减药或停药容易导致病情反复。

甲亢症状较明显者，可给予β受体阻滞剂普萘洛尔对症治疗。绝大多数患者不需要服用抗甲状腺药物，^{131}I放射治疗和手术更属禁忌，因为可能加重甲减病情。甲减时，可临时使用左甲状腺素替代治疗，只有少数发生永久性甲减的患者需要终身替代治疗。

（五）预后

本病具有自限性，大多数可自行痊愈，预后良好，少数可复发。约5%的患者形成永久性甲减。

附：无痛性甲状腺炎、产后甲状腺炎

广义的亚急性甲状腺炎除亚急性肉芽肿性甲状腺炎外，还包括亚急性淋巴细胞性甲状腺炎。亚急性淋巴细胞性甲状腺炎又称为"无痛性甲状腺炎"。产妇分娩后一年内发生的无痛性甲状腺炎，称为"产后甲状腺炎"。伴有甲亢的无痛性甲状腺炎，并存在递减的放射性碘摄取率，病理示慢性甲状腺炎，而无巨细胞存在时，常称为"高功能甲状腺炎"。为叙述方便，我们将亚急性肉芽肿性甲状腺炎称为"亚甲炎"，亚急性淋巴细胞性甲状腺炎称为"无痛性甲状腺炎"。

1.无痛性甲状腺炎

（1）无痛性甲状腺炎和亚甲炎的相同之处：①多发于30~40岁女性；②大多数存在甲亢期、甲减期和恢复期三期临床过程；③病程早期存在血清甲状腺激素水平升高，同时甲状腺摄^{131}I能力降低的

分离现象；④都具有自限性，预后多良好；⑤治疗基本相同。

（2）无痛性甲状腺炎和亚甲炎的不同之处：①无痛性甲状腺炎的病因一般认为与自身免疫有关，亚甲炎以病毒感染为主；②无痛性甲状腺炎发病无明显季节性，亚甲炎多发于夏季；③无痛性甲状腺炎既无疼痛症状，也无压痛，亚甲炎多有明显疼痛和压痛；④与亚甲炎不同，无痛性甲状腺炎实验室检查血常规、血沉正常，TPOAb阳性。

2.产后甲状腺炎

产后甲状腺炎是无痛性甲状腺炎的一种类型。是指女性发生在产后一年内的无痛性甲状腺炎，发病率5%~10%。

（1）临床表现：①典型者有甲亢和甲减的双相变化，甲亢时有临床甲亢的表现，甲减时有临床甲减的表现；②非典型患者可只表现为"甲亢单相型"或"甲减单相型"。据统计，产后甲状腺炎患者，甲亢、甲减双相型占42.9%，甲亢单相型占45.7%，甲减单相型占11.4%。

（2）诊断要点：①产前无甲功异常病史；②产后一年之内出现甲状腺功能异常，可以是甲亢型，甲减型或甲亢、甲减双相型；③其他表现符合无痛性甲状腺炎的特征，包括TPOAb阳性、TRAb阴性。

（3）注意事项：①产后甲状腺炎导致的代谢异常（甲亢或甲减）表现容易与产后体弱、贫血所致的心悸、乏力、多汗、畏寒、浮肿等相混淆，要注意对存在上述表现的产妇，特别是伴有甲状腺肿大者，进行甲功检查；②产妇如果母乳喂养，禁行^{131}I摄取率检查；③测定TRAb主要是为了排除产后Graves病，因为分娩也是Graves病复发的诱因之一；④避免给有本病病史的妇女服用含碘药物，以免诱发甲减；⑤育龄期妇女产前定期测定TPOAb，以便及时发现、及时处理。本病具有自限性，多可自行恢复，但部分患者再次妊娠时可能复发。

（4）治疗：轻症患者无需药物治疗。症状明显者，在甲亢阶段可使用β受体阻滞剂，缓解高代谢症状；在甲减阶段可使用甲状腺激素进行替代治疗。

（5）预后：大多数产后甲状腺炎患者可以自行恢复，不需要终身进行甲状腺激素替代治疗。但有少部分患者甲减不能恢复，最终发展成永久性甲减。

提示

1.由于许多文献阐释不全面，甚至错谬，致使读者对亚急性甲状腺炎的内涵了解不清，难以厘清亚甲炎、无痛性甲状腺炎及其所包含的产后甲状腺炎之间的关系，所以将无痛性甲状腺炎，以及其中的产后甲状腺炎作为附录列出。

2.关于如何区别亚甲炎和无痛性甲状腺炎的内容已如上述。简单起见，可掌握三个要点：是否有上呼吸道感染的病史；是否有颈部疼痛和压痛；是否有血沉的改变和TPOAb阳性。

3.理论上讲，亚临床甲状腺炎需要与甲状腺结节的急性出血、桥本甲状腺炎急性发病寂静型、急性化脓性甲状腺炎等相鉴别。当多发性结节性甲状腺肿的出血出到多个结节时，可以触及甲状腺上有无触痛的结节，但出血至单个甲状腺结节时，鉴别较困难。鉴别点在于：上述两种类型的出血，病变以外的甲状腺组织的功能仍然存在，一般无甲亢或甲减的临床表现，血沉多正常；桥本甲状腺炎急性发病，可伴有甲状腺疼痛及触痛，但腺体多是广泛受侵犯，血中甲状腺抗体水平大多升高；急性化脓性甲状腺炎时，可见甲状腺的邻近组织存在明显的感染反应，如发热、白细胞明显升高等，放射性碘摄取功能仍然存在。此外，B超检查简单、有效，要充分参考超声结果判断。

4.患者颈部疼痛明显，亚甲炎检测手段不完善时，可给予糖皮质激素诊断性治疗。如果是亚甲炎，用药后临床表现可迅速缓解。

如果应用糖皮质激素（如泼尼松）后24~48h无反应，则不支持亚甲炎的诊断。

5.临床需要使用糖皮质激素治疗的亚甲炎，要根据病情和血沉的变化，调整用药。糖皮质激素对减轻炎症反应有明显效果，但不会影响本病的自然过程。另外，糖皮质激素的减量和停药要循序渐进。如果撤减药量过多、过快，会使病情反弹加重。对于停药后可能复发的患者，糖皮质激素可连续使用，所用剂量以症状完全消失，直至放射性碘摄取率恢复正常为目标。复发患者再次使用泼尼松治疗，仍然有效。

6.产后甲亢是无痛性甲亢的一种类型。它的诊断一般有一个前提条件，即妊娠前无甲状腺功能异常病史。产后甲状腺炎的诊断，要避免使用放射性碘有关方法，特别是对于母乳喂养的妇女。

二、桥本甲状腺炎所致甲亢

引起炎性甲亢的疾病除了亚急性甲状腺炎外，主要是桥本甲状腺炎。桥本甲状腺炎是"慢性淋巴细胞性甲状腺炎"的俗称，是临床上最常见的甲状腺炎症。

（一）病因

桥本甲状腺炎的病因尚未完全明了，通常认为是遗传、免疫及环境等综合因素相互作用的结果。编码人类白细胞抗原（human leucocyte antigen，HLA）的基因复合体是最早被确定的相关基因。环境因素的影响主要包括感染、摄碘过多或过少、辐射等。上述因素导致了以自身甲状腺组织为抗原的慢性自身免疫性疾病。细胞免疫、体液免疫等多种因素参与了自身免疫进程。本病多见于自身免疫性疾病的高发群体——中年女性，当然，在儿童中也不罕见。该病有家族聚集现象，常在同一家族的几代人中发生，并常合并其他的自身免疫性疾病，如恶性贫血、1型糖尿病、肾上腺功能不全等。

（二）临床表现

桥本甲状腺炎是一种慢性炎症性疾病，其临床表现有如下特点：

（1）起病隐匿，发展缓慢，病程较长。

（2）早期可无症状。其临床表现受循环甲状腺激素水平高低的影响。即血清甲状腺激素水平升高时出现甲亢表现，降低时出现甲减表现。

（3）突出特征是甲状腺肿大。当出现甲状腺肿时，平均病程达2~4年。甲状腺肿大可为单侧性肿大，但多数为双侧对称性、弥漫性肿大，峡部及锥状叶常同时增大，随病程的进展而发展。10%~20%的患者有局部压迫感或甲状腺区的隐痛，偶尔有轻压痛，但很少压迫颈部，出现呼吸和吞咽困难。触诊时，甲状腺质地韧，表面光滑或呈细沙粒状，也可呈大小不等的结节状，一般与周围组织无粘连，吞咽运动时可上下移动。

（4）较少数的病例可伴颈部淋巴结肿大，但质地较软。

（三）实验室检查

（1）血沉增快，絮状试验阳性，γ球蛋白G升高，血β脂蛋白升高，淋巴细胞增多。

（2）甲功结果随血清甲状腺激素水平变化而变化，少数可呈亚临床甲减的变化。

（3）TPOAb、TGAb和TMAb升高。

（四）其他检查

（1）B超检查示甲状腺两叶弥漫性肿大，一般为对称性，也可以一侧肿大为主。峡部增厚明显。表面凹凸不平，形成结节状表面，形态僵硬，边缘变钝，探头压触有硬物感。腺体内为不均匀低回声，见可疑结节样回声，但边界不清，不能在多切面上重复，有时仅表现为局部回声减低。部分可见细线样强回声，形成不规则的网格样改变。内部可有小的囊性变。

（2）彩色多普勒检查，早期甲状腺内血流较丰富，有时几乎呈火海征，甲状腺上动脉流速偏高、内径增粗，但动脉流速和阻力指数明显低于甲亢患者，且频带宽，舒张期波幅增高。晚期患者血流减少。

（3）过氯酸钾释放试验阳性。

（4）甲状腺核素扫描显示甲状腺增大但摄碘减少，分布不均，如有较大结节，可呈冷结节表现。

（5）细针穿刺细胞学检查或组织学检查可见中至大量的淋巴细胞浸润及纤维化。

（五）诊断要点

（1）甲状腺弥漫性肿大，质坚韧，表面不平或有结节。

（2）TGAb、TMAb阳性。

（3）血TSH升高。

（4）甲状腺核素扫描有不规则浓聚或稀疏。

（5）过氯酸钾释放试验阳性。

5项中有2项者可拟诊，具有4项者可确诊。

（六）鉴别诊断

桥本甲状腺炎需与以下疾病相鉴别。

1.结节性甲状腺肿

少数桥本甲状腺炎患者可出现甲状腺结节样变，甚至有多个结节产生。与结节性甲状腺肿患者的鉴别点是，后者甲状腺自身抗体滴度降低或正常，甲状腺功能通常正常。

2. Graves病

Graves病肿大的甲状腺质地通常较软，甲状腺自身抗体滴度较低，但也有滴度高者，二者较难区别，如果血清TRAb阳性，或伴有甲状腺相关眼病，或伴有胫前黏液性水肿，则倾向于Graves病的诊断，必要时可行细针穿刺细胞学检查。

3.甲状腺恶性肿瘤

桥本甲状腺炎可出现结节样变，如结节孤立、质地较硬，与甲状腺癌鉴别的要点为，后者甲状腺自身抗体滴度和甲状腺功能也多正常。另外，桥本甲状腺炎可合并甲状腺恶性肿瘤，如甲状腺乳头状癌和淋巴瘤等，此时可进行细针穿刺细胞学检查或手术切除活检等以明确诊断。

4.慢性侵袭性纤维性甲状腺炎

病变常超出甲状腺范围，侵袭周围组织，可与皮肤粘连，不随吞咽活动，周围淋巴结不大。肿大的甲状腺产生邻近器官的压迫症状，如吞咽困难、呼吸困难、声音嘶哑等，但无疼痛。甲状腺轮廓可正常，质硬如木，所以又称为木样甲状腺炎。甲状腺功能通常正常，甲状腺组织完全被纤维组织取代后可出现甲减，并伴有其他部位纤维化，甲状腺自身抗体滴度降低或正常。仅凭上述特点难以鉴别时，可行细针穿刺细胞学检查或甲状腺组织活检以明确诊断。

（七）治疗

对于甲状腺功能正常的患者，无需治疗，随诊观察即可。桥本甲状腺炎患者出现甲功异常时，一般也不需要治疗，多在经历甲亢期、甲功正常期、甲减期和甲功正常期四个阶段后稳定。甲亢症状明显者可给予β受体阻滞剂对症处理，甲减症状明显或发展为临床甲减的患者给予甲状腺激素替代治疗。一般不主张常规使用糖皮质激素治疗。但部分甲状腺疼痛、肿大明显的患者，可加用泼尼松，好转后逐渐减量，用药1~2个月后停药。高度怀疑合并甲状腺癌或淋巴瘤时采用手术全切，术后终身使用甲状腺激素替代治疗。

1.桥本甲状腺炎是一种常见病、多发病，临床上要时刻想到这一点。

2.由于是常见病、多发病，临床诊断一般不困难。中年女性，存在甲状腺轻度肿大、质地韧的典型表现，血清TGAb、TPOAb阳性，就能做出临床诊断。但许多患者并无明显临床症状，或仅感觉乏力，极少数有咽喉部不适感，故很容易漏诊。

3.桥本甲状腺炎与Graves病同为甲状腺特异性自身免疫疾病。但Graves病主要导致甲亢，而本病主要导致甲减，仅有5%左右的患者会出现一过性甲亢。

4.临床一般认为Graves病比桥本甲状腺炎对甲状腺组织的破坏性更大，这其实是错误的。桥本甲状腺炎对甲状腺滤泡组织的破坏可以高达90%，并由此导致甲减。造成这种误解的原因是Graves病所产生的过多甲状腺激素对机体产生了严重危害，出现眼部、心脏疾病，甚至甲状腺危象死亡等严重后果。而甲减患者可以很容易地通过甲状腺素替代治疗而防止对机体造成危害。所以，事实是桥本甲状腺炎对甲状腺本身的损伤更大，而Graves病所导致的甲亢对人体的危害更大。这也是"宁要甲减，不要甲亢"的原因。

5.甲状腺炎导致的甲功异常存在共性，即无论是甲亢还是甲减，大多是一过性的。甲亢是因为甲状腺组织破坏或滤泡通透性增高导致的甲状腺毒症，所以是"假甲亢"。治疗时要特别注意不能仅根据甲功结果提示甲亢就采用抗甲状腺治疗，以免加重甲减病情，形成永久性甲减。

6.临床上80%以上的甲亢是由Graves病导致的，80%以上的甲减是由桥本甲状腺炎导致的。所以一般说到甲亢，就想到Graves病，一说到甲减，就想到桥本甲状腺炎。但是，二者都是甲状腺自身免疫性疾病，临床上二者同时存在的现象并不罕见。这种情况下发生的甲亢时可能是"真""假"甲亢同时存在。此时，抗甲状腺药物使用剂量一般偏小，甲功的监测要频繁，以便及时根据甲状腺功能的变化调整药物剂量。

7. 亚甲炎、无痛性甲状腺炎、桥本甲状腺炎三者之间有同有异：无痛性甲状腺炎兼有亚甲炎和桥本甲状腺炎的部分特点，但又有所不同。其中无痛性甲状腺炎的病因与自身免疫有关，患者一般无甲状腺疼痛及触痛，血沉不快，这些与桥本甲状腺炎类似；另一方面，无痛性甲状腺炎往往也有甲亢期、甲减期和恢复期三期临床经过，病程早期患者可出现血清甲状腺激素水平升高而甲状腺摄^{131}I能力降低的分离现象，病程有自限性，这些又与亚甲炎类似。这些情况有助于临床鉴别诊断。

8. 关于桥本甲状腺炎患者如何合理摄碘，信息较为混乱。一般情况下，早期存在甲状腺毒症阶段，要限制碘的摄入，每天控制在100μg左右。出现甲减表现时可以适当增加摄碘量，但不能太多，以免加重已经受损的甲状腺的负担。

9. 甲状腺炎的发生，病因复杂，但是可以通过合理饮食、科学运动、戒烟限酒、适当休息、充足睡眠、平衡心态等措施提高免疫力和抗病能力，降低发生率。饮食方面主要是适当增加优质蛋白的摄入，补充维生素、膳食纤维。

10. 近年来，对于硒与甲状腺炎关系的研究较为活跃。硒是人体必需的微量元素，具有激活和增强免疫功能的作用。因此，适当补硒对于包括桥本甲状腺炎在内的甲状腺自身免疫性疾病具有良好的预防和治疗效果。

第十节　中枢性甲亢

甲状腺激素的分泌靠HPT轴的调节。下丘脑和垂体都属于中枢器官，它们发生病变导致的甲亢，称为中枢性甲亢。为了区别于甲状腺本身原因导致的原发性甲亢，中枢性甲亢也称为继发性甲亢。

临床上中枢性甲亢主要见于垂体病变，包括垂体促甲状腺激素瘤（少数由颅咽管瘤引发）、垂体选择性SRTH等。下丘脑病变导致的甲亢极为罕见。另外还可见炎症、药物等因素导致的中枢性甲亢。

与原发性甲亢T_3、T_4升高，TSH降低的"两高一低"不同，中枢性甲亢的主要特征是T_3、T_4和TSH均升高，也称为"三高特征"。当然，部分患者TSH可正常。这是由于高甲状腺激素水平无法对病态的垂体产生抑制作用而出现的反常现象。

一、垂体促甲状腺激素瘤所致中枢性甲亢

多见于垂体促甲状腺激素细胞腺瘤。病因不明，可能与遗传、下丘脑调控激素紊乱等因素有关。在所有垂体腺瘤之中，仅占约1%，所以是一种罕见疾病。促甲状腺激素细胞腺瘤导致甲亢的机制主要是在瘤体的压迫和刺激下，腺垂体大量分泌TSH，从而使甲状腺激素水平升高。临床可见头晕、头痛、乏力、出汗异常、声音嘶哑、吞咽困难等不适症状。具备上述临床表现、甲功特征，进行影像学检查即可确诊。

（一）临床表现

主要由甲亢的高代谢、高兴奋性症候群加瘤体鞍区占位效应两部分组成。

前者有怕热、多汗、心悸、多食、易急躁等症状。查体可发现甲状腺弥漫性肿大，一般没有突眼、胫前黏液性水肿。后者表现比较复杂，既可有视交叉受压引起的视野缺损、视力下降、头痛等表现，又可能存在垂体受压所致的垂体前叶功能减退症状，如乏力，精神、食欲差等现象，还可能伴有其他垂体前叶激素（如生长激素、泌乳素等）分泌增多表现，如生长激素分泌过多引发肢端肥大症或巨人症，泌乳素分泌增加引起女性月经不调、闭经、泌乳，以及男性性功能减退等。

（二）治疗

本病的治疗以手术治疗为主，可选择经鼻蝶或经颅手术切除肿瘤。放射治疗只用于有手术禁忌证或手术未治愈的患者，一般不作为首选治疗方法。不推荐ATD治疗。因为ATD可促进垂体肿瘤增生，不利于病情的缓解。但手术前可短期使用ATD控制高代谢状态。其他药物治疗，主要为生长抑素类似物（如奥曲肽），用于术前准备或术后未缓解的患者。甲亢症状明显时，可用β受体阻滞剂控制甲亢的症状。

二、甲状腺激素抵抗综合征所致中枢性甲亢

（一）概述

前文已论及，SRTH属于罕见的常染色体显性遗传性疾病，以家族性发病多见。根据受累器官的不同，分为全身性SRTH和选择性SRTH。

全身性SRTH患者的垂体和周围组织均受累，根据受累程度不同，又分为甲状腺功能代偿正常型和甲状腺功能减退型。代偿正常型病情更轻，无明显症状和体征，只有甲功的"三高"表现；甲减型患者的特点是，血液中甲状腺激素水平升高，而临床表现为甲状腺功能减退，包括智力和生长发育异常。

选择性SRTH又分为垂体选择性SRTH和外周组织选择性SRTH。

垂体选择性SRTH又可分为自主型和部分型两种：一部分患者对TRH的变化（可视为"命令"）无明显反应，表现为高度自主性，称为自主型或独立型；其他患者表现为垂体对TRH和升高的甲状腺激素都有部分反应，称为部分型，甲功"三高"和甲亢表现较自主型要轻。

外周组织选择性SRTH的特点是，周围组织对甲状腺激素不反应、

不敏感，而垂体多无受累，对甲状腺激素反应正常。临床表现为甲状腺肿大，T_3、T_4和TSH正常，临床无甲亢表现，却有甲减表现。一般情况下，外周组织选择性SRTH较垂体选择性SRTH病情重、预后差。

SRTH发生中枢性甲亢的机制是，垂体或靶器官对循环甲状腺激素的反馈抑制作用有抵抗力、不敏感，导致甲状腺激素过量而引起外周毒性作用，发生中枢性甲亢。

（二）治疗

1. ATD

垂体选择性SRTH可在密切观察的情况下试用ATD治疗，如疗效不佳，应及时停用。其他类型的SRTH一律不主张使用ATD治疗。因为SRTH主要是因T_3受体对甲状腺激素不敏感，导致甲状腺激素水平升高。如果使用ATD降低血中T_3、T_4水平，可能加重甲减表现和甲状腺肿的程度，还可促进TSH分泌增多、垂体TSH细胞增生与肥大，尤须注意对儿童甲减的不利影响。

2. 三碘甲腺乙酸

是目前认为较为有效的药物，无明显增高代谢作用，可反馈抑制TSH分泌，降低甲状腺激素水平，减轻甲状腺肿大。

3. 甲状腺激素

$L-T_3$可反馈抑制TSH分泌。$L-T_4$疗效欠佳。不过，甲减型儿童患者可补充甲状腺激素，以利于生长发育。特别是外周组织选择性SRTH儿童患者，应给予较大剂量的甲状腺制剂。

4. 溴隐亭

有使用多巴胺受体激动剂溴隐亭治疗SRTH有效的报道，临床可试用溴隐亭或其他种类的多巴胺受体激动剂。疗效有待观察，有效者停药后易复发。

5. 生长抑素

主要作用是抑制TSH的分泌，疗效有待观察。

6.糖皮质激素

可减弱TSH对TRH的兴奋反应，但对SRTH的疗效缺乏有力证据。

7.放射治疗

垂体性SRTH除使用ATD治疗外，还可应用^{131}I放射治疗，但要十分谨慎。

8.基因治疗

随着科技的发展，在明确病变基因的前提下，基因治疗将是SRTH的最有效治疗手段。

三、其他炎症所致中枢性甲亢

少数中枢性甲亢可由鞍区炎症引起，如结核、梅毒等感染。对因、对症治疗。

四、药物所致中枢性甲亢

某些药物，如多巴胺、锂剂等，也可能导致中枢性甲亢。治疗方法就是停用这些药物。

🩺 提示

1. SRTH是一种罕见病，临床上在排除其他常见病的情况下，考虑此病。

2. 虽然上述情况都能导致中枢性甲亢，但病因不同，表现和治疗也不相同，一定要注意治疗的个体化。

3. 中枢性甲亢和Graves病甲亢的实验室鉴别在于TSH水平相反，前者甲状腺抗体阴性。

4. SRTH的发生与遗传因素有关，要关注儿童群体，治疗同样要保证儿童的正常生长发育。

5.影像学检查是明确中枢性甲亢的重要手段。

6. SRTH 的分型和表现复杂，根据甲状腺激素抵抗的不同，临床可见甲功正常、甲亢或甲减。若垂体和周围组织对甲状腺激素的抵抗相似或相当，患者甲状腺功能正常；如果垂体抵抗高于周围组织抵抗，患者表现为甲亢；垂体抵抗低于周围组织抵抗，患者表现为甲减。

7. 甲状腺激素水平升高，临床表现为甲减的 SRTH 患者，极易漏诊或误诊、误治，临床要注意诊断和鉴别诊断。

8. SRTH 目前还无法根治，有临床治疗经验显示，综合应用地塞米松、溴隐亭、甲状腺激素治疗，疗效较单药好。但此法不宜长期应用，应注意避免糖皮质激素等的副作用。另外，保持稳定的情绪、规律作息时间、合理锻炼身体，有利于疾病康复。

第十一节　甲亢并发症

一、甲状腺危象

甲状腺危象是甲亢病情没有有效控制，在应激状况的激发下病情突然加重，发生的严重危及患者生命健康的并发症。

（一）临床表现

甲状腺危象的临床表现有一定的规律性，但并不相同。大致可分为典型表现、先兆表现和非典型表现。

1.典型表现

①体温急骤升高，常达39℃以上，皮肤潮红，大汗淋漓。随后可出现汗闭，皮肤苍白和脱水。高热，且使用一般解热措施无效，是甲状腺危象的特征表现，也是与重症甲亢的重要鉴别点。②脉压差明显增大，心率显著增快，超过160次/分。可出现各种快速

型心律失常，如期前收缩、房性心动过速、阵发性及持续性心房颤动，其中以期前收缩及心房颤动为多见。少数患者心脏增大，甚至发生心力衰竭。如果患者血压下降，心音减弱及心率减慢，可能发生心源性休克。注意部分老年人仅以心脏异常，尤其是心律失常为突出表现。③厌食、恶心、呕吐、腹痛、腹泻明显。有些老年人以消化系统症状为突出表现，要特别警惕。④精神神经障碍，焦虑、烦躁、精神变态、嗜睡、昏迷等。

2.先兆表现

有甲状腺危象的表现，但程度较轻。如发热，体温在38~39℃之间；心率120~159次/分，也可有心律不齐；食欲不振，恶心，大便次数增多，多汗；焦虑，烦躁不安等。

3.非典型表现

心房颤动等严重心律失常或心力衰竭；恶心、呕吐、腹泻、黄疸；精神淡漠、木僵、极度衰弱、嗜睡、反应迟钝或昏迷；体温过低，皮肤干燥无汗。

（二）理化检查

血清FT_3和FT_4明显升高，TT_3、TT_4也多升高。电解质紊乱，其中以低钠血症最为常见，可有代谢性酸中毒及低血钾等。心电图多显示各种快速型心律失常。

（三）诊断

出现上述表现，特别是典型表现，同时甲状腺激素水平升高，即可确诊。

（四）治疗

1.一般治疗

吸氧，应用镇静剂，积极物理降温，保证足够热量，注意葡萄糖、水分、维生素的补充，并迅速纠正电解质及酸碱平衡紊乱。

高热患者首先物理降温，必要时可用中枢性解热药，如对乙酰氨基酚（扑热息痛）等，但要注意避免使用水杨酸类解热药，因为该类药物会增加FT_3、FT_4和机体代谢率。严重高热者可采用人工冬眠（哌替啶100mg，氯丙嗪及异丙嗪各50mg混合后静脉持续泵入）。心力衰竭者可应用洋地黄制剂及利尿剂等对症治疗。合并感染者，及时足量应用抗生素。

2.特殊治疗

（1）ATD：首选药物为PTU，首剂500~1000mg，口服或者经胃管注入，以后每次250mg，每4小时1次。若无PTU，使用MMI，首剂60mg，继之20mg，每8小时1次。PTU和MMI使用1h内能够阻碍碘机化，抑制甲状腺激素合成。首选PTU是因为其具有抑制外周组织及甲状腺内的T_4转化为活性更高的T_3的作用。

（2）复方碘溶液：其作用机制是抑制甲状腺激素释放。服用PTU后1小时开始服用碘溶液，每6小时口服1次，每次5滴（0.25ml或者250mg）。一般使用3~7天。

（3）糖皮质激素：适用于有高热或休克者。氢化可的松200~300mg/d静滴，或地塞米松2mg静注，每6小时1次，以后逐渐减少剂量。

（4）β受体阻滞剂：阻断甲状腺激素对心脏的刺激作用和抑制外周组织中的T_4向T_3转化。普萘洛尔60~80mg/d，每4小时1次。对于β受体阻滞剂不耐受或禁忌证的患者，可谨慎使用超短效的选择性$β_1$受体阻滞剂艾司洛尔。必要时也可考虑使用非二氢吡啶类钙离子通道阻滞剂（如地尔硫草）控制心率。

（5）透析与血浆置换：经上述处理疗效不显著，血清甲状腺激素仍呈高浓度者，可选用血液透析、腹膜透析或血浆置换等措施迅速清除过多的甲状腺激素。

提示

1.甲状腺危象发病率很低，容易被忽视。但是，其病死率极高，必须高度重视。

2.甲状腺危象前期或高度怀疑甲状腺危象时，可不等待化验结果，立即开始抢救治疗，以降低死亡率。临床上各种严重的急性并发症有一个共同的规律，即几乎都涉及中枢神经系统和消化系统。如果这两个系统同时出现异常，要高度怀疑严重并发症的存在。

3.治疗过程中要严密监测患者呼吸、心率、血压、体温等生命体征的变化。

4.甲状腺危象应用糖皮质激素，除了可以减轻炎性反应外，主要还是防止肾上腺皮质功能降低。

5.换血法、血浆除去法和腹膜透析法能够迅速降低循环中甲状腺激素水平，但要注意，血浆置换疗法的有效作用是一过性的，仅能维持24~48小时。

6.甲状腺危象治疗成功关键是早发现、早治疗。

二、Graves 眼病

Graves眼病又称甲状腺相关眼病。顾名思义，是由Graves病造成的眼部损伤。25%~50%的Graves病患者伴有不同程度的眼病，发病率在成年人眼眶疾病中居首位。本病以中年女性多见，男女之比为1∶3，多为双侧发病。患者多为甲亢，少数甲功正常或低下。

（一）临床表现

起病缓慢，以眼睑挛缩、上睑迟落、眼球前凸造成的突眼为主要特征。双侧无痛性眼球突出、眼睑萎缩、眼肌麻痹。累及视神经功能或角膜损伤时出现视力减退、复视、瞳孔反射及视野的异常。根据病情轻重，可分为单纯性和浸润性。

1.单纯性突眼

病情较轻，占Graves眼病的85%以上。患者可一侧或者双侧凸眼，凸眼度不高，上睑挛缩，瞬目减少，双眼呈现炯炯有神的表象。

2.浸润性突眼

病情较重，患者突眼明显，累及外展神经时，眼球运动受限，还时常会损伤到角膜。

（二）加重因素

Graves眼病的加重因素主要包括：①重度甲功异常；②吸烟；③TRAb高滴度；④^{131}I放射治疗等。

（三）治疗

1.治疗原则

抑制自身免疫反应，控制甲亢，保护视力，治疗视神经损害。

2.一般治疗

针对加重因素，进行以下治疗：①积极控制甲亢，尽量维持患者的甲状腺功能正常，使TRAb下降至正常水平。②严格戒烟。③^{131}I放射治疗是常用方法。但在治疗后应密切监测甲状腺功能，发现异常及时治疗。对于高风险患者，在^{131}I放射治疗前可口服糖皮质激素进行预防性治疗。④佩戴有色眼镜减轻畏光、羞明症状。⑤白天使用不含防腐剂的人工泪液，夜间使用润滑型眼膏，保持房角湿润。⑥睡眠时如果角膜暴露，应在睡前涂眼膏，必要时戴眼罩，避免角膜受到伤害。⑦睡眠时适当垫高枕头，以缓解因静脉回流受阻造成的眶压增高。⑧减少食盐摄入量，使用利尿剂减轻眶周水肿等。

3.特殊治疗

中、重度活动期治疗可分为一线、二线和其他治疗：一线治疗为大剂量静脉使用糖皮质激素，效果不佳可选择二线治疗；二线治疗包括糖皮质激素重复冲击或其他免疫抑制剂、局部眼眶照射或局部糖皮质激素注射治疗等。必要时进行手术治疗。

👨‍⚕️ **提示**

1.随着医疗条件的改善和医疗水平的提高，甲状腺相关眼病的发病率逐渐下降，已成为少见甚至罕见疾病。伴随而来的是对该病的忽视。这一点需要注意，不能因为忽视而引起Graves眼病的发生。

2. Graves眼病经过合理治疗后，绝大多数可以治愈，治疗时间为1.5~2年。积极有效地治疗原发病是治疗成功的基础和关键。

3. Graves眼病的治疗，离不开细心呵护，包括合理饮食、科学锻炼、充分休息以提高机体免疫力；日常注重眼部卫生，避免用眼疲劳；经常眨眼、转动眼睛，多眺望远方休息和锻炼眼部组织；严格戒烟；合理应用防护眼药；注意佩戴眼镜，等等。

三、甲亢性心脏病

甲亢性心脏病是由于大量甲状腺激素对心脏的直接毒性作用或间接影响引起心律失常、心脏扩大、心力衰竭、心绞痛等一系列心血管系统症状和体征的疾病，是甲亢常见且重要的并发症。

（一）发生机制

全身绝大多数组织都有甲状腺激素受体，这是甲状腺激素作用于全身的基础。其中，心肌细胞表面T_3受体最多，所以心脏对甲状腺激素特别敏感。过多的甲状腺激素可以直接刺激心肌细胞，引起心脏做功增多。另外，甲状腺激素可以增强儿茶酚胺的作用，间接刺激心脏，使其兴奋性增强。心脏的高兴奋性容易引发房颤，而心输出量的增加，使血压和心肌耗氧量随之增加。这样，在心脏负担加重的同时，心肌细胞处于相对缺氧状态，由此造成心脏功能下降、心脏扩大、瓣膜关闭不全等。

（二）临床表现

1.心律失常

是甲亢性心脏病最常见的现象，包括窦性心动过速、房性期前收缩、阵发性心动过速、心室扑动、心房颤动等。其中最常见者为房颤。

2.心脏增大

包括心房或（和）心室扩大、心脏重量增加、心肌细胞肥大、心肌纤维间隙增宽，这些改变是因为甲亢失治、误治或久治不愈造成的。多数情况下，在甲状腺功能恢复正常后，增大的心脏可以改善或逆转。

3.心力衰竭

甲亢患者充血性心力衰竭发生率约为6%，与年龄和病程呈正相关，以右心衰多见，也可以是左心衰。研究显示，甲亢控制后房颤持续存在者，往往伴有心功能不全，应予注意。

4.心绞痛和心肌梗死

甲亢性心脏病较少发生典型心绞痛，更少见心梗，而是以冠脉供血不足导致的胸闷、心悸、气短、沉重感多见。

（三）诊断

甲亢患者，结合临床表现和心电图、影像学检查做出诊断。

（四）治疗

1.一般治疗

适当休息，保持情绪稳定，注意补充热量和营养，包括糖、蛋白质和维生素B族等。

2.甲亢的治疗

根据前文介绍和疾病特点，权衡利弊，从药物治疗、^{131}I放射治疗和手术治疗等方法中选择合适疗法。从临床看，药物疗法应用最为普遍，治愈率为40%~60%。治愈率高的其他方法，易导致甲减。

3.心脏病的治疗

房颤的治疗首先是抗甲状腺治疗。有效的抗甲状腺治疗后，约75%的甲亢并房颤患者在甲亢控制3周内能够恢复窦性心律。其余患者可考虑药物复律或电击复律。对于甲亢未控制，并发快速房颤者，可加用洋地黄和β受体阻滞剂，以控制心室率，同时预防栓塞。老年房颤患者如合并窦房结功能不全，不宜强求复律，心室率控制满意即可。

心衰患者常规给予强心、利尿、扩血管治疗。房颤或心衰患者应用洋地黄时要注意以下几点：一是甲亢时心肌对洋地黄的耐受性增加，因此一般用量需偏大；二是在有心力衰竭或快速房颤时，选择快速作用的洋地黄制剂，心室率快者用去乙酰毛花苷，心室率不快者用毒毛花苷K，控制后改为口服地高辛；三是伴有房室传导阻滞者，一般禁用洋地黄；四是老年或肾功能下降患者要注意洋地黄的毒性。

胸闷、心慌或心绞痛者，常规抗心绞痛、抗血小板治疗。甲亢性心绞痛可能与冠状动脉痉挛有关，宜选用扩张冠脉的硝苯地平、硝酸甘油等治疗，也可根据心率等情况合用β受体阻滞剂。

👨‍⚕️ 提示

1.前面已经多次提及甲状腺对心脏的损害，再次单独介绍，是因为甲亢性心脏病既是甲亢的常见并发症，又会对患者的生命健康产生巨大影响，部分老年、炎性甲亢或中枢性甲亢患者是以心脏病为首发或主要表现。有人直接将其称为"甲亢心"。临床必须高度重视。

2.甲亢患者的心脏病表现可以是独立存在的甲亢性心脏病，也可能与既有的心脏病合并存在。无论哪种情况，抗甲状腺治疗都是重要措施。超过半数的甲亢性心脏病患者，甲亢治愈后，心脏病随之痊愈，包括心律失常、心衰等。如果甲亢控制不好，既有的心脏病也很难起到应有的治疗效果。

3.对病情较危重的心脏病患者，可加用碘剂快速降低甲状腺激素水平，静滴糖皮质激素纠正急性心衰。

第十二节　甲亢的中医药治疗

中医药对甲亢的治疗有着丰富的经验和良好的效果，甲亢的中医治疗包括内治和外治两个方面的多种方法。

一、内治法

内治的关键是辨证论治。甲亢的高代谢和高兴奋性表现，符合中医学热盛阳亢的证型。在这一大的证型之下，还要根据患者具体病情，四诊合参，细化理法方药。

（一）肝火旺盛

证见烦躁易怒，双目热痛，口干口苦，两胁胀满，多言喜动，舌红苔黄，脉弦而数。治以疏肝解郁化火，方用丹栀逍遥丸为主治疗。

（二）肝阳上亢

证见头晕目眩，面红目赤，口眼干热，双手颤抖，舌红少津，苔薄黄，脉弦数有力。治以平肝潜阳，以天麻钩藤饮为主治疗。

（三）心火炽盛

证见胸闷心慌，悸动不安，大便干结，小便短赤，口舌生疮，心烦失眠，舌赤苔黄，脉数。责之于心火扰神，治以清心安神的交泰丸、酸枣仁汤等。

（四）阴虚胃热

证见多食易饥，消瘦乏力，口干咽燥，胃胀口臭，舌质干红，苔薄黄或少苔，脉细数。以清热润燥、养阴生津之消渴方化裁治疗。

（五）气滞痰郁

证见心烦易怒，胸胁胀闷，痰多痰黏，颈部瘰疬，舌暗苔薄黄腻，脉弦滑。以理气解郁、化痰散结之逍遥丸合消瘰丸为治。

二、外治法

甲亢的中医外治法同样丰富，如针刺、艾灸、推拿、熏蒸，等等。同样是在辨证基础上进行施治。

针灸常用穴位有合谷、内关、太冲、天突、夹脊、三阴交、神门、复溜、攒竹、四白等。

🧑‍⚕️ 提示

1.中医药治疗甲亢是一大篇章，此处仅是点题而已。对于喜好中医治疗，尤其是ATD不耐受，而又不愿接受其他疗法的患者，可首选中医药治疗。中医治疗具有广阔的发挥空间，许多医者有自己的治疗经验，甚至独门绝学，不宜条框羁绊。

2.中医药治疗强调理法方药的统一，不强调疾病的具体诊断。也就是说，符合哪种证型，就用哪种治则和方药。例如，有烦躁易怒、双目热痛、口干口苦、两胁胀满、多言喜动、舌红苔黄、脉弦数等肝火旺盛的表现，辨证为肝郁化火、肝火旺盛的证型，不管是甲亢、胆囊炎还是糖尿病，都可采用疏肝理气泻火的方药治疗。相反，即使都是甲亢，不同的表现也有不同的理法方药对应治疗。这就要求医者不拘泥于甲亢的诊断，灵活辨证施治。

3.有别于西医的ATD、手术、^{131}I放射治疗三大疗法，中医药治疗更为丰富多彩。如伴有失眠、盗汗、月经不调等兼证的患者，可以通过配方的君臣佐使，综合施治。同时，一个方剂疗效不佳时，可以调换思路，变通取效。

4.中医治疗的疗效与辨证施治是否准确，以及病情、病程、并发症和合并症情况等多种因素有关。如果疗效不佳，要及时听取医生建议，变更中医或西医治疗方法，不可延误治疗。

（林绍志）

第六章

甲状腺功能减退症

第一节 概　述

甲状腺功能减退症，简称甲减，是由于各种原因引起甲状腺激素合成和分泌减少或作用减弱导致全身代谢降低及各系统功能减退的临床综合征。

一、分类

和甲亢一样，甲减的分类也是复杂多样。

1.根据发生的原因，甲减可以分为原发性甲减、中枢性甲减和甲状腺激素抵抗综合征三类。

（1）原发性甲减：此型最为常见，是由于甲状腺腺体本身原因，如过量服用抗甲状腺药物、桥本甲状腺炎、甲状腺切除术后、放射性碘治疗后、先天性甲状腺缺如、舌甲状腺等因素对甲状腺本身的影响所致，故又称甲状腺性甲减。在上述病因中，桥本甲状腺炎居首位，达到80%~85%。

（2）中枢性甲减：垂体性和（或）下丘脑性甲减的统称，较为少见。垂体性甲减多因垂体肿瘤、手术、放疗和产后垂体出血坏死等引起。下丘脑性甲减，又称"三发性甲减"，见于下丘脑综合征、下丘脑肿瘤、炎症或嗜酸性肉芽肿，以及放疗后，临床更为罕见。

（3）甲状腺激素抵抗综合征：由于外周组织对甲状腺激素不敏感，甲状腺激素不能发挥其正常的生物效应所引起的综合征。既可有甲减表现，又可有甲亢表现。

2.根据发生的部位，分为原发性、继发性和第三性甲减。原发性甲减最为多见，约占甲减的96%；继发性甲减即垂体性甲减，比较少见；第三性甲减又称下丘脑性甲减，即三发性甲减。

3.根据直接病因，分为自身免疫性甲减、药物性甲减、^{131}I放射治疗后甲减、甲状腺手术后甲减、垂体或下丘脑手术后甲减、先天性甲减等。

4.根据甲减程度，分为临床甲减和亚临床甲减。

5.根据发病年龄，分为老年甲减、成年型甲减、幼年型甲减和新生儿甲减。

二、病因与预防

（一）发病情况

流行病学调查显示，甲减的患病率差异较大，与TSH诊断切点值、性别、年龄、种族等因素有关。TSH诊断切点值越低，甲减患病率越高。成年女性患病率高于男性，并随着年龄的增长而升高。亚临床甲减患病率高于临床甲减。根据2010年我国的流调结果，亚临床甲减患病率为16.7%，临床甲减患病率为1.1%。

（二）高危人群

任何人都可能发生甲减，相对来讲，下列人员发生概率更高：

（1）有自身免疫性疾病者。如红斑狼疮、1型糖尿病、类风湿疾病等。

（2）有恶性贫血者。

（3）一级亲属中有自身免疫性甲状腺疾病者。

（4）有颈部及甲状腺的放射史，包括甲亢的放射性碘治疗及头颈部恶性肿瘤的外放射治疗者，甚至频繁的牙科疾病X线照射等。

（5）既往有甲状腺功能异常或手术史者，以及甲状腺检查存在异常者。

（6）精神性疾病患者。

（7）服用胺碘酮、锂剂、酪氨酸激酶抑制剂等。

（8）高催乳素血症者。

（9）有心包积液者。

（10）血脂异常者。

（三）预防

（1）避免长期大量食用致甲状腺肿作用的食物，例如卷心菜、芜菁、木薯等。

（2）在碘缺乏地区推广使用加碘食盐，是消除碘缺乏病导致的甲减和克汀病最有效的方法。

（3）避免碘过量。因为碘过量能够导致TSH升高，进而发生亚临床甲减。

（4）注意可能导致甲减的药物，如：碳酸锂、硫脲类、磺胺类、对氨基水杨酸钠、过氯酸钾、保泰松、硫氢酸盐、酪氨酸激酶抑制剂、白介素–2、γ–干扰素等。必须使用时，应注意监测甲状腺功能。

三、临床表现

典型症状主要为代谢率降低和交感神经兴奋性下降的表现。

（一）低代谢症候群

畏寒，少汗，乏力，体重增加，行动迟缓，言语缓慢，声音低哑，皮肤粗糙，因血液循环减慢和产热减少，体温可低于正常。

（二）精神神经系统

记忆力、注意力、理解力和计算力减退，嗜睡，反应迟钝，听力下降，部分患者可发生抑郁症。严重者可表现为痴呆、幻想、木僵，甚至出现黏液性水肿昏迷。查体跟腱反射时间延长，膝反射多正常。

（三）心血管系统

心血管系统兴奋性减低，心率减慢，脉压减小，血压降低。长时间缺乏甲状腺激素可引起心脏黏液性水肿，发生心脏肿胀，严重者可以引起心包积液和心功能不全，称为甲减性心脏病。甲减时心肌耗氧量减少，严重的心力衰竭较少发生。

甲减时血脂代谢紊乱，胆固醇升高，容易发生动脉粥样硬化、冠心病。由于心肌耗氧量减少，甲减患者合并冠心病时很少发生心绞痛，但应用甲状腺激素治疗期间可能诱发或者加重心绞痛。查体心音减弱、心界扩大。存在心包积液者，心界向双侧增大，随体位而变化，坐位心浊音界呈烧瓶样，卧位心底部浊音界增大。

（四）消化系统

食欲减退，腹胀，便秘，偶尔会导致黏液水肿性巨结肠或麻痹性肠梗阻。查体肠鸣音减弱。

（五）内分泌系统

长期甲减可引起腺垂体增大、高催乳素血症，女性溢乳、男性乳房发育。儿童甲减可致生长发育迟缓。肝脏可有间质水肿，影响到胡萝卜素向维生素A的转变，导致高胡萝卜素血症，手、脚掌皮肤可呈姜黄色。毛发干燥稀疏，双下肢胫骨前方黏液性水肿，压之无凹陷。

（六）血液系统

贫血是常见现象。因为代谢降低，需氧量减少，促红细胞生成素生成不足，胃酸缺乏，营养及铁吸收不良，摄入不足，月经量多等原因导致贫血的发生。血浆凝血因子Ⅷ和Ⅸ浓度下降，毛细血管脆性增加，以及血小板黏附功能下降，易导致出血倾向。

（七）呼吸系统

阻塞性睡眠呼吸暂停较为常见，在甲状腺功能恢复正常后可逆转。部分患者可有胸腔积液，但较少引起呼吸困难。

（八）肌肉与骨关节系统

肌肉无力，可有肌萎缩。部分患者伴关节疼痛和关节腔积液。

（九）黏液性水肿

各种组织内均含有大量细胞外黏蛋白。甲减时，毛细血管通透性增加，回吸收蛋白质的能力降低，淋巴循环迟缓，黏蛋白结合大量阳离子与水分子，水盐潴留于组织间液，使组织间液增加，血浆容量减少，皮肤肿胀，产生黏液性水肿。上述改变可使患者出现"面具脸"，即颜面虚肿，表情呆板、淡漠。此外，可出现面色苍白，眼睑水肿，唇厚舌大，眉毛外1/3稀疏脱落，男性胡须稀疏。

黏液性水肿昏迷是甲减最严重的并发症。临床表现为嗜睡、低体温（<35℃）、呼吸减慢、心动过缓、血压下降、四肢肌肉松弛、反射减弱或消失，甚至昏迷、休克，危及生命。黏液性水肿一般见于老年人、病情较重而未获治疗者，多在寒冷时发病。严重全身性疾病、中断甲状腺激素治疗、感染、手术，以及使用麻醉、镇静药物等是其诱发因素。

四、并发症与合并症

相比于其他人群，甲减对胎儿的影响最大，可造成呆小病。其次是对儿童发育的影响。甲减的危害主要包括以下方面。

（一）肥胖

由于新陈代谢速度减慢，能量消耗减少，容易导致体重增加和肥胖，尤其是在腹部和臀部容易积累脂肪。

（二）贫血

甲状腺功能减退会影响铁的吸收，降低造血组织的代谢率，阻碍促红细胞生成素的产生，引起贫血。

（三）甲减性心脏病

甲状腺激素的减少，引起代谢能力降低，心肌收缩力下降，心排血量减少，导致甲减性心脏病的发生。可出现心律失常、心包积液等。

（四）高脂血症

主要是由于甲状腺激素减少，引起胆固醇代谢异常，导致高胆固醇血症。

（五）不孕不育

甲减可导致生殖系统功能紊乱，女性月经失调，卵泡质量下降，男性阳痿，精子数量下降，继而引起不孕和不育。

（六）抑郁症

出现情绪低落、焦虑，诱发或加重抑郁症。

（七）黏液性水肿昏迷

是甲减最危急的并发症。

（八）呆小病

是孕妇甲减或儿童先天性甲减所造成的严重损害。

五、诊断与鉴别诊断

（一）相关检查

1.甲功检查

（1）血清TSH升高及FT_4降低是诊断原发性甲减的最早期、最敏感指标。血清TT_3、FT_3在轻症患者可正常或稍低，严重患者均降低。

（2）亚临床甲减仅有血清TSH增高，而血清TT_4、FT_4、TT_3、FT_3正常。

（3）中枢性甲减时，TT_4、FT_4降低，TSH降低或正常。出现与原发性甲减不符的"三低现象"。

2.甲状腺自身抗体

TPOAb、TGAb阳性，提示甲减是由自身免疫性甲状腺炎所致。

3.其他实验室检查

（1）血常规：轻、中度贫血，多为正细胞正色素性贫血，但也可发生大细胞性贫血。

（2）脂质代谢异常：常见血总胆固醇、甘油三酯、低密度脂蛋白胆固醇、脂蛋白（a）升高，高密度脂蛋白胆固醇降低。

（3）酶学检查：血清肌酸磷酸激酶、乳酸脱氢酶、门冬氨酸氨基转移酶可升高。

（4）催乳素、胡萝卜素升高。见于部分患者。

4.辅助检查

（1）心功能检查：心电图示低电压、窦性心动过缓，T波低平或倒置，偶见PR间期延长。心脏多普勒检查可有心肌收缩力下降，射血分数减低。

（2）甲状腺超声检查：不同疾病的不同时期，甲状腺可以增大，也可以正常或缩小。桥本甲状腺炎时，除呈现网格状等改变外，往往因为正常组织破坏、消失而呈低回声。如果炎症期间摄入大量碘剂，会导致甲状腺变硬，容易误诊为甲状腺肿瘤。

（3）X线检查：骨龄延迟、骨化中心骨化不均匀、呈斑点状（多发性骨化灶）有助于呆小病的早期诊断。X线胸片可见心脏向两侧增大，可伴心包或胸腔积液。

（4）甲状腺核素扫描：可发现异位甲状腺（舌骨后、胸骨后、纵隔内和卵巢甲状腺等）。如果先天性一侧甲状腺缺如，对侧甲状腺因代偿而出现显像增强。

（二）诊断

（1）有甲减的症状和体征。

（2）血清TSH增高，TT$_4$、FT$_4$降低，即可诊断为原发性甲减。

（3）血清TSH增高，TT$_4$、FT$_4$、TT$_3$、FT$_3$正常，为亚临床甲减。

（4）血清TSH降低或正常，TT$_4$、FT$_4$降低，考虑中枢性甲减，需进一步寻找垂体和下丘脑的病变。

（5）如TPOAb和（或）TGAb阳性，可考虑甲减的病因为自身免疫性甲状腺炎。

附：不同年龄段甲功参考值

1. 1~4天

TSH（mIU/L）：1.0~39；FT$_4$（ng/dl）/（pmol/L）：2.2~5.3/28~68.2。

2. 2~20周

TSH（mIU/L）：1.7~9.1；FT$_4$（ng/dl）/（pmol/L）：0.9~2.3/11.6~29.6。

3. 5~24个月

TSH（mIU/L）：0.8~8.2；FT$_4$（ng/dl）/（pmol/L）：0.8~1.8/10.3~23.2。

4. 2~7岁

TSH（mIU/L）：0.7~5.7；FT$_4$（ng/dl）/（pmol/L）：1.0~2.1/12.8~27。

5. 8~20岁

TSH（mIU/L）：0.7~5.7；FT$_4$（ng/dl）/（pmol/L）：0.8~1.9/10.3~24.59。

6. 20岁以上

TSH（mIU/L）：0.4~4.2；FT$_4$（ng/dl）/（pmol/L）：0.9~2.5/11.6~32.2。

（三）鉴别诊断

1. 特发性水肿

特发性水肿是指没有明显病因而发生的水肿，需要和甲减所致的缓慢而症状不特异的水肿进行鉴别。特发性水肿是水盐代谢异常的结果，呈凹陷性水肿，甲功正常；甲减水肿是成纤维细胞分泌透明质酸和黏多糖增加，阻塞淋巴管引起的黏液性水肿，多数为非凹陷性水肿，甲功检测结果异常。

2.慢性肾炎

甲减患者可因水钠潴留而出现皮肤苍白、水肿、贫血、高血压和胆固醇升高，部分伴有蛋白尿、浆膜腔渗液。这些和慢性肾炎肾功能不全表现高度相似，尤其是合并低T_3综合征的慢性肾炎患者，更容易与甲减混淆。其鉴别点为：肾炎水肿多为凹陷性，甲减水肿多为非凹陷性；肾炎的浆膜腔渗液血浆蛋白降低，甲减则正常；甲减患者存在低代谢现象，肾炎患者一般不存在；肾炎患者多有大量蛋白尿，甲减患者则见甲功异常。

3.贫血

25%~30%的甲减患者存在贫血，需要与其他原因导致的贫血进行鉴别。最简单的方法是进行甲功检测。

4.抑郁症

甲减的低代谢和低兴奋性本身具有抑郁症的特点，部分患者也伴有抑郁症，特别是老年人。鉴别单纯抑郁症和甲减，可以通过甲功检测实现。但是对于甲减合并抑郁症的患者，则需要精神科医生的参与，以免漏诊、误治。

5.非甲状腺性病态综合征

非甲状腺性病态综合征（NTIS）最常见的类型为低T_3综合征，是由非甲状腺疾病原因引起血清TT_3、FT_3水平降低，rT_3水平增高，TSH水平正常或轻度升高（通常<20mIU/L）的一种临床现象。部分NTIS患者伴有TT_4、FT_4的降低，称为低T_3、T_4综合征。NTIS多出现在严重的全身性疾病、创伤等情况下，原发病因解除后，甲功恢复正常。

6.垂体催乳素瘤

原发性甲减时甲状腺激素水平降低，对中枢的反馈抑制作用减弱，TRH分泌增加，刺激垂体，导致垂体反应性增生，出现类似垂体催乳素瘤的高催乳素血症表现。可进行垂体MRI检查以确诊，必要时予试验性甲状腺激素替代治疗进行鉴别。

六、治疗

（一）治疗目标

原发性临床甲减的治疗目标是，甲减症状和体征消失，血清TSH、FT_4、TT_4维持在正常范围；继发于下丘脑和（或）垂体的中枢性甲减，其治疗目标同样是甲减症状和体征消失，只是甲功仅要求FT_4、TT_4达到正常范围，而不必针对TSH进行治疗。

（二）一般治疗

注意保暖，避免感染等各种应激现象。贫血者可补充铁剂、维生素B_{12}和叶酸，缺碘者适当补碘。

（三）药物治疗

补充甲状腺激素的药物大致有3种，分别是甲状腺片、碘塞罗宁和左甲状腺素（$L-T_4$）。

由于甲状腺片中的甲状腺素含量不恒定，不单纯（除T_4外，还有部分T_3），疗效易波动，不利于稳定病情，目前已很少使用。碘塞罗宁是一种合成T_3，相对于T_4，其作用更快、更强，但持续时间短，所以只适用于黏液性水肿昏迷的抢救和甲状腺癌手术全切患者，不适合作为甲减的长期替代治疗药物。$L-T_4$作用稳定而持久，是目前主要的替代治疗药物，一般需要终身用药。

1.替代剂量

$L-T_4$治疗的剂量取决于甲减的程度、病因、年龄、特殊情况、体重和个体差异。临床甲减，甲状腺功能明显减退的成人$L-T_4$替代剂量按照标准体重计算，每天每千克体重为$1.6\sim1.8\mu g$，儿童约为$2.0\mu g$，老年人约$1.0\mu g$，甲状腺癌术后患者约为$2.2\mu g$，妊娠时替代剂量需要增加$20\%\sim30\%$。甲状腺全切术后和（或）放射性碘治疗后，以及中枢性甲减患者，替代剂量适当增加；自身免疫性甲减和亚临床甲减患者，替代剂量较少。

2.起始剂量

根据患者年龄、心脏状态、病情等确定。一般人群起始剂量为25~50μg/d，每3~7天增加25μg，直至达到替代所需要的剂量；年轻体健的成年人可以直接以替代剂量起始；妊娠妇女则应以完全替代剂量起始或尽快增至治疗剂量；老年人、有心脏病者应以小剂量起始，如12.5μg/d，缓慢加量，如每1~2周增加12.5μg。

3.服用方法

L-T$_4$的半衰期约7天，口服吸收率约70%，可每天1次，早餐前30~60min服用，也可睡前服用。

4.维持治疗剂量

正常人每天产生80~100μg的T$_4$，T$_4$的肠道回吸收率为75%~85%，主要在小肠吸收。因此平均每天剂量为100~125μg，或每天1.6~1.8μg/kg，可达到最佳替代目标。实践显示，使甲减患者TSH恢复正常所需的T$_4$剂量为110~130μg/d。

5.注意事项

（1）推荐L-T$_4$在早饭前空腹服用。如果在晚餐后服用，要在用餐结束后3~4小时服用，以免影响吸收。

（2）避免与下列和L-T$_4$相互影响的药物同服：①氢氧化铝、碳酸钙、考来烯胺散、硫糖铝、硫酸亚铁、奥利司他、考来替泊、司维拉姆等均可影响小肠对L-T$_4$的吸收，如需同服，必须间隔至少4小时；②苯巴比妥、苯妥英钠、卡马西平、利福平、异烟肼、洛伐他汀、胺碘酮、普萘洛尔、舍曲林、氯喹等药物可以加速L-T$_4$的清除，甲减患者同时服用这些药物时，需要注意适当增加L-T$_4$的剂量；③雌激素能降低游离甲状腺素的数量，同服时也需要增加L-T$_4$的剂量；④L-T$_4$能促进糖原分解和糖的吸收，升高血糖，糖尿病患者应用L-T$_4$时要注意降糖药物的调整；⑤L-T$_4$可使甲减患者对茶碱类药物的清除率由偏低转为正常，应用茶碱类药物者，进行替代治疗后要注意调整茶碱类药物的剂量；⑥L–T_4与双香豆素类抗凝药物有协同抗凝作用，二者合用时注意降低双香豆素类药物剂量；⑦L–T_4对洋地黄类药物有拮抗作用，必要时增加洋地黄类强心药物剂量。

（3）L–T_4禁用于未经治疗的肾上腺功能不足、垂体功能不足和甲状腺毒症患者。患有下列疾病、未接受有效治疗者要慎用：冠心病、心绞痛、动脉硬化、高血压、自主性高功能性甲状腺腺瘤。

（4）L–T_4替代治疗期间，要严格掌握剂量，避免形成药物性甲亢，造成新的危害，甚至干扰甲减的治疗。例如，使用L–T_4治疗甲减，黏液性水肿会逐渐消失。因为应用甲状腺激素可使毛细血管通透性恢复正常，皮下沉着的黏蛋白排泄或氧化，同时可排出潴留的水、无机盐及含氮物质。但是，大剂量甲状腺激素能导致甲减患者丧失较多的水、钠，引起水、电解质紊乱。

（5）硒剂应用：硒剂对免疫异常疾病具有一定的预防和治疗作用，如Graves病、桥本甲状腺炎等，所以甲亢和甲减患者都可以使用。研究发现，硒剂有助于降低桥本甲状腺炎患者的抗体水平，缩小肿大的甲状腺，但对于甲状腺功能没有明显影响，可以作为桥本甲状腺炎的辅助治疗。

🩺 提示

1.成年人，特别是老年甲减具有一定的隐匿性，如果症状不典型，则更容易忽视。临床上要见微知著，及时发现、及时治疗。

2.几乎所有甲状腺疾病患病率都是女性高于男性，甲减同样如此。冬季，气温低是引起甲减发生或加重的因素。要注意保暖，特别是老年患者，更要重视护理的重要性。

3. TSH诊断切点值的高低，对甲减患病率的影响显而易见。这和血压、血糖正常值的高低改变对患病率的影响是一样的。

4.由于病因的多样，甲减的分类实际比上述类型更为复杂。如抗甲状腺药物、抗病毒的干扰素、抗肿瘤的酪氨酸激酶抑制剂、锂盐、胺碘酮等造成的药物性甲减；各种对颈部的放射性照射造成的放射性甲减；胃肠间质肿瘤或巨大血管瘤等导致甲状腺激素灭活或丢失过多，引起的消耗性甲减；长期缺碘导致地方性甲状腺肿形成的甲减，等等。

甲减的发生是由于甲状腺本身和甲状腺激素作用两方面原因导致的。从发病率看，前者是主要原因，后者是次要原因。甲状腺本身原因中，桥本甲状腺炎是最重要、最常见的原因。过去所谓的萎缩性甲状腺炎（也称为特发性甲状腺功能减退症、原发性黏液性水肿）性甲减，其实也是桥本甲状腺炎的危害，因为萎缩性甲状腺炎本身就是桥本甲状腺炎的后期阶段。还有一种"甲状腺功能正常性甲状腺炎"，也可以导致甲减。这种所谓的甲状腺炎，大多也是桥本甲状腺炎中不同表现的一种。

5.对于桥本甲状腺炎的诊断和治疗，要注意两点：一是只有抗体阳性，或抗体阳性伴有甲状腺弥漫性肿大（包括外观正常，只有超声发现甲状腺增大）者，临床常见，不能轻易诊断为桥本甲状腺炎。二是即使为确诊的桥本甲状腺炎患者，若无明显甲状腺肿大，甲功正常，一般不需要特殊治疗。有甲状腺肿大者，可试用甲状腺激素治疗，不推荐使用糖皮质激素控制病情。但要注意碘的合理摄取，避免发生甲功异常。

6.桥本甲状腺炎可以导致甲亢，也可以导致甲减。当促甲状腺激素刺激性抗体占优势时发生甲亢，促甲状腺激素刺激阻断性抗体占优势时发生甲减。但是，并非所有桥本甲状腺炎都会产生甲亢和甲减。相反，绝大多数桥本甲状腺炎患者甲功正常。

7.桥本甲状腺炎虽可导致甲亢，但最终导致甲减者居多，因为免疫反应异常，产生攻击甲状腺的自身抗体是桥本甲状腺炎的发生机制。部分甲状腺滤泡细胞被破坏，导致甲状腺激素分泌不足。开始阶段，未被破坏的甲状腺滤泡细胞为了维持机体的正常功能，代偿性增生以产生更多的甲状腺激素，当失去代偿能力，出现甲减时，提示90%的甲状腺滤泡已被破坏。

8.甲减的临床表现和甲亢的临床表现基本对立：一个寒，一个热；一个静，一个动；一个胖，一个瘦；一个厌食，一个多食；一个便秘，一个腹泻；一个心动过缓，一个心动过速；一个血压低，一个血压高；一个胆固醇高，一个胆固醇低；一个是阴寒之象，一个是阳热之症。根据这个规律，可以及时了解、发现、治疗甲减或甲亢。

9.临床甲减大多需要终身治疗，只有少数患者自行缓解。

10.甲减的治疗相对简单，L-T$_4$是首选。只有在急症时才使用T$_3$治疗。

11. L-T$_4$需要在25℃以下的干燥环境中避光保存。不同厂家生产的L-T$_4$生物利用度差异较大（40%~80%），更换药品厂家时需要谨慎。

12. L-T$_4$应于早餐前半小时空腹服用，将一日剂量一次性服完。有观察提示，以TSH的控制水平为标准，不同的服药时间相比较，从效果最好到最差的排序分别是，早餐前60分钟——睡前——早餐前30分钟——餐时。服用L-T$_4$既要注意同服药物的影响，也要注意食物的影响，如大豆制品、棉籽粉、胡桃和膳食纤维等可抑制其吸收。

13. L-T$_4$的半衰期是7天，如果漏服1天，不会对TSH和T$_4$有较大影响，但第2天应服用双倍的剂量。

14.要关注糖尿病与甲亢的关系，也要重视糖尿病与甲减的相互影响。就1型糖尿病而言，其与桥本甲状腺炎都是自身免疫性疾病，二者同时发病的概率会升高。对2型糖尿病来讲，胰岛素除具有促进糖、蛋白质、脂肪代谢的功能外，还具有促使T$_4$向T$_3$转化的功能。糖尿病患者由于胰岛素的绝对或相对不足，T$_4$脱碘受抑制，

T_3 的数量显著下降，T_3、FT_3 减低。也就是说，糖尿病抑制 T_4 向 T_3 的转化，诱发或加重甲减。但是，并非只是糖尿病加重甲减，甲减也能对糖尿病产生不利影响。因为甲减时外周组织对葡萄糖的利用减少，最终导致血糖升高，发生胰岛素抵抗。结合前一章的介绍可知，甲减和甲亢都可以导致胰岛素抵抗，诱发或加重糖尿病，不同的是甲亢主要是由于肝糖原输出增加导致胰岛素抵抗，而甲减则主要是由于外周组织对葡萄糖的利用减少导致胰岛素抵抗。

15.要关注甲减患者的精神调理，避免抑郁症的发生，以免严重影响患者生命质量。

16.与甲亢患者相反，甲减患者的饮食要以清淡为主，给予低脂、低热量、高蛋白、高膳食纤维食物。适量补充海带、紫菜等高碘食物。忌食辛辣刺激食物，避免食用黄豆、卷心菜、白菜、油菜、木薯、核桃等，以免发生甲状腺肿大。

第二节　甲减重症——黏液性水肿昏迷

黏液性水肿昏迷是甲减病情加重的一种重症状态。多为甲减病情较重，未能及时诊治，或感染及使用镇静剂所致。常发生于老年女性患者。其特点是有严重的甲减表现，同时伴有嗜睡甚至昏迷等精神症状。本病发病率较低（约占甲减的0.1%），但死亡率较高（>50%）。由于是甲减的严重表现，所以也可分为原发性、继发性及第三性三类。无论由何种病因引起，甲减病情发展到末期，均可以产生昏迷。

一、临床表现

（1）嗜睡、意识不清甚至昏迷。

（2）呼吸功能衰竭。呼吸浅慢，低通气状态，CO_2 潴留等。

（3）低体温。

（4）心率减慢，心电图呈低电压表现。

（5）水中毒。

（6）急性尿潴留、麻痹性肠梗阻等。

二、治疗

（一）支持治疗

1.吸氧

呼吸衰竭是黏液性水肿昏迷的重要死亡原因，要及时给予吸氧，保持气道通畅，必要时行气管切开、机械通气等措施。

2.保温

保持体温，但不宜加热。

（二）补充甲状腺激素

应用L–T$_3$。对于严重的患者，应立即静脉注射碘塞罗宁，而非L–T$_4$。首次剂量40~120μg，以后每6小时5~15μg，至患者清醒后改为口服。无L–T$_3$时首次静脉注射L–T$_4$100~300μg，以后每天注射50μg，待患者苏醒后改为口服。如无注射剂，可以予碘塞罗宁片剂20~30μg/次，每4~6小时一次，鼻饲给药；或L–T$_4$片剂200~400μg/d，或干甲状腺片30~60mg/次，每4~6小时一次，均经胃管给药，清醒后改为口服。有心脏病者起始剂量为一般用量的1/5~1/4。

（三）糖皮质激素

及时使用糖皮质激素是治疗的关键之一。每6小时给予50~100mg氢化可的松静脉滴注，待患者清醒及血压稳定后减量并逐渐停用。

（四）补液

根据患者的心肺功能，水、电解质及酸碱平衡状况，血清T_3、T_4、皮质醇水平，以及尿量、血压等因素，给予5%~10%葡萄糖生理盐水500~1000ml/d，缓慢静脉滴注。补液时注意不要过快、过多。

（五）控制感染

酌情选用抗生素防治肺部、泌尿系统感染。

（六）抢救休克、昏迷

根据休克或昏迷，进行规范、有效的抢救，并加强护理。

提示

1.甲减黏液性水肿昏迷是一种少见而严重的病症，既容易被忽视，又必须被重视！

2.L-T_4的稳定、系统治疗是预防甲减黏液性水肿昏迷的关键。

3.和所有疾病的严重并发症一样，只要原发病症状加重并伴有精神症状，就要高度警惕。

4.黏液性水肿昏迷抢救的关键是保持呼吸通畅、及时应用甲状腺激素和糖皮质激素。

5.甲减时血钙多升高，但黏液性水肿时多降低。同时可出现低血糖，要注意纠正至平衡状态。

6.去除诱发因素是抢救成功和稳定病情的基础。

第三节　亚临床甲减

与黏液性水肿昏迷这一甲减重症相反，亚临床甲减是甲减的一种较轻的类型，其病因、表现、治疗和临床甲减基本相同。特征是患者无或仅有轻微甲减症状，血清TSH水平升高，但甲状腺激素水平正常（FT_4可轻度下降）。又被称为轻微型甲减、潜伏期型甲减、生化性甲减等。

一、诊断

具有亚临床甲减的特征，排除引起TSH升高的其他因素，2~3个月重复测定TSH仍然为相似结果，亚临床甲减的诊断即可成立。

二、分级

一般将血清TSH<10mIU/L，甲状腺激素水平正常者称为轻度亚临床甲减；TSH>10mIU/L，甲状腺激素水平正常者称为重度亚临床甲减。轻度亚临床甲减占90%。

三、高发人群

1.老年人，特别是老年女性。
2.孕期妇女、不孕症和排卵功能异常的女性。
3.有甲状腺疾病家族史或个人史者。
4.有甲状腺结节或其他免疫系统疾病者。

四、临床表现

亚临床甲减多无症状，通常是在常规体检，或因为高胆固醇血症就诊时被发现。仅约30%的患者表现出某些症状，提示亚临床甲减的存在：如皮肤干燥、记忆力下降、反应迟钝、肌无力、畏寒、乏力、眼睑水肿、便秘、声音嘶哑等。体检可见甲状腺肿大，是由于甲状腺激素合成或释放减少，引起TSH升高，升高的TSH刺激甲状腺肿大、增生，同时甲状腺激素释放代偿性增加，促使血清甲状腺激素水平恢复正常。

五、治疗和随访

（一）无需治疗者

（1）没有明显临床表现、TPOAb阴性的轻度亚临床甲减患者，不需要治疗。

（2）TSH>10mIU/L的老年患者，如果没有明显症状，可暂缓治疗。

上述患者要定期检查随访，做好生活调理。

（二）需要治疗者

（1）TSH>10mIU/L的患者。

（2）TSH<10mIU/L，但有疲乏、怕冷、体重增加、反应迟钝等甲减症状者。

（3）TSH<10mIU/L，但TPOAb阳性者。

（4）合并血脂紊乱者。

（5）计划妊娠和妊娠期妇女，以及伴排卵功能障碍的不孕症妇女。

（6）儿童、青少年患者。

（三）治疗方法

首选L-T$_4$替代治疗。从小剂量开始，初始剂量一般为50~75μg/d。对于老年及合并冠心病患者更要限制剂量，从12.5~25μg/d开始，在检测基础上逐渐加量，直至血清TSH正常。通常认为，最佳的TSH治疗目标范围是0.5~2.0mIU/L。

（四）随访

L-T$_4$半衰期约7天，开始治疗或调整剂量后，每6周检测1次TSH水平。TSH水平稳定后，改为每年检测1次。

六、转归

关于亚临床甲减的转归，不同资料有不同结果。大致认为，每年2%~5%的亚临床甲减患者发展成为临床甲减；约5%的患者TSH水平恢复正常；约90%的患者仍然维持亚临床甲减。我国一项研究显示，未接受甲状腺激素治疗的亚临床甲减患者，5年内29%的患者仍然维持亚临床甲减，5%的患者发展成为临床甲减，66%的患者恢复正常。

👤 **提示**

1.亚临床甲减，顾名思义就是还没有到临床阶段的甲减，所以与临床甲减的病因、表现、治疗等大同小异，要在甲减的大框架内看待亚临床甲减。

2.亚临床甲减通常无症状，或症状轻微，缺乏特异性，易被漏诊或误诊。国外报道，亚临床甲减患病率为5%~10%。而我国有资料显示，成人亚临床甲减患病率高达16.7%，且患病率随年龄增长而增高，这就需要重视。

3.一般情况下，TSH水平升高，甲状腺激素水平下降。TSH升高且甲状腺激素水平正常，存在于两种情况：一种是SRTH，另一种就是亚临床甲减。一般不会是因TSH升高使得本来降低的甲状腺激素水平升高到正常。这是因为T_4的半衰期为7天，T_3的半衰期为1天，而TSH的半衰期仅为30~60分钟，所以若TSH升高，则表明循环甲状腺激素不足。

4.亚临床甲减虽然危害较轻，但同样可以导致血脂异常，促进动脉粥样硬化的发生、发展，同时亚临床甲减孕妇对子代同样会产生不良影响，治疗不容忽视。同时，治疗又不能过度，以免引起甲亢、房颤和骨质疏松等不良后果。是否治疗，要看血清TSH水平、有无临床表现、TPOAb是否阳性、年龄、心脏状况和是否怀孕或计划怀孕等。

5.亚临床甲减治疗强调个体化。例如备孕的女性，必须进行治疗，L–T$_4$剂量可以从每天50μg开始，将TSH降到2.5mIU/L以下才能怀孕。相反，老年亚临床甲减患者，尤其是有心脏病的老年患者，治疗存在争议。即使治疗，也应慎重。L–T$_4$以每天12.5μg的小剂量开始，TSH控制目标也要适当放宽。

6.一般认为，TSH>4.5mIU/L的亚临床甲减进展为临床甲减的概率较TSH≤4.5mIU/L者要高，需要加强随访监测，每隔6~12个月随访。应用甲状腺素干预，对于降低TSH≥10mIU/L的重度患者转变为临床型甲减有一定作用。资料显示，甲状腺素干预后，14%~21%的患者可以不发生临床甲减。

第四节　妊娠期甲减

妊娠期甲减是指孕妇TSH高于正常值上限0.05单位。各医院最好建立自己的孕期甲功特异性参考范围，如果没有，妊娠早期TSH上限的切点值可以采用普通人群TSH参考范围上限下降22%的数值，或者以TSH达到4.0mIU/L为上限切点值。妊娠期甲减也分为临床甲减和亚临床甲减。

妊娠期是最需要重视甲减疾病的时期之一，因为牵扯到两代人的健康。甲减筛查的最好时机是在妊娠前，可在孕前3个月，最迟不晚于妊娠8周以前。检测项目包括但不限于血清TSH、FT$_4$和TPOAb。

一、甲状腺激素与胎儿发育

这一点在之前的章节中已做过介绍。为了方便叙述，再做简要回顾。孕早期胚胎的脑发育依赖于母体的甲状腺激素，而妊娠期生理变化导致母体对甲状腺激素的需求增加，容易出现甲减或亚临床甲减。母体的TSH不能通过胎盘，但甲状腺激素可通过。孕早期胎儿尚不能自行合成T_4时，母体足量的甲状腺素对胚胎发育至关重要。推荐的血清TSH水平的正常上限，孕早期为2.5mIU/L，孕中、晚期为3.0mIU/L。

孕妇怀孕第5周时，胚胎中出现大脑原基，显示大脑发育开始；怀孕第2个月，大脑出现沟回轮廓，大脑结构初具形态；怀孕第3个月，脑细胞发育进入第一个高峰时期，大脑增生迅速；怀孕第4~5个月期间，脑细胞继续迅速增殖，偶尔出现记忆痕迹；怀孕第6个月，胎儿拥有140亿个脑细胞，大脑表面出现沟回，大脑皮层结构基本定型；怀孕第7个月，胎儿大脑中感知和运动神经网络发达，开始具备思维和记忆能力；怀孕第8个月，胎儿大脑皮层进一步成熟，大脑表面主要沟回完全形成，大脑发育基本成型。由此可以看出，妊娠的第3~6月是最关键时期，这一时期胎儿神经元倍增、迁移、器官化。此阶段如果母体甲状腺激素水平降低，可能导致后代不可逆的神经系统发育缺陷。

二、治疗

有研究表明，即使妊娠期妇女的甲减轻微或无症状，胎儿的神经发育亦可受损，必须重视并进行L–T_4替代治疗。

（一）治疗目标

将TSH控制在妊娠期特异性参考范围的下1/2。如无法获得妊娠特异性参考范围，可将血清TSH控制在<2.5mIU/L。

（二）治疗方法

1.临床甲减的治疗

妊娠期临床甲减治疗选择L–T_4，不使用L–T_3或者干甲状腺片治疗。临床甲减妇女疑似或确诊妊娠后，L-T$_4$替代剂量需要增加20%~30%。即从非妊娠时的1.6~1.8μg/（kg·d），增加至2.0~2.4μg/（kg·d）。剂量调整要根据血清TSH检测结果和治疗目标确定。方法为，TSH>妊娠特异性参考值上限时，L-T$_4$的起始剂量为50μg/d；TSH>8.0mIU/L，起始剂量75μg/d；TSH>10.0mIU/L，起始剂量100μg/d。

2.亚临床甲减的治疗

妊娠期亚临床甲减根据血清TSH水平和TPOAb结果确定是否治疗并选择治疗方案。

（1）TSH>妊娠期特异性参考范围上限（或>4.0mIU/L），无论TPOAb是否阳性，均推荐L-T$_4$治疗。

（2）TSH介于2.5mIU/L和妊娠期特异性参考范围上限（或4.0mIU/L）之间，伴TPOAb阳性，应考虑L-T$_4$治疗。

（3）TSH介于2.5mIU/L和妊娠期特异性参考范围上限（或4.0mIU/L）之间，但TPOAb阴性，可进行观察，暂不给予L-T$_4$治疗。

（4）TSH在妊娠期特异性参考范围下限（或0.1mIU/L）与2.5mIU/L之间，不推荐L-T$_4$治疗。若TPOAb阳性，需要监测TSH；TPOAb阴性，则无需监测。

需要治疗的妊娠期亚临床甲减，L-T$_4$的起始剂量同样根据TSH水平确定：①TSH在2.5~5.0mIU/L之间，L-T$_4$的起始剂量为50μg/d；②TSH在5.0~8.0mIU/L之间，LT-4的起始剂量为75μg/d；③TSH>8.0mIU/L，L-T$_4$的起始剂量为100μg/d。

三、检测随访

妊娠前半期每2~4周检测一次甲功。血清TSH稳定后可以每4~6周检测一次。临床甲减的妊娠妇女要在产后6周复查甲功，以指导调整L-T$_4$剂量至妊娠前水平。妊娠期诊断的亚临床甲减，产后可以考虑停用L–T$_4$，并在产后6周检测血清TSH水平，评估病情，确定处理措施。

💠 提示

1.妊娠期是甲减患者最需要关注的时期之一。为了适应母婴生理和生长发育需求，甲减孕妇L–T$_4$的应用要及时且充足。在整个妊娠期内尽量保持FT$_4$在正常水平的中高值范围，TSH尽量控制在2.5mIU/L以内。

2.妊娠期间，为了保证甲状腺激素的稳定供给，应每4~6周监测一次甲功。根据结果及时调整L–T$_4$用量。

3.甲减孕妇分娩后，可将L–T$_4$剂量降至孕前剂量，但应在产后6周进行额外的甲功检测。

4.妊娠期诊断的亚临床甲减，无论是否伴有TPOAb阳性，均可考虑在产后停用L–T$_4$，同时在产后6周评估血清TSH水平。

5.除了重视治疗外，对甲减孕妇的精神状态和饮食方面也需要高度重视。保持心情舒畅，合理饮食，并注意补碘（每日应摄入约250μg的碘）。

第五节 先天性甲减

先天性甲减又称呆小病，是影响儿童身体和智力发育的主要病症。发生于碘缺乏的甲状腺肿流行地区的先天性甲减，又称克汀病。其中原发性甲减的发病率介于1/3000~1/2000之间，中枢性甲减发生率约为1/16000。前面说过，妊娠第3~6个月母体的甲状腺激素对胎儿的智力发育特别重要。妊娠的第4~6个月，胎儿的HPT轴形成。之后，儿童自身的甲状腺功能发挥作用。所以，大于7个月的胎儿和出生3年以内的婴儿，虽然神经胶质细胞倍增、迁移和髓鞘形成，但是如果自身甲状腺激素缺乏，亦可导致神经系统发育不全。

一、病因

先天性甲减主要是基因突变导致的甲状腺发育不良、异位或缺如所致，称为散发性甲减；少数是因为母亲孕期饮食中缺碘所致，称为地方性甲减。上述甲减均称为原发性先天性甲减。少见原因为遗传因素导致甲状腺激素合成障碍、TSH分泌缺陷而引起甲减，称为中枢性先天性甲减。另外，靶器官对甲状腺激素反应低下，母体孕期摄入抗甲状腺药物、碘化物，以及继发感染致甲状腺功能低下等也可以导致先天性甲减的发生。

二、临床表现

体格和智力发育障碍是先天性甲减的主要表现。

（一）新生儿表现

约1/3出生时略大于同胎龄儿，头围大，囟门及颅缝明显增宽。可有暂时性低体温、低心率及少哭、少动、多睡、淡漠、哭声嘶哑、胎便排出延迟、顽固性便秘、生理性黄疸期延长、体重不增或增长缓慢、腹大。四肢发凉、苍白，常有花纹。额部皱纹多，似老人状，或面容臃肿状。鼻根平，眼距宽，眼睑增厚，睑裂小，头发干枯，发际低，唇厚，舌大，常伸出口外，重者可致呼吸困难。易呕吐和呛咳，喂养困难，常有脐疝、肌张力减低。

（二）婴儿期表现

表情呆滞，面容浮肿，皮肤干燥，面色苍黄，呈贫血貌，头发稀疏、干脆，眉毛脱落，塌鼻，眼距宽，鼻唇增厚，舌厚大，常伸出口外，骨龄落后，牙齿发育不全，身材矮小，四肢短促，身体上部量大于下部量，行动迟缓，行走姿态如鸭步，性发育迟缓，青春期延迟，智力发育迟缓，神经反射迟钝，多睡，言语缓慢，发音不清，声音低哑，视力、听力、嗅觉及味觉迟钝。有幻觉、妄想、抑郁、木僵、昏睡，严重者可精神失常。便秘，全身黏液性水肿状，心脏扩大，可有心包积液。部分出现骨痛和肌肉酸痛，肌张力减低，以及共济失调、痉挛性瘫痪等。

三、诊断

血清T_4、T_3、TSH测定是诊断先天性甲减的主要方法。

（一）产前诊断

在妊娠20~22周及32周时进行超声检查，以了解胎儿甲状腺生长、发育情况。发现异常，需要产前干预时，可采用脐静脉穿刺术（不推荐羊膜穿刺术），评估胎儿甲状腺功能。

（二）新生儿诊断

部分婴儿出生后出现反应迟钝、活动缓慢、吮吸力差以及嗜睡等症状，需警惕先天性甲减的可能。无论是否有临床症状，通常出生后2~3天需要采足部血液进行TSH检查。发现异常，要立即进行甲功检测。根据统计，先天性甲减患儿中约90% TSH>90mIU/L，或至少>30mIU/L，约75%的患儿TT_4<6.5μg/dl，FT_4<10pmol/L。

对于出生2周左右的新生儿，诊断标准如下：①原发性甲减：TSH>9mIU/L，FT_4<0.6ng/dl；②原发性亚临床甲减：TSH>9mIU/L，FT_4在0.9~2.3ng/dl；③中枢性甲减：FT_4<0.6ng/dl，TT_4<5μg/dl，TSH正常或降低。

四、鉴别诊断

主要与先天性TBG缺乏症进行鉴别。后者TT_4降低，FT_4正常，血清TBG水平减低。必要时进行TBG基因检测。

五、治疗

（一）治疗原则

（1）确诊后，立即开始L–T₄治疗。如果出生后第2周及以后的血清TSH浓度>20mIU/L，即使FT₄正常，也应立即治疗。

（2）对于FT₄浓度在年龄特异性参考区间内的新生儿，超过3周后的血清TSH浓度为6~20mIU/L，是否应立即开始L–T₄治疗，还需随访观察，根据具体情况确定。为避免可能的损害，建议进行治疗。

（3）中枢性先天性甲减的新生儿，只有在检查确定肾上腺功能完整后才能开始L–T₄治疗。如果不能排除共存的中枢性肾上腺功能不全，L–T₄治疗之前必须进行糖皮质激素治疗，以防止诱发肾上腺危象。

（二）治疗目标

（1）原发性先天性甲减的新生儿要迅速提高循环甲状腺激素水平，TT₄达到10~16μg/dl，大于2周岁者，维持在参考范围的上1/2水平。血清TSH<5mIU/L，最佳范围为0.5~2.0mIU/L

（2）中枢性先天性甲减的治疗目标为FT₄水平正常。

（三）治疗方法

（1）胎儿甲减，需要行羊膜腔内L–T₄注射治疗，每次10μg/kg，每15天注射一次。

（2）出生后，首选L–T₄，起始剂量最高可达15μg/（kg·d）。重度甲减患儿应使用最高起始剂量10~15μg/（kg·d）；轻度甲减患儿最低初始剂量为10μg/（kg·d）。病情更轻（如FT₄水平正常）的患儿，起始剂量为5~10μg/（kg·d），每天一次，口服。

一般推荐剂量：0~6个月，8~10μg/（kg·d）；7~12个月，6~8μg/（kg·d）；2~5周岁，5~6μg/（kg·d）；6~12周岁，4~5μg/（kg·d）；12岁以上，2~3μg/（kg·d）。

严重中枢性先天性甲减（FT_4<5pmol/L），出生后应尽快开始$L-T_4$治疗，剂量与原发性先天性甲减相同［10~15μg/（kg·d）］。轻症中枢性先天性甲减，可从5~10μg/（kg·d）开始，以避免过度治疗。

六、检测随访

1. $L-T_4$常规治疗后1~2周进行甲功检测。如果是重度甲减患者，$L-T_4$起始剂量较大（≥50μg/d）时，要提前开始检测，最好不超过用药后1周。之后每2周进行一次检测，直至血清TSH完全正常。TSH正常后，每1~3个月复查一次，直至12个月龄。

2. 12个月~3岁之间，可每2~4个月检测一次。3岁后，应每3~6个月进行一次评估，直至生长完成。

3. 调整治疗剂量或方案后的4~6周进行额外随访检测。特殊情况下，根据病情增加检测频率。

七、特殊情况处理

（一）重度呆小病

出生后最初口服碘塞罗宁5μg，每8小时一次，加$L-T_4$ 25μg/d；3天后，$L-T_4$加量至37.5μg/d；6天后，碘塞罗宁改为2.5μg，每8小时一次。在治疗过程中，$L-T_4$逐渐增至50μg/d，而碘塞罗宁逐渐减量至停用。若情况允许，也可单用$L-T_4$治疗，首量25μg/d，以后每周增加25μg，3~4周后增至100μg/d，使血清TT_4保持在9~12μg/dl的范围内。如临床疗效不满意，剂量可略加大。

（二）合并先天性TBG缺乏症

对于先天性甲减合并先天性TBG缺乏症的患儿，需要进行L–T_4治疗，当血清FT_3、FT_4和TSH水平正常后，即使TT_4、TT_3水平降低，也不需要继续增加L–T_4的剂量。

（三）FT_4正常伴TSH升高

关于这种情况是否需治疗尚有争议。但是对于>2周龄的患儿，TSH水平仍高于10mIU/L是异常情况，应予以治疗。

（四）T_4降低、TSH正常

导致此种现象的原因复杂，是否进行干预，要根据具体情况在医生的指导下决定。

（五）T_4降低伴TSH升高延迟

即低T_4综合征。此种情况在低体重儿和危重新生儿中较常见。对症处理6周后，TSH持续升高者，进行L–T_4替代治疗。根据复查结果，确定是否为暂时性甲功异常。

（六）暂时性TSH升高

多因母亲服用抗甲状腺药物而导致新生儿T_4和TSH升高，多在1~3周恢复正常，一般不作处理。

八、预后

1.一般来讲，已经形成的呆小病很难治愈，需要终身药物治疗。暂时性甲减患儿，经过早期、及时、合理的治疗，大部分具有正常的神经发育及智力水平，体格发育预后较好。具体情况如下：出生筛查确诊的新生儿规范治疗后，一般不会受到影响；出生后3个月才开始治疗的患儿，智力一般也能达到正常水平；出生后6个月开始治疗，对骨骼生长发育影响较小，但患儿智力会受到一定损害。

2.严重的甲减患儿可能有记忆、语言、感觉运动和视觉空间功能的缺陷。经过早期充分的 $L-T_4$ 治疗，20%~25% 的患儿仍有轻度和亚临床听力障碍。

3.经过适当治疗的儿童，青春期开始年龄、女性月经初潮年龄和月经周期与正常人群相似。成人后生育能力与正常人没有差异，但患有甲减的妇女不良妊娠结局风险增加。

🩺 提示

1.先天性甲减是儿童内分泌系统常见疾病，早期发现、及时治疗，大多预后良好。这方面健康知识的推广非常重要。

2.早期预防非常关键。孕妇要及时合理补碘。正确做法是定期进行尿碘检测，以合理补碘。孕妇补碘在怀孕前3个月内特别重要，因为胚胎早期补碘能够促进胎儿的智力发育，预防婴幼儿发生克汀病。妊娠5个月后补碘，往往难以防止婴幼儿智力缺陷。妊娠的中、晚期，胎儿甲状腺已能合成甲状腺激素，但如果母亲缺碘，胎儿甲状腺激素合成必然受影响，仍然需要合理补碘。可在医生指导下加服碘化钾，并多吃含碘丰富的食物，如紫菜、海带、海蜇等。甲亢孕妇在孕期应避免过量使用抗甲状腺药物，确保胎儿不会受到甲状腺功能减退的影响；甲减孕妇在孕期和产后应适当加强甲状腺激素替代治疗。

3.早期治疗的基础是早期诊断。特别是非院内生产的儿童，一定要及时进行TSH检测。对于疑似中枢性甲减的新生儿，应进行血液和影像学（B超、MRI）检查，以明确是否存在垂体或下丘脑的异常。新生儿时期，先天性甲减的病因很难在短时间内查清，所以只要甲减的诊断成立，不要追求明确病因，而应立即开始治疗。有关的鉴别诊断可延迟至2~3岁，此时可以停用甲状腺激素12个月，安全地进行确诊检查。

4.出生24~48小时的新生儿或早产、低出生体重及罹患其他疾病者，TSH筛查可能出现假阳性。因为TSH不通过胎盘，出生后1小时内如果存在寒冷刺激，新生儿垂体可大量分泌TSH，达100mIU/L，6~48小时内下降至正常。因此，新生儿甲状腺功能筛查一般在出生后72小时进行，防止假阳性。成年人对寒冷无此反应。另外，无寒冷经历的危重新生儿或接受过输血治疗的新生儿可能出现假阴性。应收集10~14日龄的第二份样本。通过第二次筛查确诊的新生儿，应尽快开始L-T$_4$治疗。

5.新生儿期应避免使用碘作为杀菌剂，以免导致短暂性甲减，干扰诊断。

6.如果甲减是由感染或甲状腺炎引起，要针对性地进行抗感染或抗炎治疗。

7.和成人服用方法相同，患儿每日首餐前至少30分钟服用L-T$_4$的一日全剂量。为提高患儿依从性，必要时L-T$_4$可与食物一起服用，也可以将片剂捣碎加水制成混悬液服用。注意，这种自制混悬液要随制随用。另外，要每日固定服用时间，和食物同服时要避免与植物蛋白和膳食纤维同时服用。

8.鉴于儿童生长发育的需要，L-T$_4$减量要慎重，TSH受到抑制是减量的重要指征，同时一定要结合临床症状和体征的恢复情况调整剂量。如果治疗后临床表现好转不明显，骨骼生长和成熟仍然滞后，大多需要增加药物剂量。

第六节　老年甲减

老年人甲状腺功能减退症简称老年甲减。甲状腺功能减退始于老年期，或由成人甲减过渡到老年期者均称为老年甲减。随着人口老龄化加剧，免疫性疾病在老年人中的发病率逐渐增加，老年甲减发病率明显高于成年人甲减。同时，老年甲减比老年甲亢发病率更高，且女性高于男性。

一、临床表现

老年甲减的临床表现与其他人群的甲减表现大同小异，下列表现可能更为突出。

（一）身体状态

活动能力下降，迟钝，抑郁，少言懒语，畏寒少汗，低体温，舌大而发音不清，声音嘶哑，耳聋及味觉减退等。

（二）面容和皮肤改变

表情淡漠呆板，鼻、唇增厚，面色苍黄，眼睑和颊部虚肿，形成黏液性水肿面容，又称为甲减面容。皮肤干燥、粗糙、增厚、脱屑，呈非凹陷性水肿，面部可见黄色瘤。指甲脆而增厚，毛发干枯，脆而无光泽，包括眉毛（外1/3）、阴毛、腋毛在内的毛发稀疏、脱落。

（三）甲减性心脏病

甲减性心脏病的诊断，一般需要符合以下4个条件：一是符合甲状腺功能减退的诊断标准；二是存在心脏增大、心包积液、心力衰竭的表现和心电图异常；三是除外其他原因导致的心脏病；四是经甲状腺激素替代治疗后明显好转甚至恢复。甲减性心脏病和甲亢性心脏病的表现几乎完全相反，其表现为脉搏缓慢，心音低钝，血压偏低，心输出量降低，心脏呈双侧普遍性增大。心律失常少见，但由于血脂异常和老年因素，冠心病发生率高。甲减时组织代谢降低，心肌耗氧量减少，冠心病患者典型心绞痛的发生率低，心衰发生率亦低。

（四）消化功能降低

胃肠蠕动减慢、胃酸缺乏等导致食欲减退、恶心、腹胀、便秘，甚至出现麻痹性肠梗阻。

（五）精神神经功能损害

智力和记忆力减退，感觉迟钝，反应缓慢，嗜睡，但理解力尚可。共济失调，手脚动作笨拙，言语发音不清，眼球震颤。嗅觉、味觉、视觉及听觉减退，甚至耳聋。膝反射和踝反射迟钝或消失。晚期重症者可出现精神失常、木僵和痴呆，甚至昏迷。老年甲减患者对镇静药敏感，服后可诱发昏迷。

（六）黏液性水肿昏迷

由于老年人体质较弱，基础疾病较多，黏液性水肿昏迷在老年甲减患者中更为多发。

二、治疗

（一）老年临床甲减治疗

1.治疗目标

老年原发性甲减的控制目标为，血清TSH维持在0.5~5.0mIU/L，血清T_3、T_4正常仅作为参考指标。

2.常规治疗

有贫血者可补充铁剂、维生素B_{12}、叶酸等，胃酸缺乏者应补充稀盐酸。

3.替代治疗

L–T_4初始剂量为25~50μg/d，每2~3个月增加12.5μg/d。长期维持用量为每天1.4~1.6μg/kg。

4.治疗随访

每6~12个月检测1次甲功。

（二）老年亚临床甲减治疗

1.治疗目标

根据年龄、心脏疾病及危险因素、骨质疏松及骨折风险等进行个体化制定。

（1）无心脏疾病及危险因素的60~70岁老年患者，TSH控制在正常范围的上1/2。

（2）年龄>70岁的老年患者，血清TSH控制目标应在4~6mIU/L。

2.治疗选择

老年人亚临床甲减应基于TSH升高的程度、患者的年龄和预期寿命、潜在的相关危险因素及合并疾病等，确定个体化L-T$_4$替代治疗方案。

（1）60~70岁的老年亚临床甲减患者，TSH≥10mIU/L，建议行L-T$_4$治疗；TSH<10mIU/L，但伴有甲减症状和心血管疾病危险因素，TPOAb阳性，可考虑行L-T$_4$治疗，如无甲减症状或心血管疾病危险因素，TPOAb阴性，可不治疗。对于需要治疗者，治疗后如果TSH达标3~4个月，症状未见缓解或出现不良反应，应逐渐停止治疗。每6个月监测1次甲状腺功能。

（2）70~80岁的老年亚临床甲减患者，TSH≥10mIU/L，同时伴有甲减症状、心血管疾病危险因素，考虑给予L-T$_4$治疗；TSH<10mIU/L，建议随访观察，每6个月监测1次甲状腺功能。

（3）80岁以上的高龄老年亚临床甲减患者，建议随访观察，每6个月监测1次甲状腺功能，不建议常规替代治疗。

3.起始剂量

L-T$_4$起始剂量0.5~1.0μg/（kg·d），存在缺血性心脏病的老年患者起始剂量宜更小，可从12.5μg/d起始，缓慢加量，如每1~2周增加12.5μg，防止诱发心绞痛或加重心肌缺血。

1.与其他年龄段人群相比，老年甲减的发生率更高，危害更大，需要细心关注。一方面，老年人本身就有体力、活力下降，很容易与甲减表现混淆，导致漏诊。另一方面，血清TSH水平随着年龄增长而升高，如果不确立年龄特异的正常参考范围，必然导致亚临床甲减被过度诊断。这两个方面都应该注意。

2.随着年龄的增加，代谢的降低，老年人身体内T_4的需求量和产生量都会降低。大于60岁的甲减患者平均每天所需T_4的量为90~100μg。同时，T_4转化为T_3减少，对TSH的反馈抑制作用减弱，表现为血清TT_3、FT_3水平下降，FT_4水平轻度升高或保持不变，FT_3/FT_4比值降低，TSH水平升高。HPT轴增龄性变化可能是老年人减缓自身分解代谢的一种保护机制。老年人的这一特点决定了，和上述妊娠期甲减、先天性甲减需要积极、"大胆"的治疗不同，老年甲减既需要重视，又需要谨慎对待。治疗目标是用最小剂量L-T_4将TSH控制在正常上限而非下限，尽量避免甲状腺激素产生的高兴奋、高代谢状态对老年人造成的损害。

3.部分老年甲减患者对疗效要求过高，可能私自加大用药量，这是非常危险的。老年甲减的用药要更谨慎，避免发生药物性甲亢，减少由此导致的心血管死亡和全因死亡风险。感染、冬季寒冷等是导致老年甲减患者病情加重的重要因素，此时要适当放宽治疗限制。

4.老年人对碘和甲状腺激素的摄入似乎存在着矛盾之处。例如，低碘不行，高碘更不行；甲状腺激素少了不行，多了更不行。其实这就是一个对"度"的把握，适用于所有疾病的所有患者，甚至所有的问题，只是老年人的耐受力降低，显得更为敏感，对剂量更需要慎重而已。

5.在所有年龄段的甲减患者中，老年甲减患者是最需要关心、关爱、关注的群体。老年人的"暮气"与甲减的"低落"相加，对患者身心健康和幸福指数的影响巨大。患者家属和医者都应该注意这一点，必要时进行药物干预。

6.因为老年甲减患者大多食欲欠佳，其饮食虽应遵循清淡原则，但不可过分限制，以免影响基本热量和营养素的摄入。

第七节　甲减的中医药治疗

中医学对甲减的治疗具有丰富的理论和实践基础。与甲亢的阳热之证相反，中医学认为甲减是以"阴寒"为主证，在此基础上辨证治疗。分为内治和外治两大方法。

一、内治法

多按以下证型辨治。

（一）肾阳虚衰

证见精神萎靡，表情淡漠，头昏，嗜睡，动作缓慢，毛发稀疏，腰膝酸软伴水肿，脉沉细迟，舌淡白。可用温肾助阳的肾气丸、右归丸之属。

（二）脾肾阳虚

证见面色苍黄，神疲乏力，不欲饮食，少气懒言，头昏目眩，手足麻木，舌体胖大、有齿痕，脉沉细无力。治以温肾补脾的附子理中汤、肾气丸、真武汤等。

（三）心肾阳虚

证见神倦欲寐，头晕目眩，面色浮肿，耳鸣失眠，舌淡、苔薄白，脉沉细或结代。治以温阳补气，化湿利水的真武汤、参附汤等。

（四）气血亏虚

证见面色萎黄，倦怠乏力，头晕心慌，少气懒言，形寒肢冷，失眠多梦，舌淡或萎软，苔薄白，脉沉弱无力。治以补气养血之八珍汤、十全大补汤等。

（五）阴阳两虚

证见畏寒，乏力，动作迟缓，眩晕耳鸣，皮肤干燥粗糙，少汗，面色苍白，头发干枯，表情呆板，声音嘶哑，口干咽燥，舌质偏淡或偏红，苔白腻或浅淡，脉沉细弱，治以温阳之金匮肾气丸、地黄饮子等。

二、外治法

包括针刺、艾灸、推拿、熏蒸，等等。

👨‍⚕️ 提示

1.中医治疗甲减大有用武之地。对于改善临床症状、降低疾病危害，有着明显的作用。以上所述，仅为点题而已。

2.中医治疗一定要体现辨证施治这一精髓，切不可受上述理法方药内容所羁绊。例如，甲减虽然以阳虚阴寒为主证，但临床也可见视物不清、眼干目涩、舌红少津等肝肾阴虚表现，此时不可拘泥于阳虚，应以滋补肝肾为宜。

3.要重视物理疗法在外治方面的运用，可以对畏寒怕冷、肢体麻木等症起到立竿见影的效果。

4.针灸对甲减和甲亢都有一定的作用。甲减取穴多选足三里、肾俞、心俞、脾俞、气海、涌泉等；甲亢多选合谷、三阴交、夹脊、太冲、神门、四白、内关等穴位。

（林绍志）

第七章

甲状腺炎

第一节 概　述

甲状腺炎是一组由自身免疫，病毒、细菌或真菌感染、放射损伤、药物等多种因素引起的甲状腺炎症性疾病，可导致甲状腺组织变性、渗出、增生、坏死等改变。当炎症导致甲状腺滤泡结构被破坏时，血液中甲状腺激素水平会发生变化，产生甲减或甲亢表现。该病在青年女性中发病率较高，不同类型的甲状腺炎，其病因、组织学特点、临床表现、治疗方法及预后也不尽相同。

提示

1.前面几章也涉及了甲状腺炎的问题，本章集中介绍，系统梳理，便于读者掌握。

2.甲状腺炎的病因复杂，如外界微生物感染（细菌、病毒等）、自身免疫异常、放射性损伤、物理性损伤，等等。

3.甲状腺炎如果导致甲状腺组织的损伤，早期多因为滤泡细胞破坏，甲状腺激素释放入血而发生甲状腺毒症，后期可因为甲状腺滤泡组织被过度破坏，而发生甲减。当然，大多数甲状腺炎患者并未发生甲状腺滤泡组织的破坏，也就不产生甲功异常的表现。

一、分类

（一）按起病快慢和病程长短分类

1.急性甲状腺炎

急性甲状腺炎包括急性细菌性甲状腺炎（又称急性化脓性甲状腺炎）、急性病毒性甲状腺炎和急性真菌性甲状腺炎。

2.亚急性甲状腺炎

亚急性甲状腺炎包括亚急性肉芽肿性甲状腺炎和亚急性淋巴细胞性甲状腺炎（又称无痛性甲状腺炎）。产后甲状腺炎属于亚急性淋巴细胞性甲状腺炎的一个特殊类型，是由病毒感染诱发自身免疫反应所致。

3.慢性甲状腺炎和其他甲状腺炎

慢性甲状腺炎包括慢性淋巴细胞性甲状腺炎、慢性侵袭性纤维性甲状腺炎和慢性特异性甲状腺炎。

慢性淋巴细胞性甲状腺炎又分为桥本甲状腺炎和慢性萎缩性甲状腺炎，两者均存在相同的甲状腺自身抗体和甲状腺功能变化。慢性侵袭性纤维性甲状腺炎以甲状腺组织萎缩和纤维组织增生为特征，又称木样甲状腺炎或Riedel甲状腺炎。慢性特异性甲状腺炎包括放射性甲状腺炎、外伤性甲状腺炎和其他物理因素所致甲状腺炎等。

（二）按病因分类

1.自身免疫性甲状腺炎

广义的自身免疫性甲状腺炎，主要包括毒性弥漫性甲状腺肿（Graves病）和慢性淋巴细胞性甲状腺炎，后者主要是指桥本甲状腺炎，还包括其他与免疫相关的甲状腺炎，如萎缩性甲状腺炎、无痛性甲状腺炎，等等。

2.非自身免疫性甲状腺炎

包括感染性甲状腺炎、放射性甲状腺炎、药物性甲状腺炎等。

放射性甲状腺炎常发生于放疗后第2~5天，表现为甲状腺部位疼痛、水肿及轻度甲亢症状，远期可出现永久性甲减。药物性甲状腺炎往往因长期服用某些药物引起，如胺碘酮、干扰素等，停药后大多可以完全恢复。

（三）按组织病理学分类

可分为化脓性甲状腺炎、肉芽肿性甲状腺炎、纤维性甲状腺炎、淋巴细胞性甲状腺炎。

化脓性甲状腺炎是由细菌感染引起的甲状腺部位的化脓性炎症，镜下可见甲状腺内有大量的中性粒细胞浸润和组织坏死，有时甚至会看到细菌菌落。肉芽肿性甲状腺炎可以看到滤泡破坏，胶质溢出，引起间质多核巨细胞反应，形成类结核结节，肉芽肿中心为不规则的胶质，其周有异物巨细胞及淋巴细胞，可见纤维组织增生。纤维性甲状腺炎镜下可见大量淋巴细胞浸润，形成淋巴滤泡，甲状腺滤泡细胞出现萎缩，受累区出现广泛玻璃样变性的纤维性病变。淋巴细胞性甲状腺炎典型的病理改变为甲状腺组织出现淋巴细胞和浆细胞的浸润，滤泡上皮出现嗜酸性变，滤泡被破坏和萎缩，纤维增生，胶质缺失。

🩺 提示

1.甲状腺炎的分类虽然复杂，但是只要了解分类的依据，梳理明确，也就清楚了。例如，按照发病情况和病程分类，那就是分为急性、慢性和介于二者之间的亚急性。

2.目前的分类还不是最终的分类，关于有些分类方法还有不同意见或争议。如萎缩性甲状腺炎，大多认为是桥本甲状腺炎的一个阶段。再如无痛性甲状腺炎，既有病毒感染的依据，也有免疫异常的依据，有的认为是亚急性甲状腺炎的一种罕见特殊类型，可能是某种未知病毒感染所致；也有人认为是桥本甲状腺炎的一种特殊类型，属于自身免疫性疾病；还有人认为是病毒感染和自身免疫反应综合作用所致的一种特殊类型的甲状腺炎。这些都会随着研究的不断深入而得到明确。

二、病因及诱因

（一）病因

1.自身免疫

大多数发生在患者的免疫系统如T淋巴细胞攻击甲状腺时，导致甲状腺细胞损害和凋亡，造成甲状腺滤泡被破坏，使得甲状腺不能产生足够的甲状腺激素。由自身免疫引起的甲状腺炎包括桥本甲状腺炎、萎缩性甲状腺炎、无痛性甲状腺炎等。

2.感染

多由细菌感染、病毒感染引起，可继发于上呼吸道感染、流行性感冒，致病微生物从口腔或颈部其他软组织感染灶直接蔓延至甲状腺，造成甲状腺组织的损伤、炎症等情况。主要包括急性化脓性甲状腺炎、亚急性甲状腺炎等。

3.辐射

在经过大剂量放射性碘治疗和头颈部外照射治疗后，辐射损伤引起甲状腺组织水肿、充血，最终导致整个腺体萎缩，呈灰白色，甲状腺功能减低。

（二）诱因

1.环境因素

周围有放射性物质或接触存在致病微生物的场所。

2.个人因素

遗传因素、妊娠、吸烟、外伤、衰老、食物中碘摄入过量，以及应用胺碘酮、干扰素等。

1.甲状腺炎的病因非常复杂，包括但不限于自身免疫、感染、辐射等因素。这些因素导致了甲状腺组织的炎症性改变。

2.自身免疫是导致甲状腺炎的主要原因，且可能造成甲状腺滤泡的永久性破坏。

3.了解了甲状腺炎的病因和诱因，日常生活中应注意有意识地防范，如远离放射源、合理摄碘，等等。

三、临床表现

甲状腺炎的临床表现可以概括为以下3个方面。

1.甲状腺肿大和压迫症状

相较于亚急性甲状腺炎，急性化脓性甲状腺炎和慢性淋巴细胞性甲状腺炎甲状腺肿大更为明显，更容易出现压迫症状。

2.甲功异常表现

如甲亢或甲减。各种甲状腺炎均可出现甲亢和（或）甲减，但急性化脓性甲状腺炎出现甲亢或甲减均较轻，绝大多数预后良好，甲功可恢复正常。亚急性甲状腺炎少部分病例会出现永久性甲减，而慢性淋巴细胞性甲状腺炎大多数患者会出现永久性甲减。

3.甲状腺局部及全身炎症反应

如甲状腺疼痛和发热等。急性化脓性甲状腺炎会出现高热、乏力等全身中毒症状，甲状腺明显疼痛和触痛；亚急性甲状腺炎亦可出现发热，但发热程度及全身中毒症状相对较轻，甲状腺疼痛及触痛程度较急性化脓性甲状腺炎要轻；慢性淋巴细胞性甲状腺炎一般不会出现发热及甲状腺疼痛等。

甲状腺炎对甲状腺腺体的破坏，可导致甲状腺激素水平的改变。一般分为以下3个阶段。

1.甲状腺毒症期

炎症导致甲状腺滤泡细胞结构破坏或坏死，储存在甲状腺滤泡中的甲状腺激素漏出并进入血液，使血液中的甲状腺激素浓度上升，患者出现甲亢的症状，即烦躁、怕热、失眠、乏力、心动过速、体重减轻等。

2.甲减期

甲状腺激素过量释放几周或几个月后，甲状腺激素释放明显不足，出现甲减的症状，即萎靡不振、怕冷、便秘、水肿、体重增加等。

3.恢复期

甲状腺炎症病变恢复，机体甲状腺激素水平恢复正常，但少数患者呈持续性甲减状态（如桥本甲状腺炎）。

提示

1.因具体病因不同，疾病类型不同，患者的临床表现差异较大，即便同一个甲状腺炎患者，在疾病的不同阶段，甲状腺功能差异较大，症状也相应有所差异。部分患者自始至终无任何症状，这些差异需要注意。

2.甲状腺炎的症状差异大，还表现在甲功异常方面，甲减患者有甲减的低代谢临床表现。相反，甲亢患者则有高代谢表现。

3.应特别注意同一种甲状腺炎在不同阶段存在甲功的不同变化，临床可能有甲亢和甲减的不同表现。如桥本甲状腺炎等。

四、相关检查

（一）甲状腺功能

通过检测T_3、T_4、FT_3、FT_4、TSH等，来判断甲状腺功能状态，以及病变是来自中枢还是甲状腺本身。

（二）甲状腺自身抗体

主要包括甲状腺过氧化物酶抗体（TPOAb）、甲状腺球蛋白抗体（TGAb）和促甲状腺激素受体抗体（TRAb），是自身免疫性甲状腺疾病的重要参考依据。其中TPOAb和TGAb滴度明显升高是桥本甲状腺炎的特征之一。

（三）血常规

是诊断感染性甲状腺炎的重要依据，如急性化脓性甲状腺炎时血白细胞明显升高。

（四）红细胞沉降率

也是判断感染性甲状腺炎的重要指标，在亚急性甲状腺炎中明显升高。

（五）甲状腺超声

常用于评估甲状腺的解剖结构，不同的甲状腺疾病往往有其特异性的超声表现。

（六）甲状腺摄碘率

正常情况下，甲状腺能摄取放射性碘（^{131}I），甲状腺炎时，甲状腺^{131}I摄取率会明显下降。

👨‍⚕️ 提示

1.以上相关检查对甲状腺炎的诊断、治疗以及预后的判断都起着重要的作用。

2.甲状腺功能检测可以了解患者病程不同阶段的甲状腺功能状态，为医生判断是否需要干预提供依据；甲状腺自身抗体检测不仅能明确诊断，还能判断患者的预后。

3.甲状腺摄碘率可用于判断疾病处于甲状腺毒症期时到底是由甲状腺功能亢进引起还是甲状腺滤泡破坏导致滤泡内的甲状腺激素释放入血所致。

4.甲状腺炎症导致的甲状腺充血、水肿及腺体肿大，需要与结节性甲状腺肿进行鉴别，临床应结合甲状腺自身抗体、甲状腺超声、甲状腺细胞学检查，予以判断。

五、治疗

因疾病类型不同，甲状腺炎患者症状和严重程度不同，采取的治疗措施差异较大。

1.急性甲状腺炎需要抗生素治疗，其他甲状腺炎均无需抗生素治疗。

2.亚急性或慢性甲状腺炎主要是针对甲状腺功能及甲状腺疼痛、肿大对症治疗。

3.甲状腺毒症阶段通常是暂时性的，最终会恢复到甲状腺功能正常阶段或进入甲状腺功能减退阶段。在此阶段，若患者出现心慌、焦虑、震颤等，可服用β受体阻滞剂如普萘洛尔来降低心率，减少震颤，缓解不适症状。尽量避免使用抗甲状腺药物。

4.甲状腺功能减退阶段，则根据患者病情需要，短期（如亚急性甲状腺炎）或长期（如桥本甲状腺炎）服用甲状腺激素（如左甲状腺素片）。

5.甲状腺疼痛患者，仅需服用非甾体抗炎药，如阿司匹林、布洛芬、吲哚美辛等，症状严重者，可短期服用泼尼松，症状缓解后逐渐减少剂量，直至停药。

6.若患者甲状腺明显肿大，对邻近器官（气管、食管等）造成压迫，可考虑手术治疗。

提示

1.甲状腺炎的病因和类型不同，对人体造成的危害不同，治疗也不同，要在明确诊断的基础上，对症治疗。切勿盲目用药。

2.特别需要强调的是，只有细菌感染导致的急性甲状腺炎需要抗生素治疗，其他类型甲状腺炎无需抗生素治疗。

3.甲状腺炎导致的甲状腺毒症一般是由甲状腺滤泡破坏引起的暂时性甲状腺激素轻度升高，只要症状不严重，不需治疗。

第二节　急性化脓性甲状腺炎

急性化脓性甲状腺炎（acute suppurative thyroiditis，AST）又称感染性甲状腺炎，是甲状腺非特异性感染性疾病，是细菌或真菌经血液循环、淋巴管或邻近组织化脓病变蔓延侵蚀甲状腺引起的化脓性炎症，是一种相对罕见的甲状腺疾病。

一、病因和发病机制

甲状腺具有丰富的血管和淋巴管，以及完整的包膜，加之腺体内有高浓度的碘离子，后者有较强的杀菌作用，所以甲状腺一般不易发生化脓性感染。当机体免疫力低下时，病原体经过血液、淋巴管及邻近组织、器官感染灶进入甲状腺，引起急性化脓性甲状腺炎。通常是多种细菌混合感染，如葡萄球菌、链球菌、革兰阴性杆菌及厌氧菌等。当患有艾滋病、白血病、糖尿病等疾病，免疫力低下或缺陷时可出现真菌、囊虫等感染。

急性化脓性甲状腺炎多发于已有甲状腺疾病的患者，如单纯性甲状腺肿、结节性甲状腺肿、桥本甲状腺炎及甲状腺癌患者合并急性化脓性甲状腺炎的比例较高。

二、临床表现

1.起病急，突然出现寒战、高热、乏力等全身中毒症状。

2.甲状腺疼痛、肿大，疼痛可放射到耳、下颌或头枕部。

3.可有声音嘶哑、呼吸不畅、吞咽困难等神经、气管、食管压迫症状。

4.甲状腺局部明显压痛，颈部活动受限，颈部可触及肿大的淋巴结。

三、辅助检查

血常规显示白细胞总数、中性粒细胞数及比例明显升高，红细胞沉降率明显增快，C反应蛋白升高；甲状腺功能大多正常，少部分病例表现为轻度甲亢或甲减，甲状腺自身抗体（TPOAb、TGAb等）阴性；甲状腺超声显示甲状腺肿大，可见大小不等的低回声、无回声或液性暗区；甲状腺核素扫描可见局部放射性减低；甲状腺细针穿刺细胞学检查可吸出脓液，镜检可见大量脓细胞、坏死细胞和组织碎片。

四、诊断要点

（一）病史
甲状腺疾病病史，伴抵抗力低下或感染史。

（二）全身中毒症状
寒战、高热、乏力、全身酸痛、食欲不振等。

（三）甲状腺局部表现
疼痛并向两耳、下颌、枕部放射，有压痛。

（四）伴随症状
声音嘶哑、呼吸不畅、吞咽困难、颈部活动受限等。

（五）辅助检查
白细胞升高；超声显示甲状腺肿大，可见低回声、无回声或液性暗区；细针穿刺可吸出脓液，镜检可见大量脓细胞。

五、鉴别诊断

（一）亚急性甲状腺炎

起病相对缓慢，颈前疼痛相对较轻，甲状腺功能早期可偏高，甲状腺摄碘率减低，白细胞正常或轻度升高，若诊断困难，可行甲状腺细针穿刺细胞学检查鉴别。

（二）甲状腺结节出现囊性变

一般无发热、乏力等全身症状，甲状腺局部疼痛较轻或不明显，甲状腺穿刺无脓液，细菌培养阴性。

（三）甲状腺癌

一般无自发性疼痛与压痛；多为结节性，坚硬而固定，甲状腺超声、CT等检查显示恶性肿瘤影像；细针穿刺细胞学检查见癌细胞。

（四）颈部急性感染性疾病

如急性化脓性颈部淋巴结炎、喉软骨炎、颈前蜂窝组织炎及甲状软骨膜炎等，这些感染性疾病的病变部位在甲状腺周围，而不在甲状腺，可通过超声、CT或核磁共振等影像学检查予以鉴别。

六、治疗

（一）对症支持治疗

卧床休息，早期局部冷敷，晚期热敷。高热者需行物理降温或服用对乙酰氨基酚、布洛芬等解热镇痛药。

（二）抗感染治疗

发病初期选用广谱抗生素经验性治疗，特别是针对链球菌和金黄色葡萄球菌感染选用抗生素，待穿刺液细菌培养及药敏结果出来后再针对性调整抗生素。抗生素疗程要足，一般需要2~3周。

（三）外科治疗

若局部已形成脓肿或经内科治疗不能使感染消退时，需行手术切开引流或进行针吸治疗，以免脓肿破入气管、食管、纵隔内。

（四）中医药治疗

初期以疏风清热、解毒消肿为主，方拟银翘散加减；成脓期以清热解毒、透脓为主，方拟普济消毒饮加减。另外可用外敷治疗，初起可予热敷，溃后可外敷金黄膏，脓尽后用生肌散收口。

七、预防和预后

（一）预防

有甲状腺疾病、糖尿病等基础疾病者应积极治疗基础疾病，加强锻炼、合理膳食，提高免疫力。

（二）预后

经积极抗感染或手术切开引流等治疗，一般预后良好，但对于伴有真菌感染或艾滋病患者，预后较差。

🔧 提示

1.急性化脓性甲状腺炎是一种感染性疾病，多继发于呼吸道、颈部细菌感染性炎症之后。换言之，该病与自身免疫异常无关，相关抗体水平正常。

2.急性化脓性甲状腺炎临床发病率相对较低，原因在于甲状腺因自身结构和高浓度碘离子的存在，对细菌有防御和杀灭作用。但是，对于存在机体抵抗力下降情况的患者，发生相关临床表现时要考虑到该病的可能。

3.轻症患者多以对症治疗为主，如使用解热镇痛剂。

4.通常是多种细菌混合感染，较重患者在细菌培养结果出来之前应用广谱抗生素，结果出来后根据药敏结果选择抗生素。

5.本病绝大多数预后良好，但要关注重症患者，警惕可能发生危及生命的感染性休克。

第三节　亚急性甲状腺炎

亚急性甲状腺炎（subacute thyroiditis，SAT）又称亚急性痛性甲状腺炎、肉芽肿性甲状腺炎、巨细胞性甲状腺炎、非感染性甲状腺炎、de Quervain甲状腺炎等。是一种由病毒感染诱发的变态反应性炎症，也是最常见的甲状腺疼痛性疾病，常于感冒（或流感）后1~2周发病，以短暂性疼痛和破坏性甲状腺组织损伤伴全身炎症反应为特征。

一、病因和发病机制

亚急性甲状腺炎的病因尚不明确，一般认为与病毒感染有关，因发病前患者常有上呼吸道感染史，发病常随季节变动，且有一定的流行性。发病时，患者血清中某些病毒的抗体滴度较高，包括柯萨奇病毒、腺病毒、流感病毒、腮腺炎病毒等。

另外，多数亚急性甲状腺炎与HLA-BW35有关联，提示对病毒的易感性与遗传因素有关。各种甲状腺自身抗体在疾病活动期可以出现，可能为继发于甲状腺滤泡破坏的抗原释放。

二、病理改变

（一）肉眼观

甲状腺呈现不均匀的结节状态，轻至中度增大，整体质地坚实，触感如同橡皮。在切开后，可见病变部位呈灰白色或淡黄色，有时可见坏死或瘢痕，病变部位常与周围组织发生粘连。

（二）镜下改变

可见甲状腺滤泡上皮细胞的坏死以及滤泡完整结构的破坏。部分滤泡被破坏后，会导致胶质外溢，进而形成类似结核结节的肉芽肿。同时，有大量中性粒细胞以及数量不等的嗜酸性粒细胞、淋巴细胞和浆细胞浸润其中，有时可形成微小脓肿，并伴有异物巨细胞反应。当病变得到修复后，巨噬细胞会消失，滤泡上皮细胞可能会再生或萎缩、消失，而间质则会发生轻重不一的纤维化。最后病变逐渐恢复，一般均能恢复到正常甲状腺结构。

三、临床表现

起病前1~3周常有病毒性咽炎、腮腺炎或其他病毒感染的症状，起病后出现发热及甲状腺部位疼痛，疼痛可沿颈部放射至咽喉、下颌及耳后，吃饭时疼痛更加厉害。体格检查发现甲状腺轻至中度肿大，往往先累及一叶，而后扩散到另一叶。甲状腺质地较硬，少数患者颈部淋巴结肿大。症状典型的亚甲炎患者，病程演变呈3个阶段，在病程早期可出现轻度甲状腺毒症（甲状腺毒症期），之后转为甲减（甲减期），最后甲功逐渐恢复正常（恢复期），整个病程可持续数周至数月。

（一）甲状腺毒症期

即病程早期，起病较急，开始出现发热，继而出现怕热、心悸、震颤和全身乏力等症状。最为特征的表现是颈部疼痛，触诊有甲状腺肿大，质地比较硬，压痛明显。此期甲功化验T_3、T_4水平升高，TSH水平降低，甲状腺摄碘率减低。原因是甲状腺滤泡遭到炎症破坏，储存在滤泡内甲状腺激素大量释放入血，导致血中甲状腺激素水平一过性升高。另外，红细胞沉降率往往显著增快（$\geqslant 50$mm/h），白细胞计数及中性粒细胞分类计数可正常或偏高。

（二）甲减期

此阶段患者可有怕冷、倦怠、嗜睡、记忆力减退、虚肿、便秘、心动过缓等甲减的表现，甲功化验T_3、T_4水平降低，TSH水平升高。此时甲状腺滤泡细胞尚未完全修复，甲状腺摄取碘及合成甲状腺激素的能力不足，因而导致甲减。

（三）恢复期

上述症状逐渐改善，甲状腺肿或结节逐渐消失，也可遗留轻度甲状腺肿或较小结节。绝大部分病例甲状腺滤泡细胞完全修复，甲状腺功能恢复正常，自觉症状全部消失。但少部分患者（约5%）可持续存在甲减。

四、诊断

（一）病史

起病前1~3周多有上呼吸道感染病史。

（二）临床表现

发热，颈部疼痛并向咽喉、下颌及耳后放射，甲状腺肿大、质硬、触痛，颈部淋巴结肿大。

（三）实验室检查

甲状腺功能呈轻度甲亢期、甲减期、恢复期的演变过程。低摄碘率与高甲状腺激素血症共存的"分离现象"；红细胞沉降率明显加快；甲状腺组织活检见巨细胞。

五、鉴别诊断

（一）急性咽喉炎

咽喉部疼痛，往往伴有咳嗽、咳痰等呼吸道感染症状，触痛不明显，咽喉部黏膜充血、肿胀。严重者黏膜表面可有脓性分泌物，甲功及甲状腺摄碘率正常。

（二）急性化脓性甲状腺炎

甲状腺局部或邻近组织红、肿、热、痛，血白细胞计数明显增高，甲状腺功能及甲状腺摄碘率多正常。

（三）Graves病

无发热，无甲状腺疼痛及触痛，TRAb阳性，甲状腺激素（T_3、T_4）与甲状腺摄碘率呈一致性升高。

（四）桥本甲状腺炎

少数病例可有甲状腺疼痛、触痛，活动期红细胞沉降率可轻度升高，并出现短暂甲状腺毒症和摄碘率降低，但没有发热等全身症状，血清TGAb、TPOAb明显升高。

（五）结节性甲状腺肿出血

甲状腺内突然出血，伴有甲状腺疼痛，出血部位有波动感，但无全身症状，红细胞沉降率不升高，甲状腺超声可资鉴别。

（六）无痛性甲状腺炎

本病是桥本甲状腺炎的变异型，是自身免疫性甲状腺炎的一个类型，有甲状腺肿，临床表现亦经历甲状腺毒症、甲减和甲状腺功能恢复3期，但无全身症状，无甲状腺疼痛，红细胞沉降率不升高。

六、治疗

亚急性甲状腺炎属于自限性疾病，也就是当疾病进展到一定程度后会自行好转，逐渐恢复到健康状态。治疗以缓解症状为主。

（一）一般治疗

注意休息，营养均衡，保持情绪稳定。

（二）药物治疗

1.解热镇痛药

适用于轻症病例，可以退热止痛，减轻甲状腺炎症，缓解症状。如布洛芬0.3g每日2次，或双氯芬酸钠25mg，每日3次。

2.糖皮质激素

非甾体解热镇痛药治疗无效者，应用糖皮质激素，可迅速缓解疼痛，减轻甲状腺毒症症状。如泼尼松20~40mg/d，症状控制1~2周后逐渐减量（如每周减5mg），疗程1~2个月。若停药后复发，仍需足量使用糖皮质激素，同样可获得较好效果。

3.β受体阻滞剂

针对甲亢的治疗。心悸症状明显者，可以使用β受体阻滞剂，以减轻甲状腺毒症症状。

4.左甲状腺素

针对甲减的治疗。甲状腺功能减退一般不需要治疗，因为即使出现症状，通常也较轻微，且持续时间短。若症状明显，可适当使用甲状腺素制剂替代治疗，如左甲状腺素片50μg或100μg/d，症状缓解后逐渐减量至停用。停药4~6周时重新评估患者的甲状腺功能，以确定是否为永久性甲减。如果是永久性甲减，需要终身服用左甲状腺素治疗。

5.中医药治疗

初期以清热解毒、通络止痛为主，方拟普济消毒饮加减；后期以疏肝泻热、化痰散结为主，方拟龙胆泻肝汤加减；病久迁延不愈者，以温阳健脾、化痰活血为主，方拟实脾饮加减。

七、预后

亚急性甲状腺炎为自限性疾病，预后较好，一般情况下不遗留后遗症及并发症。极少部分患者会出现永久性甲减，需服用左甲状腺素片将甲功控制在正常。

提示

1.亚急性甲状腺炎的病因尚未完全明晰，一般认为是由病毒感染诱发的变态反应性炎症，所以常于感冒（或流感）后1~2周发病，且多发于冬春季节。遗传易感性影响疾病的发生。

2.和其他甲状腺疾病一样，本病同样"重女轻男"，多发于30~50岁的中年女性，男女之比为1：（5~10）。

3.甲状腺轻至中度肿大，质地坚实，可有触痛，是其特征之一。

4.本病多呈自限性。即发展到一定程度后可自行停止，并逐渐痊愈。

5.与其他甲状腺炎类似，可出现血液循环中甲状腺激素水平正常、升高和降低的表现。轻症患者仅需应用非甾体抗炎药即可。中、重型患者可应用糖皮质激素，症状缓解后逐渐减量，直至停药。对于甲状腺激素水平异常导致明显临床症状者，采取对症治疗措施。

6.本病大多预后良好，虽可造成甲状腺组织暂时性破坏，但只有极少数病例遗留甲状腺功能减退症。

第四节　桥本甲状腺炎

桥本甲状腺炎（Hashimoto thyroiditis，HT）是慢性淋巴细胞性甲状腺炎最常见的一种类型，由日本九州大学Hashimoto首先（1912年）在德国医学杂志上报道，故被命名为桥本甲状腺炎。本病是一种以自身甲状腺组织为抗原的慢性炎症性自身免疫性疾病，各年龄段均可发病，但以40~50岁多见，90%发生于女性，且有家族多发倾向。本病常与其他自身免疫性疾病（如恶性贫血、系统性红斑狼疮、干燥综合征、类风湿关节炎、1型糖尿病等）伴发。

一、病因和发病机制

（一）遗传因素

桥本甲状腺炎具有一定的家族聚集性，有50%左右的患者具有家族史，表明遗传易感性在其发病机制中起重要作用。进一步研究发现，桥本甲状腺炎是一种多基因遗传病，其中主要组织相容性复合体是最早被确认为与桥本甲状腺炎相关的基因。

（二）环境因素

环境因素在本病的发病中也起到非常重要的作用，如碘摄入过量、硒缺乏、感染、辐射、妊娠等。流行病学研究发现，高碘地区的居民血清中甲状腺球蛋白抗体的浓度较高，过量摄入碘可使自身免疫性甲状腺炎病情恶化。硒在甲状腺抗氧化系统和免疫系统，以及甲状腺激素的合成、活化及代谢过程中发挥着重要作用，硒缺乏可降低谷胱甘肽过氧化物酶的活性，导致过氧化氢浓度升高而诱发炎症反应。某些细菌感染或病毒感染可诱导自身抗原表达，从而产生甲状腺自身抗体，导致甲状腺细胞的破坏。暴露于过量辐射环境的人群本病患病率明显升高。甲状腺是人体内唯一一个能摄取碘离子的器官，如果放射线里面存在碘离子，就会出现放射性的甲状腺损伤。桥本甲状腺炎患者的甲状腺肿大、甲状腺功能改变和血清甲状腺自身抗体的滴度常在妊娠时明显减轻或下降，而在分娩2~6个月后出现加重或升高，这些变化可能与泌乳素和性激素在妊娠时浓度的改变及免疫调节作用有关。

（三）自身免疫

1.细胞免疫

桥本甲状腺炎患者的甲状腺内主要为T细胞浸润，产生大量细胞因子，表明细胞免疫介导的自身免疫反应参与了桥本甲状腺炎的发病。干扰素（IFN-γ）、白介素（IL-1β）、肿瘤坏死因子（TNF-α）等细胞因子参与诱导细胞凋亡，破坏甲状腺组织。

2.体液免疫

甲状腺过氧化物酶抗体（TPOAb）可通过抗体依赖性细胞介导的细胞毒作用和补体介导的细胞毒作用破坏甲状腺组织，在本病的发生发展中起着重要作用；甲状腺球蛋白抗体（TGAb）与甲状腺球蛋白结合后，可通过Fc受体与结合的抗体相互作用，激活自然杀伤细胞（NK细胞），而攻击靶细胞，导致甲状腺细胞被破坏；促甲状腺激素受体抗体（TRAb）也可损伤甲状腺，影响其功能。

二、病理改变

桥本甲状腺炎甲状腺腺体多呈弥漫性或结节性肿大，质地坚硬，表面可呈结节状，边缘清晰，无粘连。腺体破坏后，一方面代偿性地形成新的滤泡，另一方面破坏的腺体又释放抗原，进一步刺激免疫反应，促进淋巴细胞的增殖，在甲状腺内形成具有生发中心的淋巴滤泡。在不同的病程阶段，甲状腺滤泡及上皮细胞会出现不同的形态变化：早期有部分滤泡增生，滤泡腔内胶质增多，随着病程的进展，滤泡变小、萎缩，腔内胶质减少，残余的滤泡上皮细胞肿胀、增大，胞质呈明显的嗜酸性染色，称为Askanazy细胞；晚期滤泡结构被破坏，上皮细胞失去正常形态，间质出现不同程度的纤维化，其内可见淋巴细胞浸润，发生甲状腺功能减退时，90%的滤泡结构被破坏。

镜检可分为三型：①淋巴细胞型：滤泡上皮细胞呈多形性，有中至大量的淋巴细胞浸润；②嗜酸细胞型：较多的胞浆丰富而红染的嗜酸性粒细胞及大量淋巴细胞浸润；③纤维型：显著的纤维化和浆细胞浸润。

三、临床表现

本病起病隐匿，进展缓慢，病程较长，最突出的表现为甲状腺进行性弥漫性肿大。疾病早期可无任何自觉症状，少数（约5%）呈轻度甲状腺毒症表现，如容易兴奋、怕热、多汗、心悸、震颤等。随着病情进展，会有较长一段时间的甲功正常期，此时患者除了甲状腺自身抗体（TPOAb、TGAb）明显升高外，没有任何症状。到了病程后期，大多数患者会出现永久性甲减，表现为出汗减少、怕冷、精神萎靡、疲乏无力、食欲下降、智力减退、便秘、体重增加、黏液性水肿等。部分患者可因甲状腺肿大，压迫气管或食管而导致呼吸不畅或吞咽困难。

本病作为多内分泌腺自身免疫综合征的组成部分，往往与恶性贫血、系统性红斑狼疮、干燥综合征、类风湿关节炎、1型糖尿病等共存。

四、诊断

（一）症状及体征

心慌、手抖或皮肤干燥、精神萎靡、黏液性水肿等，颈部查体见甲状腺肿大。

（二）甲状腺自身抗体

甲状腺自身抗体（TPOAb、TGAb）强阳性，是诊断本病的重要依据，特别是TPOAb的滴度与甲状腺组织的炎性破坏程度以及疾病的活动状态密切相关。

（三）甲状腺超声

超声检查也是诊断本病的重要依据，本病典型的超声改变是甲状腺体积增大，呈弥漫性、不均质的低回声，峡部明显增厚，有时可显示较丰富的血流信号。

（四）甲状腺功能

病程的不同阶段，患者的甲功表现不同，在疾病早期，甲功可能是正常的（即血清FT_4、FT_3、TSH均正常），有时表现为轻度甲亢的状态，最后会进入甲状腺功能减退状态（即血清FT_4、FT_3水平下降，TSH水平升高）。

（五）甲状腺细针穿刺细胞学检查

镜下可见甲状腺滤泡上皮细胞呈多形性，上皮细胞间有大量淋巴细胞和浆细胞浸润。本方法不作为常规检查，当根据甲状腺病史、体征、甲状腺自身抗体（TPOAb、TGAb）及超声检查不足以确诊时，可作为诊断的依据。

（六）甲状腺摄碘率

早期摄碘率常正常或轻度升高，随着疾病进展，FT_4降低的同时，摄碘率降低。

五、鉴别诊断

（一）Graves病

桥本甲状腺炎患者有时由于甲状腺组织被破坏而出现较轻的甲状腺毒症表现，血清FT_4、FT_3轻度升高。Graves病时甲状腺毒症更重，血清FT_4、FT_3升高更明显。关键鉴别点在于桥本甲状腺炎的甲状腺毒症是由于甲状腺滤泡被破坏后甲状腺激素漏出所致，甲状腺摄碘率减低；Graves病则是由于甲状腺腺体本身功能亢进所致，甲状腺摄碘率增高。

（二）亚急性甲状腺炎

少数桥本甲状腺炎患者可能会出现甲状腺局部疼痛，并出现甲状腺结节，血沉也会加快，此时需与亚急性甲状腺炎相鉴别。亚急性甲状腺炎常常可以自行缓解，而甲状腺^{131}I摄取率开始时明显降低，随着病情好转逐渐恢复正常，在经过泼尼松治疗后，亚急性甲状腺炎的症状也可以迅速消失；桥本甲状腺炎通常不能自行缓解，大部分会进展为永久性甲状腺功能减退，甲状腺^{131}I摄取率持续降低。

（三）结节性甲状腺肿

桥本甲状腺炎患者的甲状腺有时也呈结节状，需与结节性甲状腺肿相鉴别。桥本甲状腺炎血清中甲状腺自身抗体的滴度显著升高，多伴有甲状腺功能减退；结节性甲状腺肿的甲状腺自身抗体阴性或者滴度不高，一般不伴有甲状腺功能减退。

六、治疗

本病尚无针对病因的治疗措施。因为本病发展缓慢，大部分患者没有症状或症状轻微，通常无需治疗。是否需要治疗，取决于甲状腺功能状态及甲状腺肿大的程度。

（一）随访

对于没有临床症状或症状轻微、血清TSH正常或轻度升高且甲状腺肿大不明显者，通常不需要药物治疗，可随诊观察，一般要求每半年到1年随访1次，主要是定期复查甲状腺功能，必要时可行甲状腺超声检查。

（二）适当限制碘的摄入

对于甲状腺功能正常的桥本甲状腺炎患者适当限碘，日常仍可食用加碘盐，但需适当限制海带、紫菜、海苔等富碘食物的摄入。对于甲状腺功能减低患者，碘的摄入量更要低一些，以防甲状腺组织进一步破坏。

（三）药物治疗

1.甲状腺素替代治疗

对于伴有血清TSH明显升高，已达10mIU/L以上者，无论是表现为亚临床甲减（血清FT_4、FT_3水平正常且症状不明显），还是临床甲减（血清FT_4、FT_3水平下降且有甲减症状），均应给予甲状腺素替代治疗。一般服用左甲状腺素钠片，从小剂量（25μg/d）开始，逐渐加量，对于老年人，特别是伴有心血管疾病的患者尤为重要。

每4~6周复查1次甲功，根据甲功情况逐渐增加剂量。治疗目标以临床症状基本缓解，FT_4、FT_3在正常水平，TSH降至正常值低限为宜，达到目标剂量后长期维持用药，维持期仍需每半年到1年复查1次甲功。

2.中医药治疗

早期以疏肝理气、益气养阴为主，方拟柴胡疏肝散加减；中期以化痰活血、软坚散结为主，方拟海藻玉壶汤加减；晚期以温补脾肾为主，方拟真武汤加减。

3.硒剂

硒酵母对桥本甲状腺炎有一定的辅助治疗效果，可使抗体水平有所下降，但对甲状腺的功能状态并没有明显改善，所以不能作为治疗桥本甲状腺炎的主要药物。长期服用可能会导致硒中毒而出现恶心、呕吐、腹泻等症状，甚至造成肝、肾慢性损伤。

（四）手术治疗

对于甲状腺肿大明显，对气管、食管有压迫，经服用左甲状腺素钠片不能消除者，需手术切除，术后往往需要甲状腺素长期替代治疗。

七、预后

桥本甲状腺炎是一种慢性、自身免疫性疾病，目前没有根治的办法，但有些患者的甲功始终是正常的，无需药物治疗，定期随访即可。对于永久性甲减患者，只需每天补足甲状腺激素的量，使甲状腺激素水平处于正常状态，完全可以和正常人一样生活，无需过分担心。

🧑‍⚕️ 提示

1.桥本甲状腺炎是一种以自身甲状腺组织为抗原的慢性炎症性

自身免疫性疾病，这是本病最突出的性质和特点。明白了这一点就能理解为什么其好发于青年女性，并可与其他自身免疫性疾病伴发。

2.本病病因复杂，包括碘摄入过量、硒缺乏、感染、辐射、妊娠，等等，自身免疫反应起着关键作用。自身免疫异常，使得大量抗体的存在成为必然。在"敌我不分"的情况下，残酷的"战争"对自身正常的甲状腺组织造成了极大破坏。由于这种破坏是实质性的严重破坏，所以导致了甲状腺组织的永久损伤，甲状腺激素无法产生，由此造成不可逆的甲减。

3.由于本病起病隐匿，早期大多数患者无任何症状，同时病情进展缓慢，容易被忽视或误诊。

4.桥本甲状腺炎患者发生甲状腺毒症，即使出现轻度甲亢症状，也不推荐使用抗甲状腺药物治疗。相反，如果血清TSH ≥ 10mIU/L，无论有无临床症状，均应给予左甲状腺素片替代治疗。

5.本病发病率高，甲状腺损害严重，是永久性甲减的主要病因。但是，甲状腺激素的缺乏可以通过口服左甲状腺素片，得到有效且安全的补充，所以并非令人恐惧的疾病。

6.对于早期表现为甲状腺功能亢进的患者，一般不主张采用抗甲状腺药物治疗，更不主张行放射性碘或手术治疗，可以给予β受体阻滞剂以减轻症状。对于个别甲亢症状较明显，不能控制者，可给予小剂量抗甲状腺药物，时间不宜过长，并根据症状缓解及甲功变化情况及时调整剂量或停药，以免加重甲减。

甲状腺炎具有复杂性、多样性。本章集中介绍的急性化脓性甲状腺炎、亚急性甲状腺炎和桥本甲状腺炎，只是甲状腺炎中的常见部分，而非全部。这一点需要明确。

（李现财）

第八章

甲状腺结节

甲状腺结节是甲状腺细胞的异常、局灶性生长引起的一种离散性病变，在影像学上显示为与周围甲状腺组织区分开的占位性病变。

甲状腺结节的发生，女性多于男性，我国一项流行病学调查结果显示，甲状腺结节的患病率是20.43%（结节直径>0.5cm），且患病率随着年龄和体重指数增加而增加。

一、分类

多种甲状腺疾病都可能表现为甲状腺结节，包括甲状腺的退行性、炎性、自身免疫性、损伤性及新生物性等多种病变。甲状腺结节分良性和恶性病变两大类。良性病变占绝大多数，恶性者不足1%。根据病因的不同，甲状腺结节可分为以下几种。

（一）结节性甲状腺肿

在甲状腺结节中最为常见，多发于中年女性。一般是由于体内甲状腺激素不足，大多为相对性不足，而致垂体TSH分泌增加。在TSH的长期刺激下，甲状腺不断或反复增生，并伴有各种退行性改变，最终形成结节。形态学上表现为甲状腺弥漫性肿大，腺体组织增生，滤泡中充满半透明的黄褐色胶质。常可见到结节内有陈旧性或新鲜出血、囊性变及钙化等不同程度的退行性改变。结节大小可从数毫米至数厘米不等。临床上主要表现为弥漫性甲状腺肿大，在此基础上见到或扪及大小不等的多个结节。少数患者仅能扪及单个结节，但往往在甲状腺核素显像或手术中发现多个小结节。本病甲状腺功能测定大多正常，故亦称单纯性结节性甲状腺肿。

（二）炎性结节

分为感染性和非感染性（即自身免疫性）两类。前者包括急性化脓性甲状腺炎和亚急性甲状腺炎，临床上均可表现为甲状腺结节，其疼痛性是最显著的特点，具有鉴别诊断的价值。非感染性甲状腺炎最常见的是慢性淋巴细胞性甲状腺炎，常可见到甲状腺多个或单个结节，质韧、无压痛。由结核、梅毒等引起的甲状腺结节均罕见。

（三）甲状腺功能自主性结节

可以是单个或多个结节。通常发生于已有多年单纯性结节性甲状腺肿的患者，多在40~50岁以上发病，女性患者多见。甲状腺结节的形态学表现为甲状腺滤泡上皮增生，形成大的滤泡，结节周围的腺体组织多有萎缩。甲状腺核素显像显示为热结节，而周围组织摄碘功能常被抑制。临床上表现为甲亢，其症状往往较轻，少有甲状腺疾病眼征。不论是单结节还是多结节毒性甲状腺肿，于甲状腺功能测定时，T_3的增高多较T_4明显，或仅有T_3增高而表现为T_3型甲亢。

（四）甲状腺囊肿

绝大多数是由甲状腺腺瘤、结节内出血或退行性改变而形成，少数为甲状舌管囊肿或第四鳃裂残余所致。

（五）甲状腺新生物

包括甲状腺良性和恶性肿瘤及转移癌。

🛉 提示

1.甲状腺结节是临床常见现象，为了系统了解和掌握，本章进行综合梳理和阐释。

2.一些可触及的"结节"可能与影像学检查结果不对应,此时以影像学检查为准。

3.甲状腺结节是长在甲状腺内部的"肿物",就像一个个"岛屿",可以是单个独立的"岛屿",也可以是多个结节形成的"群岛"。

4.甲状腺结节的发病率非常高,但绝大多数为良性结节。

5.由于分型依据不同等多种原因,甲状腺结节不止上述所列。最需要注意的是能够分泌甲状腺激素的结节和恶性甲状腺结节。前者包括甲状腺功能自主性结节和毒性结节性甲状腺肿,因其分泌甲状腺激素而产生的甲亢,称为Plummer病。

二、病因和预防

(一)甲状腺结节的形成机制

甲状腺结节的形成是由于多种因素的作用,甲状腺激素的"制造"发生阻碍,导致甲状腺激素相对或绝对不足。此时通过HTP轴系统协调和调动甲状腺的储备力量,扩建甲状腺激素的"制造工厂",以加大"生产能力"。由此导致甲状腺里面的"生产车间"不断增加,也就是甲状腺滤泡增生。这种"扩建"如果在一段时间内持续存在,最后就形成了一个或者多个"岛屿形状的生产基地",这种"岛屿样改变"就是我们常说的甲状腺结节。

👨‍⚕️ 提示

甲状腺结节产生的直接原因是甲状腺激素"缺乏",使得甲状腺滤泡不断增生,以满足产生更多甲状腺激素的需要。一般情况下,结节多属"良民",不干坏事。但有时在特殊条件下也会发生"良民叛变",导致"恶变"。所以,甲状腺结节还有良性结节和恶性结节(即甲状腺癌)之分。在选择治疗方案之前,首先必须要明确结节是良性的还是恶性的,这两种情况的治疗是不同的。

（二）甲状腺结节的形成原因

1.碘缺乏

前面几章详细介绍了碘与甲状腺激素的"原料"和"产品"关系。碘缺乏，原料不足，必然引起甲状腺激素产生不足，为了满足身体的需要，甲状腺组织就会发生代偿性增生肿大，称为地方性甲状腺肿，也就是通常所说的"大脖子病"。以前这种疾病在碘缺乏地区较为常见，随着食盐加碘措施的落实，这种现象已经很少见。

2.碘过多

过多摄碘，同样可导致甲状腺结节的产生。碘是制造甲状腺激素的原料，过多的碘在人体内不能被及时清除体外，就会造成甲状腺激素的"生产负荷过大"，引起生产甲状腺激素的部分"生产车间"——甲状腺滤泡不断扩增，从而导致局部甲状腺增大、增生，引起甲状腺结节。

3.饮食物和药物

（1）饮食物：部分食物，主要是十字花科蔬菜，可导致甲状腺肿大。包括白菜类：小白菜、菜心、大白菜、紫菜薹、红菜薹等；甘蓝类：花椰菜、芥蓝、青花菜、球茎甘蓝等；芥菜类：叶芥菜、大头菜、榨菜等；萝卜类；水生蔬菜类：莲藕、茭白、慈姑、水芹、菱角、荸荠、芡实、水芋等。

十字花科蔬菜中含有一定量的硫代葡萄糖苷，这种物质在体内代谢后会产生硫氰酸盐，抑制甲状腺对碘的吸收。碘缺乏必然导致甲状腺激素的生成受限，刺激产生甲状腺肿大或结节。

另外，饮食物中钙、镁、锌等矿物质含量过多，可导致碘的摄入降低，并通过促进代谢使甲状腺激素消耗过多，也会增加甲状腺结节的发病概率。

（2）药物：部分药物可导致甲状腺肿大。常见的有硫氰化钾、过氯酸钾、对氨基水杨酸、硫脲类、磺胺类、保泰松、秋水仙碱等影响甲状腺激素合成和释放的药物。这些药物引起的循环甲状腺激素水平降低，可以导致甲状腺结节的发生。

4.甲状腺激素需求增加

在青春期、妊娠期、哺乳期，身体对营养物质需求量增加，对甲状腺激素的需要量也同步增加，引起长时间的促甲状腺激素生产需要量过大，促使甲状腺滤泡增生，导致代偿性甲状腺肿大。这种肿大是一种生理调节现象。常在儿童长大成人后或妇女妊娠期、哺乳期过后自行缩小。但部分个体在长期反复刺激后这种代偿不能适应性恢复，就会引起甲状腺局部结节增生的结构改变。

5.遗传因素

部分甲状腺结节的发生与遗传基因相关。这些基因通过干扰甲状腺激素的合成，导致甲状腺结节的产生。

6.情志因素

中医学认为，百病皆生于气。有研究发现，情志异常者甲状腺结节的发生率较情志正常者多，其中异常者又以易怒者最多。因为情绪异常可导致内分泌紊乱，成为甲状腺结节发生的诱因。

🧑‍⚕️ 提示

1.所有导致甲状腺激素相对或绝对不足的因素都可以引起甲状腺肿大或结节。这是主要原因，但不是全部原因。甲状腺结节的发生原因和过程都极为复杂，包括炎症因素在内的多种因素都可能导致甲状腺结节的发生。

2.碘的摄入量与甲状腺疾病的发病率之间呈现"U形"关系。也就是说，无论碘缺乏还是过量，都可以引起甲状腺疾病的发生，甲状腺结节的发生同样如此。那么，如何确定合理的碘摄入量呢？可以通过尿中碘含量的测定大致了解碘摄入量是否合适。

除了食物中的碘以外，其他饮食物对甲状腺结节的影响较小。

一般食用量不会直接导致甲状腺结节的发生。除非短时间内大量食用富含硫氰酸的十字花科蔬菜或者同时食用富含类黄酮的水果（如石榴、山楂、红提、草莓、芒果、猕猴桃等），才有导致甲状腺结节的机会。但是这些饮食物对甲状腺结节的发生、发展和治疗的确存在一定影响，日常生活中多加注意是有必要的。

三、诊断和鉴别诊断

（一）诊断

评估甲状腺结节的最主要目的是鉴别其良恶性，8%~16%的甲状腺结节为恶性，即甲状腺癌。甲状腺结节的诊断关键在于鉴别结节的性质，判断在多大程度上有恶性的可能。正确的诊断有赖于详细的病史、体格检查和主要辅助检查。

常用的检查方法主要有：①甲状腺的动态或静态显像；②甲状腺B超检查；③颈部X线检查；④甲状腺细针穿刺细胞学检查；⑤甲状腺功能测定。

甲状腺结节的诊断非常简单，结合临床症状、体征和辅助结果即可做出诊断。

（二）鉴别诊断

1.毒性弥漫性甲状腺肿（Graves病）

Graves病是导致甲亢最重要的原因，超过80%的甲亢是由Graves病导致的。Graves病引起的甲亢称为原发性甲亢。该病发生的原因是复杂的，主要由自身免疫功能障碍、遗传因素、生活因素（如情绪波动、过度劳累）等多种因素导致免疫功能的紊乱，造成甲状腺激素的合成、分泌增多，引发甲亢。

2.毒性多结节性甲状腺肿

是由甲状腺内的结节性病变分泌过多的甲状腺激素而引起的。多是由原本无功能的甲状腺结节发展而来，多见于缺碘地区的老年人，一般在40岁以上出现甲亢症状，女性多于男性。可能由于甲状腺结节的长期存在引起自主分泌功能紊乱。该病病情和症状较原发性甲亢轻，一般无突眼等表现。

3.自主性高功能性甲状腺腺瘤

又称甲状腺毒性腺瘤。起病缓慢，多见于40~60岁的中老年女性。一般也是先由无功能或低功能的结节，逐渐增大，分泌甲状腺激素，发生甲亢，约占甲亢患者的5%。甲亢症状一般较轻微，多数患者仅有心动过速、乏力、消瘦或腹泻，不发生突眼及Graves病的皮肤病变。

👨‍⚕️ 提示

1.单纯的甲状腺结节，通过上述手段很容易进行诊断。医生和患者最关心的是结节的性质，这就需要做进一步检查。

2.医生除了关心结节的良恶性外，还应该注意结节是否有分泌甲状腺激素的功能，以便对症处理。

四、临床表现

大多数甲状腺结节没有临床症状，合并甲状腺功能异常时，可出现相应的临床表现。部分患者由于结节压迫甲状腺周围组织，出现声音嘶哑、压迫感、呼吸困难和吞咽困难等表现。

五、实验室检查

（一）促甲状腺激素（TSH）和甲状腺激素

所有的甲状腺结节均应检测血清TSH、游离甲状腺素（FT_4）和游离三碘甲状腺原氨酸（FT_3），明确是否存在甲状腺功能异常。TSH增高者需要测定甲状腺自身抗体，TSH降低者则需要鉴别是否为功能性结节。

（二）甲状腺球蛋白（Tg）

Tg是甲状腺滤泡细胞产生的特异性蛋白，血清Tg水平升高可见于多种甲状腺疾病，如甲状腺肿、甲状腺组织炎症或损伤、甲状腺功能亢进等。因此，血清Tg不能鉴别甲状腺结节的良恶性。血清Tg是DTC甲状腺全切术后和[131]I治疗后监测残留、复发和转移的指标，对未行[131]I治疗的患者也有一定提示作用。

（三）降钙素

降钙素主要由甲状腺滤泡旁细胞（C细胞）产生和分泌。甲状腺髓样癌患者血清降钙素水平增高，典型病例降钙素>100pg/ml，怀疑甲状腺髓样癌时应测定血清降钙素。

六、影像学及其他检查

（一）甲状腺超声

高分辨率超声是评估甲状腺结节最重要的影像学检查手段，对所有已知或怀疑的甲状腺结节均首选超声检查。甲状腺超声检查有助于明确以下问题：结节是否真正存在，结节的声像图特征，包括大小、数目、位置、质地（实性或囊性）、方位、回声水平、钙化、边缘、包膜完整性、血供、是否合并甲状腺弥漫性病变，以及与周围组织的关系等情况。同时评估颈部区域有无异常淋巴结，淋巴结的大小、数目、位置、质地、形态及结构特点等。

📖 提示

超声的危险性分类：超声的某些征象有助于鉴别甲状腺结节的良恶性，并预测其恶性风险。目前，国内外甲状腺结节危险性分类方法众多，韩国、欧洲、美国和中国都有各自的甲状腺影像报告和数据系统（thyroid imaging reporting and data system，TI-RADS）。尽管各国指南中分类方法不同，但采用的超声评估指标差异不大，基本包括实性、低回声、边缘不规则、垂直位生长及微钙化等可疑恶性指标。其中，中国版甲状腺影像报告与数据系统（C-TIRADS）简单易行，较适用于中国人群。

结节良性特征包括纯囊性、海绵样和伴有"彗星尾征"伪像的点状强回声（-1分）。结节可疑恶性特征包括垂直位（+1分）、实性（低回声或低回声为主时；+1分）、极低回声（+1分）、点状强回声（可疑微钙化时；+1分）、边缘模糊/不规则或甲状腺外侵犯（+1分）。根据以上结节的超声特征，计分后的结节危险性分类见表8-1。

表8-1 基于计分法的C-TIRADS

结节	分值	恶性率	C-TIRADS分类
无结节	无分值	0%	C-TIRADS 1（无结节）
有结节	-1	0%	C-TIRADS 2（良性）
	0	<2%	C-TIRADS 3（良性可能）
	1	2%~10%	C-TIRADS 4A（低度可疑恶性）
	2	10%~50%	C-TIRADS 4B（中度可疑恶性）
	3~4	50%~90%	C-TIRADS 4C（高度可疑恶性）
	5	>90%	C-TIRADS 5（高度提示恶性）
	—	—	C-TIRADS 6（活检证实的恶性）

另外，有一些特殊情况无须通过C-TIRADS计分评估，如囊性吸收后改变的结节或亚急性甲状腺炎，这些病变可追溯病史给予C-TIRADS 3级的诊断；典型的结节性甲状腺肿，也可直接诊断为C-TIRADS 3级。

（二）超声造影

超声造影通过观察微泡超声造影剂在血管中的运动和分布，可实时动态地评估甲状腺结节的血管构筑形态及微循环灌注情况。在鉴别甲状腺结节良恶性方面有一定价值，尤其是对评估甲状腺囊性结节吸收后改变有较高诊断价值。在甲状腺结节热消融治疗前后，使用超声造影能准确评估消融范围和疗效，结节完全消融呈无回声增强，如有残留，残留组织表现为高或等回声增强。

（三）人工智能超声

超声影像组学通过机器学习、深度学习等人工智能算法，可对超声影像数据进行高通量分析，用于辅助甲状腺结节的检出，结节轮廓勾画、大小测量、良恶性鉴别诊断，判断甲状腺乳头状癌的侵袭性、评估预后以及预测颈部淋巴结转移。在甲状腺结节的超声检查中，人工智能对低年资医师或基层医师可能会提供帮助，但目前仅能作为辅助诊断技术使用。

（四）超声引导下的细针穿刺活检和粗针穿刺活检

非手术条件下明确诊断甲状腺结节性质的方法主要有细针穿刺活检（fine needle aspiration biopsy，FNAB）和粗针穿刺活检（core needle biopsy，CNB）。FNAB是通过细针抽吸获取甲状腺结节的病变细胞进行病理学诊断，是评估甲状腺结节准确、经济而有效的方法。FNAB分为无负压切削和负压抽吸两种方式，更加安全、微创，穿刺后出血的发生率明显低于CNB。CNB的优势在于取材量大于FNAB，可获得组织病理诊断。但无论是CNB还是FNAB的病理，均无法区分甲状腺滤泡状腺瘤和甲状腺滤泡状癌。综上，目前推荐FNAB作为甲状腺结节术前首选的病理诊断方法。

（五）甲状腺核素显像

当患者有单个（或多个）结节，伴有血清TSH水平降低时，应当行^{131}I或^{99m}Tc核素显像，判断该结节是否存在自主摄取功能（习惯称之为"热结节"）。"热结节"核素摄取能力高于周围正常甲状腺组织，绝大多数为良性，不需要再行FNAB。

（六）CT和MRI检查

在评估甲状腺结节良恶性方面，增强CT和MRI检查不优于超声。拟行手术治疗的甲状腺结节患者，术前可选择性行颈部CT或MRI检查，显示结节与周围解剖结构的关系，寻找可疑淋巴结，协助术前临床分期及制定手术方案。

（七）^{18}F-FDG PET显像

^{18}F-FDG PET显像能够反映甲状腺结节葡萄糖代谢水平，局灶性摄取的增加提示恶性肿瘤的风险增大。但是，并非所有的甲状腺恶性结节都表现为高代谢，某些良性结节也会摄取^{18}F-FDG。Meta分析提示，^{18}F-FDG PET显像偶然发现的高摄取局限性病灶中，仅35%经病理证实为恶性。因此，单纯依靠^{18}F-FDG PET显像不能准确鉴别甲状腺结节的良恶性。

🧑‍⚕️ 提示

1.上述所列检查项目，并非每一个患者都需要进行。通过前期基本情况的了解，选择适用性好、鉴别性强的项目进行检查。争取经济和技术效益的最大化。

2.谨记超声检查是甲状腺结节最基础且有效、方便、安全的检查项目。

七、良性甲状腺结节的治疗方法

多数良性甲状腺结节仅需定期随访，无症状且增长不快的良性结节无需特殊治疗，少数情况下，可选择手术治疗、内科治疗（TSH抑制治疗）、^{131}I治疗等。

（一）手术治疗

甲状腺结节的手术治疗，有严格的适应证。存在下述情况时，可以考虑手术治疗。

（1）出现与结节明显相关的局部压迫的临床症状。

（2）结节进行性生长，临床考虑有恶变倾向或合并甲状腺癌高危因素。

（3）肿物位于胸骨后或纵隔内。

（4）合并甲亢，内科治疗无效，以及自主性高功能性甲状腺腺瘤（AHTA）和毒性多结节性甲状腺肿（TNG）。

良性甲状腺结节的手术原则是，在安全切除良性甲状腺结节目标病灶的同时，视情况决定保留正常甲状腺组织的多少。当结节弥漫性分布于双侧甲状腺，导致术中难以保留较多正常的甲状腺组织时，可选择甲状腺全/近全切除术。TMNG常用的手术方式：甲状腺双侧腺叶次全切除术、一侧腺叶切除+对侧次全切除术、甲状腺近全/全切除术。TA因病变局限，手术以切除肿瘤为主，首选患侧腺叶切除术或峡部切除术（结节位于峡部），也可选择腺叶次全切除术。

提示

1.良性结节一般不需要手术治疗。在此问题上，内、外科医生的意见往往存在分歧。从临床实践看，手术治疗必须严格掌握适应证，同时尽量保留正常的甲状腺组织，以免造成永久性甲减。

2.甲状腺结节的大小并非直接的手术指征。通常认为，Bethesda Ⅱ类结节在直径大于3~4cm时，恶性风险增加。但是也要具体情况具体分析，不能贸然手术。

（二）^{131}I治疗

^{131}I治疗主要用于有自主摄取功能并伴有甲亢的良性甲状腺结节，如TA和TMNG。^{131}I治疗后2~3个月，有自主功能的结节可逐渐缩小，甲状腺体积平均减少40%。伴有甲亢者在结节缩小的同时，甲亢症状、体征和相关并发症可逐渐改善，甲状腺功能指标可

逐渐恢复正常。如^{131}I治疗后4~6个月甲亢仍未缓解，结节无明显缩小，应结合患者的临床表现、相关实验室检查和甲状腺核素显像复查结果，考虑再次行^{131}I治疗，或采取药物、手术等治疗方法。TA患者如前期行抗甲状腺药物预处理，可增加^{131}I治疗后甲减发生的风险，而对于多发性结节的患者，^{131}I治疗后早期甲减发生率不高，随时间延长，甲减发生率逐渐增加，约有半数患者20年后出现甲减。其中年龄>45岁、放射性碘（radioactive iodine，iRAI）摄取率>50%、TPOAb阳性和经抗甲状腺药物预处理患者风险更高。因此，建议^{131}I治疗后每年至少检测1次甲状腺功能，如发现甲减，应及时给予L–T$_4$替代治疗。

🧑‍⚕️ 提示

^{131}I治疗适用于Plummer病。具体内容请参考第五章。

（三）消融治疗

消融作为一种非手术治疗方法，其原理是利用化学或物理方法对结节细胞进行原位灭活，病灶发生凝固性坏死，坏死组织被机体吸收，从而达到原位根除或损毁结节的目的。目前，超声引导下经皮消融治疗主要包括经皮无水乙醇/聚桂醇（PEI/PLI）注射化学消融，以及射频消融（RFA）、微波消融（MWA）、激光消融（LA）和高强度聚焦超声（HIFU）等热消融方法。其中，PEI/PLI注射适用于甲状腺囊肿和囊性成分>90%的甲状腺结节，热消融治疗主要适用于实性或实性成分≥10%的甲状腺结节。消融治疗具有精准安全、疗效确切、手术时间短、颈部无瘢痕、并发症发生率低、保留甲状腺功能等优势。消融治疗是进行性增大、有压迫症状、影响外观或思想顾虑过重影响正常生活，且不愿意接受手术的甲状腺良性结节患者可选择的治疗方法。但需注意，消融治疗前必须进行FNAB或CNB，明确病理诊断为良性，且消融治疗后患者仍需进行长期随访。

1.消融术主要用于具有一定恶性风险的甲状腺结节，如TBSRTC的Ⅳ级及以上的结节。

2.由于消融术的低损伤性和高依从性，其逐渐成为具有恶性风险或性质难以确定的甲状腺结节的主要治疗措施。

（四）内科治疗

对于良性甲状腺结节，通常没有特殊的内科治疗方案，临床主要是使用甲状腺素来抑制TSH水平。这种方法对于非缺碘地区的甲状腺结节患者效果不显著。综合考虑，不推荐使用。在缺碘地区，可以根据病情酌情进行内科治疗。

（五）中医药治疗

中医药治疗甲状腺疾病有着悠久的历史和丰富的经验积累，但其对于甲状腺结节的作用目前尚缺乏全面规范的研究效果评价。中医对甲状腺良性结节通常采用综合治疗方法，包括中药内服、中药外敷、针灸治疗、药物离子导入治疗等。根据甲状腺结节的临床症状和舌脉征象等，中医辨证常分为以下四型。

1.气郁痰阻型

临床表现：患者可表现为颈前喉结两旁结块肿大，质软不痛，颈部觉胀，胸闷，喜太息，或兼胸胁窜痛，病情常随情志波动；苔薄白，脉弦。

治法：疏肝理气，化痰散结。

代表方：逍遥散合桃红四物汤加减，或四海舒郁丸加减。

2.痰瘀互结型

临床表现：患者可表现为颈前喉结两旁结块肿大，按之较硬，或有结节，肿块经久未消，胸闷，纳差；舌质暗或紫，苔薄白或白腻，脉弦或涩。

治法：行气活血，化瘀散结。

代表方：海藻玉壶汤加减。

3.肝火旺盛型

临床表现：患者颈部肿块，常伴有情绪急躁、易怒，口苦口干，目赤，便秘，尿黄；舌红苔黄，脉弦数。

治法：疏肝泻火，解毒散结。

代表方：栀子清肝汤合藻药散加减。

4.心肝阴虚型

临床表现：患者可表现为颈前喉结两旁结块或大或小，质软，病起较缓，心悸不宁，心烦少寐，易出汗，手指颤动，眼干，目眩，倦怠乏力；舌质红，苔少或无苔，舌体颤动，脉弦细数。

治法：益气养阴，解毒散结。

代表方：天王补心丹加减。

提示

1.良性且体积较小的甲状腺结节，一般不需要治疗，包括中医药的治疗。只有当结节给患者造成一定的生理或心理影响时可以考虑药物治疗。

2.甲状腺结节的中医药治疗应本着辨证与辨病相结合的原则进行。这里面有两重含义：一是结合甲状腺结节的性状进行辨证用药。如以囊性结节为主者选用利水渗湿类药物，以实性结节为主者选用疏肝解郁、化痰软坚及虫类药物等；二是了解患者是否存在碘缺乏情况，如果为高碘地区的患者，应慎用以海藻玉壶汤为代表的海藻类高碘药物。

（李国鹏）

第九章

甲状腺癌

甲状腺癌（thyroid carcinoma，TC）是一种起源于甲状腺滤泡细胞或滤泡旁细胞的恶性肿瘤，是内分泌系统和头颈部最为常见的恶性肿瘤，也是目前发病率增长最快的恶性肿瘤之一。甲状腺癌可发于任何年龄，但以30~50岁者居多，女性多于男性。

甲状腺癌常表现为无痛性颈部肿块或结节。手术、^{131}I治疗和消融是其常用治疗方法。其中手术仍然是目前最主要的治疗方法。多数甲状腺癌患者预后良好，对自然寿命影响较小。

👨‍⚕️ 提示

1.甲状腺癌是目前发病率增长最快的恶性肿瘤之一，现已跻身十大高发恶性肿瘤之列，在女性更是位列恶性肿瘤发病率前五，成为各界关注的热点和焦点。

2.造成TC发病率上升的主要原因是高分辨率超声和细针穿刺技术的广泛应用以及民众对健康体检的重视，使得更多体积较小、低风险的TC被确诊。尽管TC发病率增加，但其死亡率几乎在全球所有地区都相对稳定在较低水平。也就是说，虽然发生，或者发现的人群总数多了，但死亡率并没有上升。

一、分型

根据肿瘤起源的不同及分化的差异，甲状腺癌又分为甲状腺乳头状癌（papillary thyroid carcinoma，PTC）、甲状腺滤泡状癌（folicullar thyroid carcinoma，FTC）、甲状腺髓样癌（medullary thyroid carcinoma，MTC）、甲状腺低分化癌（poorly differentiated thyroid carcinoma，PDTC）以及甲状腺未分化癌（anaplastic thyroid carcinoma，ATC）。其中甲状腺乳头状癌最为常见，占全部甲状腺癌的85%~90%；甲状腺乳头状癌和甲状腺滤泡状癌合称分化型甲状腺癌（DTC）。本章重点介绍DTC。

提示

1. 甲状腺癌的分型多为上述5种，也有的将低分化癌和未分化癌合并为一种类型，也就是4型。这是最常见的分型方法。

2. 除甲状腺髓样癌发生于甲状腺滤泡旁细胞外，其他几种类型的甲状腺癌都源于甲状腺滤泡细胞。

3. 甲状腺癌其实不止上述类型，所有生长在甲状腺的恶性肿瘤都属于甲状腺癌的范畴，如甲状腺淋巴癌等。

4. 不同病理类型的甲状腺癌，在发病机制、生物学行为、组织学形态、临床表现、治疗方法以及预后等方面均有明显的不同。

5. 甲状腺癌分化程度越高，恶性程度就越低。幸运的是，发病率最高的甲状腺癌恰恰是分化程度较高的乳头状癌，绝大多数预后较好。所以甲状腺癌又被一些人称为"幸福癌"。

6. 虽然MTC和ATC的发生率很低，但其分化程度也很低，恶性程度高，预后不良。因此不能把所有甲状腺癌都误认为是"幸福癌"！

二、高危人群

1. 童年期头颈部放射线照射史或放射性尘埃接触史者。包括所有具有辐射作用的射线，最常见的是X射线。

2. 进行过全身放射治疗者。

3. 有DTC、MTC家族史，或有多发性内分泌腺瘤病、家族性多发性息肉病、多发性错构瘤综合征、卡尼综合征、沃纳综合征和加德纳综合征等既往史或家族史者。

近年来部分研究表明肥胖与甲状腺癌发病具有一定的相关性；缺碘会增加辐射诱发甲状腺癌的风险。具有上述因素的人群并未被列入甲状腺癌的高危人群，可以适当加以注意。

提示

1.甲状腺癌发生的原因是复杂的，有些病因还未完全明了。上述所列高危人群仅包含因果关系较为明确的几类人群。

2.实施食盐加碘措施后，虽然地方性甲状腺肿的发病率显著下降，但甲状腺癌的病例也显著增加。对于二者之间的关系，目前的研究尚无证据表明碘摄入过量与甲状腺癌发病风险的增加有关，也无证据表明食盐加碘与甲状腺癌高发的现象有关联。

3.由于多种原因，目前不推荐对一般人群行甲状腺肿瘤的筛查。

三、临床表现

（一）侵犯和转移

一般情况下，甲状腺癌早期没有明显的临床症状，通常是在体检时发现。多数临床表现都是在发生侵犯和转移后出现的。常见的侵犯和转移有如下几种情况。

1.局部侵犯

甲状腺癌局部可侵犯喉返神经、气管、食管、环状软骨及喉，甚至可向椎前组织侵犯，向外侧可侵犯至颈鞘内的颈内静脉、迷走神经或颈总动脉。

2.区域淋巴结转移

PTC易早期发生区域淋巴转移，大部分PTC患者在确诊时已存在颈淋巴转移。PTC淋巴转移常见原发灶同侧、沿淋巴引流路径逐站转移，其淋巴引流一般首先至气管旁淋巴结，然后引流至颈内静脉淋巴结链（Ⅱ~Ⅳ区）和颈后区淋巴结（Ⅴ区），或沿气管旁向下至上纵隔。Ⅵ区为最常见转移部位，随后依次为Ⅲ、Ⅳ、Ⅱ、Ⅴ区，Ⅰ区淋巴转移少见（<3%）。PTC发生颈侧区淋巴转移时以多区转移为主，单区转移较少见。罕见的淋巴转移部位有咽后/咽旁、腮腺内、腋窝等。

3.远处转移

肺是甲状腺癌常见的远处转移器官，甲状腺癌也可出现骨、肝、颅内等部位转移。

（二）症状

部分侵犯和转移患者可出现压迫症状，常见的有压迫气管、食管，使气管、食管移位。恶性肿瘤局部侵犯周围器官还可出现声音嘶哑、吞咽困难、咯血、呼吸困难等症状。合并甲状腺功能异常时可有相应临床表现，如甲状腺功能亢进时的高代谢表现或减退时的低代谢表现。

（三）体征

甲状腺癌体征主要为甲状腺肿大或结节，结节形状不规则，与周围组织粘连固定，并逐渐增大，质地硬，边界不清，初期可随吞咽运动上下移动，后期多不能移动。颈部淋巴结转移可表现为侧颈部肿块。

🩺 提示

1.由于甲状腺癌早期无明显症状和体征，故不易被发现。常规体检时进行甲状腺B超检查很有必要。

2.甲状腺结节不等同于甲状腺癌，临床上发现的甲状腺结节多为良性，恶性结节占全部甲状腺结节的5%~10%。不必因为发现结节就恐慌。

四、实验室检查

（一）常规检查

常规检查包括血常规，肝、肾功能等，目的是了解患者的一般状况以及是否需要采取相应的治疗措施。

如患者需进行有创检查或手术治疗，还要进行凝血功能、病毒指标等检查。

（二）甲状腺功能检查

包括FT_3、FT_4、TSH等。通过检查了解甲状腺的功能状态以及肿瘤的活跃程度。

（三）肿瘤指标检查

1.甲状腺球蛋白

甲状腺球蛋白（Tg）是由甲状腺滤泡上皮细胞合成的大分子糖蛋白。血清中的Tg来源于功能性甲状腺组织，受促甲状腺激素（TSH）调节。

在甲状腺良性及恶性疾病中，Tg均有不同程度的升高，因此血清Tg测定对鉴别甲状腺结节良恶性缺乏特异性价值。

甲状腺癌是由甲状腺的正常细胞发展而来，所以甲状腺癌也有分泌Tg的功能。当正常的甲状腺被完整切除时，血清Tg水平一般在术后3~4周降至最低值。在甲状腺癌术后随访的过程中，当观察到Tg升高时，即使颈部超声没有提示复发或淋巴结转移，也要考虑是否出现了远处转移，比如纵隔、肺甚至骨的转移。但前提是患者已经切除了全部甲状腺，正常的甲状腺没有残留。

当血清Tg<20μg/L时，甲状腺癌可能性小；Tg>60μg/L时，提示甲状腺癌；Tg在20~60μg/L时则提示术后残留癌组织或甲状腺癌转移。在甲状腺恶性肿瘤中，Tg升高的程度与肿瘤大小、分化程度及远处转移有关。但是Tg值有意义的前提必须是甲状腺是正常的或者是甲状腺全部切除。

2.促甲状腺激素受体

促甲状腺激素受体是一种存在于甲状腺滤泡细胞膜上的分子量为84.5kD的单链糖蛋白，含有764个氨基酸残基，属G蛋白耦联受体。TSH与TSH受体特异性结合，触发生物化学级联反应，从而调控甲状腺细胞增殖及分化，调节甲状腺素（T_4）和三碘甲状腺原氨酸（T_3）的合成及分泌。研究结果显示，TSH受体蛋白基因在DTC中呈高表达，在PDTC中呈低表达，在ATC中不表达，表明TSH受体 mRNA随着甲状腺组织分化程度的降低，表达率明显下降，能在一定程度上反映甲状腺癌的恶性程度和预后，对于甲状腺癌的诊断，具有相当高的特异性和敏感性。

3.半乳糖凝集素3

半乳糖凝集素3（Gal-3）主要存在于细胞质，也可存在于细胞表面及细胞外，是凝集素家族的成员之一，对β-半乳糖苷有较高亲和力。Gal-3识别糖蛋白和糖脂的特异性低聚糖结构，参与细胞生长和凋亡、细胞黏附、新血管形成、肿瘤浸润与转移等多种生理和病理过程。近年来研究发现，Gal-3在FTC和PTC中呈高表达，而在ATC或髓样癌MTC中不表达或呈弱表达。目前认为，Gal-3是诊断PTC和FTC的可靠肿瘤标志物，联合FNAB可辅助诊断DTC。

4.间皮瘤抗原-1

间皮瘤抗原-1（HBME-1）是间皮细胞微绒毛表面特异性标志物，是间皮瘤相关抗体，在肿瘤血管的形成、生长及转移等方面发挥重要作用。多项研究显示，HBME-1在DTC中呈高表达，而在ATC和甲状腺良性病变中为阴性或部分表达。HBME-1作为鉴别甲状腺良恶性病变的敏感而准确的标志物，联合TPO检测或与其他肿瘤标志物联合应用，有利于提高甲状腺癌诊断的准确性。

5.细胞角蛋白19

细胞角蛋白19（CK-19）是广泛存在于单层上皮细胞中的低分子量角蛋白，是复层上皮细胞的较小组成部分。研究发现，CK-19在正常甲状腺滤泡细胞中为局灶性表达，而在FTC及PTC中呈弥漫性强阳性表达，虽然CK-19的特异性不高，但具有高度敏感性，联合其他肿瘤标志物，对甲状腺癌的诊断有很大意义。

6.基质金属蛋白酶

基质金属蛋白酶（matrix metalloproteinase，MMP）是由多种锌离子依赖性酶组成的酶系家族，通过促进细胞外基质降解，在肿瘤的进展及转移过程中起着重要作用。其中MMP-2与肿瘤新生血管生成密切相关；MMP-9在肿瘤的浸润、转移及血管形成中起重要作用。研究表明，MMP-2在有淋巴结转移的PTC中表达明显增加；MMP-9在甲状腺癌组织中呈高表达，在癌旁组织和良性甲状腺病变组织中呈低表达，且其表达水平与肿瘤大小、浸润程度、淋巴结转移和临床分期有关。

7.钙黏蛋白

钙黏蛋白能够与细胞内的钙离子结合，具有较强的细胞间黏附力，在维持细胞运动功能、结构的完整性及黏附能力中发挥重要作用，可起到提高神经传递功能、促进肌肉收缩的作用。多项研究表明，钙黏蛋白在正常细胞中呈高表达，而在甲状腺癌中呈低表达，且与甲状腺癌的淋巴结转移有关，提示钙黏蛋白表达降低与甲状腺癌的发生、发展及转移有关。

8.甲状腺过氧化物酶抗体

甲状腺过氧化物酶抗体属于甲状腺自身免疫性抗体，可能会对甲状腺自身抗原进行攻击。虽然不具有直接提示甲状腺癌的作用，但可以作为提示甲状腺癌的重要指标，用于综合诊断病情。

🧑‍⚕️ 提示

1.甲状腺疾病根治术后Tg可处于正常水平，短期内查血清Tg

正常者，并不能完全排除复发或转移可能性，需要动态检测随访。

2.TGAb阳性时，Tg水平的检测会受到显著干扰，另外血清TG及TGAb均会受到TSH水平的影响，因此建议同时监测三者的变化趋势以辅助判断疾病状态。建议术前即行TSH、Tg及TGAb的检测，并作为动态监测的基线评估。

3.当对甲状腺癌已行全甲状腺切除，或虽有甲状腺腺体残存，但使用^{131}I予以清甲治疗后，因甲状腺腺体已不存在，不应再产生Tg。若测得Tg仍升高，就应疑有复发或转移的存在，需结合颈部超声等其他检查进一步评估。

4.若甲状腺癌术后的患者在接受甲状腺抑制治疗，而其血清Tg值高于20μg/L，或为行放射性碘全身扫描而停用抑制治疗后Tg值增高，说明患者体内有活动性病灶，仍有残余甲状腺癌存在，而且病灶对TSH刺激有反应，即具有TSH依赖特性。应加做颈部超声、颈与胸部增强CT等，以尽早发现复发或转移灶的部位，以采取相应的治疗措施。

5.临床上Tg检测除可用于判断高分化甲状腺癌术后复发与否的动态观察外，还可用来鉴别颈部包块是否为甲状腺癌或源于甲状腺的肿瘤转移。如果甲状腺癌的细胞分化程度较低，不能合成和分泌Tg或产生的Tg有缺陷，则无法采用Tg进行检测随访。

6.任何单一肿瘤标志物都有其局限性，合理地联合检测肿瘤标志物对于甲状腺结节的良恶性早期诊断、复发监测和预后评估，均有十分重要的意义。

五、影像学检查

（一）超声检查

高分辨率超声操作简便、无创、价廉，且能清晰地显示结节的边界、形态、大小及内部结构等信息，对于甲状腺结节的特异性和敏感性较高，是甲状腺疾病最常用且首选的影像学检查方法。

颈部超声检查应明确甲状腺结节的大小、数量、位置、囊实性、形状、边界、钙化、血供及与周围组织的关系，同时评估颈部有无异常淋巴结及其部位、大小、形态、血流和结构特点等。

甲状腺癌超声征象包括：

（1）实性低回声或极低回声。

（2）结节边缘不规则。

（3）点状强回声、弥散分布或簇状分布的微小钙化。

（4）垂直位生长，纵横比>1。

（5）甲状腺外浸润。

（6）同时伴有颈淋巴结超声影像异常，如淋巴结呈高回声，内部出现微钙化、囊性变，周边血流异常，形态呈圆形，边界不规则或模糊，内部回声不均，淋巴门消失，皮、髓质分界不清等。

甲状腺影像报告和数据系统（TI-RADS）可对甲状腺结节恶性程度进行评估，有助于规范甲状腺超声报告，建议在有条件的情况下采用。具体TI-RADS分类参考表9-1。

表9-1 超声评估甲状腺结节的TI-RADS分类

分类	评价	超声表现	恶性风险
1级	阴性	正常甲状腺（或术后）	0
2级	良性	囊性或实性为主，形态规则、边界清楚的良性结节	0
3级	可能良性	不典型的良性结节	<5%
4级		恶性征象：实质性、低回声或极低回声、微小钙化、边界模糊/微分叶、纵横比>1	5%~85%
4A	可疑恶性	具有1种恶性征象	5%~10%
4B		具有2种恶性征象	10%~50%
4C		具有3~4种恶性征象	50%~85%
5级	恶性	超过4种恶性征象，尤其是有微小钙化和微分叶者	85%~100%
6级	恶性	经病理证实的恶性病变	100%

1.超声检查是目前评估甲状腺结节最有效、最常见的检查方法，并且是决定是否需要行FNAB的前提。所有甲状腺结节患者均应进行甲状腺超声检查。

2.超声检查可协助鉴别甲状腺结节的良恶性并预测其恶性风险。超声检查鉴别甲状腺癌的能力与超声医师的临床经验相关。

3.甲状腺恶性或可疑恶性肿瘤患者均应行颈部淋巴结超声检查。

4.甲状腺结节恶性征象中特异性较高的为：微小钙化、边缘不规则、纵横比>1；其他恶性征象包括：实性低回声结节、晕圈缺如、甲状腺外侵犯、伴有颈部淋巴结异常超声征象等。

颈部淋巴结异常征象主要包括：淋巴结内部出现微钙化、囊性变、高回声、周边血流，此外还包括淋巴结呈圆形、边界不规则或模糊、内部回声不均匀、淋巴门消失或皮、髓质分界不清等。

5.超声造影技术及超声弹性成像可作为补充检查手段，但不建议常规应用。

（二）其他影像学检查

对于上纵隔等特殊区域，CT扫描可评估TC病变范围及其与周围重要结构如气管、食管、颈动脉的关系，对制定手术方案及预测术中可能发生的损伤有重要意义。对复发转移性甲状腺癌，可采用增强CT了解肿瘤与周围组织的关系，通过增强MRI了解脑转移征象，对怀疑合并有远处转移者，必要时可加做 ^{18}F-FDG PET-CT 以了解全身肿瘤负荷等。

1.增强CT检查的指征：临床或超声显示原发肿瘤具有压迫、侵袭周围结构可能；原发灶较大或增长较快；肿块延伸至纵隔或超声无法理想显示的病变；需要通过影像学检查评估颈部或纵隔转移淋巴结的情况等。除此以外，CT还可以显示血管走行、提示喉返神经变异，有利于指导手术的顺利实施。

2.单纯依靠^{18}F-FDG PET-CT显像不能准确鉴别甲状腺结节良恶性。

3.影像学与血清学检查出现评估差异时，可考虑FNAB或分子检测，有助于对影像学可疑病灶性质的判断。

六、病理检查

病理检查是诊断的金标准，在甲状腺癌术前评估、复发风险分层、指导临床诊疗过程中发挥重要作用。

甲状腺癌病理检查包括对甲状腺肿瘤及可疑转移灶进行超声引导下的细针穿刺活检、粗针穿刺活检，术中快速冰冻切片诊断，手术切除标本常规病理，以及分子病理检查等。

细针穿刺辅以细胞蜡块和免疫细胞化学方法、粗针穿刺辅以免疫组织化学染色，有助于术前明确肿瘤性质，为后续诊疗提供判定依据（如恶性淋巴瘤不推荐手术治疗）。如有明确的FNAB细胞病理学报告作为依据，术中可行快速冰冻切片，以便于手术切缘、淋巴结清扫等手术范围的判定。术后病理检查包括大体检查、HE切片形态学观察、电镜观察、免疫组织化学检查和分子病理检测等方面，可明确病变性质、肿瘤组织学类型及亚型、肿瘤大小、侵及范围、腺内播散、手术切缘、脉管侵犯、神经侵犯、淋巴结转移数、TNM分期等。分子检测结果还有助于肿瘤良恶性的鉴别、肿瘤复发风险分层，并能为DTC靶向治疗提供分子依据。

病理报告中应包含的内容：

1.肿瘤所在部位、病灶数目及大小。

2.病理类型、亚型、纤维化及钙化情况。

3.脉管及神经侵犯情况。

4.甲状腺被膜受累情况。

5.带状肌侵犯情况。

6.周围甲状腺有无其他病变，如慢性淋巴细胞性甲状腺炎、结节性甲状腺肿、腺瘤样改变等。

7.淋巴结转移情况及淋巴结被膜外受侵情况。

8.TNM分期。

9.必要的免疫组化。

提示

1. FNAB是甲状腺结节术前首选的病理诊断方法。对临床常见的分化型甲状腺癌，术前定性诊断以FNAB的敏感度和特异度最高，且有助于减少不必要的手术，并帮助确定恰当的手术方案。

2.超声引导下甲状腺结节FNAB的适应证（符合以下条件之一）：

（1）TIRADS 3级的甲状腺结节，最大径≥2cm。

（2）TIRADS 4A级的甲状腺结节，最大径≥1.5cm。

（3）TIRADS 4B~5级的甲状腺结节，最大径≥1cm。

（4）定期观察的甲状腺结节实性区域的体积增大50%以上或至少有2个径线增加超过20%（且最大径>0.2cm）。

（5）最大径<1cm的TIRADS 4B~5级甲状腺结节，若存在以下情况之一，亦需行FNAB：①拟行手术或消融治疗前；②可疑结节呈多灶性或紧邻被膜、气管、喉返神经等；③伴颈部淋巴结可疑转移；④伴血清降钙素水平异常升高；⑤有甲状腺癌家族史或甲状腺癌综合征病史。

3.符合适应证的TIRADS 4A级及以上的甲状腺结节，如FNAB病理结果为阴性或不确定，建议3个月后再次行穿刺活检。

4.穿刺活检应在同一结节的多部位取材，在可疑恶性征象部位或囊实性结节的实性部位取材，以及对囊液行涂片细胞学检查。

5.细胞学检查结果为良性的甲状腺结节，如果超声表现高度怀疑恶性，建议在12个月内再次行FNAB。

6.随访期间出现新的可疑恶性超声征象或体积增大超过50%的甲状腺结节，是FNAB的适应证。

7.经FNAB仍不能确定良恶性的甲状腺结节，可对穿刺标本进行分子检测，如BRAF基因突变、RAS基因突变、RET/PTC基因重排等，有助于提高确诊率。检测术前穿刺标本的BRAF基因突变状况，还有助于甲状腺乳头状癌的诊断和临床预后预测，便于制订个体化的诊治方案。

8.分子检测应始终与临床、细胞学和超声检查结果相结合参考。

七、鉴别诊断

（一）甲状腺腺瘤

本病多见于20~30岁年轻人，多为单结节，边界清楚，表面光滑，生长缓慢，突然增大常为囊内出血，无颈部淋巴结转移和远处转移。

（二）结节性甲状腺肿

多见于中年以上妇女，病程可达数十年。常见两侧腺叶多发结节，大小不一，可有囊性变。肿物巨大者可压迫气管，使气管移位，患者可出现呼吸困难；肿物压迫食管，可出现吞咽困难。发生癌变的概率较低，但可见于老年、肿物较大、病程较长的患者，表现为肿物增大的速度明显加快。

（三）亚急性甲状腺炎

可能由病毒感染引起，病期数周或数月，发病前常有上呼吸道感染的病史，可伴有轻度发热，局部有疼痛，以吞咽时明显，可放射到耳部，甲状腺弥漫性增大，也可出现不对称的结节样肿物，肿物有压痛。本病为自限性疾病，约经数周的病程可自愈。少数患者需手术活检以排除甲状腺癌。

（四）慢性淋巴细胞性甲状腺炎（桥本甲状腺炎）

为慢性进行性双侧甲状腺肿大，有时与甲状腺癌难以区别，一般无自觉症状，自身抗体滴度升高。本病多采取保守治疗，对肾上腺皮质激素较敏感，有时需要手术治疗或放射治疗。

（五）纤维性甲状腺炎

甲状腺普遍增大，质硬如木，但常保持甲状腺原来的外形。常与周围组织固定并产生压迫症状，与癌难以鉴别。出现气管压迫症状时可行手术探查，并切除峡部。

八、组织学分类

甲状腺肿瘤的组织学分类主要包括原发性上皮肿瘤、原发性非上皮肿瘤与继发性肿瘤。具体分类见表9–2。

表9–2　WHO甲状腺肿瘤组织学分类

Ⅰ原发性上皮肿瘤
A.滤泡上皮肿瘤
—良性：滤泡性腺瘤。
—交界性：恶性潜能未定的滤泡性肿瘤、恶性潜能未定的高分化肿瘤、具有乳头状核特征的非浸润性滤泡性肿瘤、透明变梁状肿瘤。
—恶性：甲状腺癌，包括：①分化型甲状腺癌：PTC、FTC、嗜酸细胞癌；②PDTC；③ATC。
B. MTC
C.滤泡上皮与滤泡旁细胞混合性肿瘤
Ⅱ原发性非上皮肿瘤
A.副节瘤和间叶性肿瘤
B.淋巴造血系统肿瘤
C.生殖细胞肿瘤
D.其他
Ⅲ继发性肿瘤

（一）PTC及其亚型

PTC是最常见的滤泡上皮起源的具有特征性核改变的甲状腺恶性上皮性肿瘤。经典型PTC具有两种基本形态特点：乳头结构和浸润/PTC核特征，核分裂象罕见，沙粒样钙化较为常见，主要位于淋巴管或间质。据文献报道，20%~40%的病例会出现鳞状化生。常见淋巴管侵犯；血管侵犯不常见，但也可出现。免疫表型：TG、TTF1、PAX8及广谱CK阳性；CK20、CT及神经内分泌标记物通常阴性。滤泡亚型约占PTC的40%，主要以滤泡性生长方式为主，具有经典型PTC的核型。

PTC分为14个亚型，包括微小PTC、包裹型、滤泡亚型、弥漫硬化型、筛状–桑椹样型、高细胞型、柱状细胞型、靴钉型、实性/梁状型、嗜酸细胞型、沃辛瘤样型、透明细胞型、梭形细胞型、乳头状癌伴纤维瘤病/筋膜炎样间质。一般认为高细胞型、靴钉型、柱状细胞型和实性型为侵袭性PTC，基因型相对复杂，预后较经典型差。

（二）FTC及其亚型

FTC是甲状腺滤泡细胞来源的恶性肿瘤，缺乏乳头状癌核型特征，通常有包膜，呈浸润性生长方式。发病率6%~10%。亚型包括：①滤泡癌，微小浸润型（仅包膜侵犯）；②滤泡癌，包膜内血管浸润型；③滤泡癌，广泛浸润型。

FTC淋巴结转移较PTC少见，易发生远处转移。FTC常见的基因突变包括RAS突变，PAX8–PPARG融合、TERT启动子突变等，BRAF突变和RET融合不常见。

九、TNM分期

根据术前评估（病史、查体、辅助检查等）可确立临床分期（cTNM）。由美国癌症联合委员会（AJCC）与国际抗癌联盟（UICC）联合制定的第8版TNM分期是目前最常使用的DTC术后分期系统（表9-3、表9-4），主要以手术病理结果为判断依据获得病理分期（pTNM）。

表9-3 分化型甲状腺癌TNM分期定义

基础指标	定义
TX	原发肿瘤无法评估
T0	无原发肿瘤证据
T1	肿瘤最大直径≤2cm，局限于甲状腺内
T1a	肿瘤最大直径≤1cm，局限于甲状腺内
T1b	肿瘤最大直径>1cm但≤2cm，局限于甲状腺内
T2	肿瘤最大直径>2cm且≤4cm，局限于甲状腺内
T3	肿瘤最大直径>4cm且局限于甲状腺内，或肉眼可见甲状腺外侵犯仅累及带状肌
T3a	肿瘤最大直径>4cm，局限在甲状腺内
T3b	任何大小肿瘤，伴肉眼可见甲状腺外侵犯仅累及带状肌（包括胸骨舌骨肌、胸骨甲状肌、肩胛舌骨肌）
T4	肉眼可见甲状腺外侵犯超出带状肌
T4a	任何大小的肿瘤，伴肉眼可见甲状腺外侵犯累及皮下软组织、喉、气管、食管或喉返神经
T4b	任何大小的肿瘤，伴肉眼可见甲状腺外侵犯累及椎前筋膜，或包绕颈动脉或纵隔血管
NX	区域淋巴结无法评估
N0	无区域淋巴结转移证据
N0a	一个或更多细胞学或组织学确诊的良性淋巴结
N0b	无区域淋巴结转移的放射学或临床证据
N1	区域淋巴结转移
N1a	Ⅵ和Ⅶ区淋巴结转移（气管前、气管旁、喉旁、上纵隔淋巴结），可为单侧或双侧转移

基础指标	定义
N1b	转移至单侧、双侧或对侧的侧颈区淋巴结（Ⅰ、Ⅱ、Ⅲ、Ⅳ、Ⅴ区）或咽后淋巴结
M0	无远处转移
M1	远处转移

表9-4　分化型甲状腺癌TNM分期

分期	原发病灶（T）	区域淋巴结（N）	远处转移（M）
年龄<55岁			
Ⅰ	任何T	任何N	M0
Ⅱ	任何T	任何N	M1
年龄≥55岁			
Ⅰ	T1、T2	N0、NX	M0
Ⅱ	T1、T2	N1	M0
	T3	任何N	M0
Ⅲ	T4a	任何N	M0
ⅣA	T4b	任何N	M0
ⅣB	任何T	任何N	M1

十、预后相关因素

影响肿瘤预后的因素包括组织类型、原发肿瘤大小、腺体外侵犯、血管浸润、BRAF突变、远处转移等。

（一）组织类型

PTC患者的生存率总体较好，但肿瘤死亡率在特定的亚型之间有较大差别。其中，高细胞型、靴钉型、柱状细胞型和实性型为侵袭性亚型。

FTC的典型特征是有包膜的孤立肿瘤，比PTC更具有侵袭性。FTC通常有微滤泡结构，由于滤泡细胞浸润至包膜或血管而诊断为癌，浸润至血管者比浸润至包膜者预后更差。高侵袭性FTC不多见，术中常可见其侵袭周围组织及血管。约80%的高侵袭性FTC会发生远处转移，可导致约20%的患者在确诊后几年内死亡。预后不佳与诊断时患者年龄大、肿瘤分期高、肿瘤体积大密切相关。

PTC与FTC预后相似，如果肿瘤局限于甲状腺内、直径小于1cm或为微转移，两者都有较好的预后。如果出现远处转移、高侵袭，则预后较差。

（二）原发肿瘤大小

<1cm的微小癌通常为体检发现，致死率几乎为0，复发风险也很低。但微小癌并不都是复发风险低的肿瘤。例如，约20%的多灶性微小癌出现颈淋巴结转移，也有远处转移的风险。

肿瘤原发灶大小与预后、死亡率相关。有研究表明，原发肿瘤最大径<1.5cm的DTC出现远处转移的可能性较小，而>1.5cm的较大肿瘤30年内复发率约33%。最大径<1.5cm的DTC 30年死亡率为0.4%，而>1.5cm的较大肿瘤为7%。

（三）局部侵犯

约10%的DTC侵犯周围器官结构，局部复发率约为无侵袭性肿瘤的2倍。侵袭性癌患者死亡率也升高，约1/3的患者死亡。

（四）淋巴结转移

区域淋巴结转移对预后的作用有争议。有证据支持区域淋巴结转移不影响复发率和生存率。也有证据支持淋巴结转移是局部复发和癌相关死亡的高危因素之一。淋巴结转移与远处转移有一定的相关性，尤其是双侧颈淋巴结转移，或淋巴结包膜外侵犯，或纵隔淋巴结转移。

（五）远处转移

远处转移是导致DTC患者死亡的主要原因。约10%的PTC、25%的FTC会出现远处转移。远处转移在嗜酸细胞癌（oncocytic carcinoma, OCA）和年龄>40岁的患者中发现率更高（5%）。远处转移最常见的位置是肺，其次还有骨、肝、脑等。远处转移使预后变差。

十一、DTC 治疗

对DTC而言，手术治疗是核心治疗手段，术后放射性核素（^{131}I）治疗、TSH抑制治疗是重要的辅助治疗手段。而系统性全身治疗，如放射治疗、靶向药物治疗及中医中药治疗等在疾病的不同阶段发挥重要作用。

对难治性DTC，有条件的单位应纳入多学科整合诊疗，一般包括各亚专业治疗专家（如外科、核医学科、内分泌科、肿瘤内科、放疗科、中医科等）、诊断专家（如超声科、影像科、病理科等）以及其他相关的医学专业人员（如营养、护理、心理、康复等）。

（一）手术治疗

1.原发灶的手术方式

DTC的甲状腺切除术式主要包括全/近全甲状腺切除术和甲状腺腺叶+峡部切除术。确定DTC甲状腺切除范围应根据TNM分期、肿瘤死亡/复发的危险度、各种术式的利弊和患者意愿，细化外科处理原则，不可一概而论。

🩺 **提示**

1.全/近全甲状腺切除术的适应证：

（1）童年有头颈部放射线接触史。

（2）原发灶最大径>4cm。

（3）双侧多癌灶。

（4）不良病理亚型，如PTC的高细胞型、柱状细胞型、弥漫硬化型、实性型，FTC的广泛浸润型及低分化型TC。

（5）有远处转移，术后需行^{131}I治疗。

（6）伴双侧颈淋巴结转移。

（7）伴肉眼腺外侵犯。

2.全/近全甲状腺切除术的相对适应证：单侧多癌灶，肿瘤最大径介于1~4cm，伴TC高危因素或合并对侧甲状腺结节。

3.甲状腺腺叶+峡部切除术的适应证：局限于一侧腺叶内的单发DTC，且原发灶≤1cm、复发危险低、童年无头颈部放射线接触史、无颈淋巴结转移和远处转移、对侧腺叶内无可疑恶性结节。

4.甲状腺腺叶+峡部切除术的相对适应证：局限于一侧腺叶内的单发DTC，且原发灶≤4cm、对侧腺叶内无可疑恶性结节；微小浸润型FTC。

2.颈部淋巴结的处理

中央区是TC最常见淋巴结转移部位，对临床评估中央区淋巴结转移阳性的PTC行治疗性中央区淋巴结清扫术无争议，对中高危PTC行预防性中央区淋巴结清扫术争论较小，但对低危PTC行预防性中央区淋巴结清扫术争论较大。目前国内主流观点认为，可在有效保留喉返神经和甲状旁腺的前提下，行病灶同侧中央区淋巴结清扫术。

提示

1.对DTC建议行治疗性颈侧区淋巴结清扫术，不主张进行预防性颈侧区淋巴结清扫。

2.对有高危因素（如T_3~T_4病变、多灶癌、家族史、幼年放射线接触史、颈淋巴结转移等）的cN0 PTC，应行患侧中央区淋巴结清扫。

3.对cN0低危PTC，综合考虑肿瘤因素和功能保护等决定是否行中央区淋巴结清扫。

4.不建议对cN0 FTC行中央区淋巴结清扫。

3.术后^{131}I治疗

DTC患者术后需利用复发风险分层系统指导是否需进行^{131}I治疗。这一分层系统以术中病理特征如病灶残留程度、肿瘤大小、病理亚型、包膜侵犯及血管侵犯程度、淋巴结转移特征、分子病理特征，以及TSH刺激后（TSH>30mIU/L）Tg水平和^{131}I治疗后全身扫描（Rx–WBS）等因素将患者的复发风险分为低、中、高危3层（表9-5）。对于高危分层患者，强烈建议术后行辅助治疗；中危分层患者可考虑行辅助治疗；低危分层患者一般不行^{131}I甲状腺清除治疗，但应考虑内分泌抑制治疗。

表9-5 分化型甲状腺癌复发风险分层

复发风险分层 （复发风险度）	符合条件
低危 （≤5%）	PTC符合以下全部条件者： —无局部或远处转移 —所有肉眼可见的肿瘤均被完全切除 —肿瘤未侵犯甲状腺外组织 —原发灶为非侵袭性的病理亚型（侵袭性病理亚型包括高细胞型、靴钉型、柱状细胞型、高级别DTC等） —如果给予放射性碘治疗，治疗后显像无甲状腺以外的碘摄取灶 —未发生血管侵犯 —cN0或者pN1但转移淋巴结数目≤5枚且淋巴结转移灶直径均<2mm FTC、嗜酸细胞癌（OCA）需满足以下所有要点： —腺内型FTC或者分化良好的仅侵及包膜的FTC、OCA —无或仅有少量（不多于4处）血管侵犯 —原发灶为非高级别FTC、OCA

复发风险分层（复发风险度）	符合条件
中危（6%~20%）	存在下述任一情况： —原发灶发生向甲状腺外的微小侵犯（腺外侵犯局限于胸骨甲状肌或甲状腺周围软组织） —首次放射性碘治疗后显像提示颈部摄碘灶 —原发灶属于侵袭性病理亚型 —发生血管侵犯的PTC —cN1 —pN1，其中任何一个淋巴结转移灶的最大直径在2mm~3cm范围或淋巴结转移灶的直径虽均<2mm但转移淋巴结数目>5
高危（>20%）	存在下述任一情况： —高级别DTC —原发灶发生向甲状腺外的非微小侵犯 —原发灶和局部转移病灶未能被完全切除 —肿瘤发生远处转移 —甲状腺全切术后仍存在高水平血清Tg，提示不除外远处转移 —pN1，其中任何一个淋巴结转移灶直径≥3cm —伴广泛血管侵犯（>4处）的FTC —多基因检测结果提示病灶携带高危突变组合，如BRAF V600E/RAS变异合并TERT或TP53变异、RAS变异合并EIF1AX变异等

DTC的^{131}I治疗主要在以下几个方面发挥作用：

（1）清灶治疗：针对无法手术切除的局部或远处转移灶的治疗，旨在延缓疾病进展，提高患者生活质量。

（2）辅助治疗：针对无影像学证据的术后生化可疑残存病灶或高复发风险分层患者的治疗，旨在降低复发率及肿瘤相关死亡风险。

（3）清甲或残甲消融：清除甲状腺全切或次全切手术后残留的甲状腺组织，尽快达到最佳疗效反应（excellent response，ER）。便于随访过程中通过血清Tg或^{131}I WBS监测病情进展，利于对DTC进行再分期。

1. 结合TNM分期、复发风险分层及实时疾病状态评估有助于实时评价并修正患者术后风险及预后判断，明确^{131}I治疗指征、目标及获益等个体化整合诊疗决策。

2. 清甲、辅助及清灶治疗间不是递进关系，针对首次治疗前评估提示存在复发、转移或无法切除的残存病灶，应直接采用清灶而非先清甲再清灶的分步治疗；再次^{131}I治疗应基于前次^{131}I治疗效果评估、此次治疗前诊断性碘全身显像（Dx-WBS）提示病灶摄碘及预期获益超过其治疗风险的综合判断后决策。

3. ^{131}I治疗前应保持低碘状态（碘摄入量<50μg/d）2~4周，避免应用影响碘摄取或代谢的药物。

4. ^{131}I治疗前应停用L-T$_4$或使用rhTSH使血清TSH升高至>30mIU/L。

5. ^{131}I治疗前指导患者及家属的辐射安全防护，育龄期妇女须排除妊娠。

4. 术后TSH抑制治疗

DTC术后TSH抑制治疗的目的，一方面是补充手术造成的甲状腺激素缺乏；另一方面是抑制DTC细胞生长。

DTC术后TSH抑制治疗，基于肿瘤初始复发风险、TSH抑制治疗不良反应风险和疗效反应分层，设立TSH的个体化目标。

初始复发风险低危且治疗反应良好的DTC，可采用"相对抑制"目标，即TSH维持正常低值（<2.0mIU/L），5~10年后转为甲状腺激素替代治疗。

用药首选左甲状腺素口服制剂，服法首选早餐前60分钟空腹顿服，与可能干扰L-T$_4$吸收和作用的食物和补充剂间隔4小时以上。

（二）放射治疗

甲状腺癌对放射治疗敏感性差，单纯放射治疗对甲状腺癌的治疗并无好处，外照射治疗仅在很小一部分患者中使用。放射治疗原则上应配合手术使用，主要为术后放射治疗。

高分化的DTC的外放射指征：

（1）肿瘤肉眼残存明显而且不能手术切除，单纯依靠放射性核素治疗不能控制者。

（2）术后残存或复发病灶不吸碘者。

👨‍⚕️ 提示

1.具体实施应根据手术切除情况、病理类型、病变范围、年龄等因素而定。

2.对年轻患者，病理类型一般分化较好，即使出现复发转移也可带瘤长期存活，且^{131}I治疗和再次手术都为有效的治疗手段，外照射的应用需慎重。

3.术后放疗能明显降低局部复发率，但对总生存期和无远处转移生存率无明显影响。

（三）消融治疗

随着微创技术的发展，甲状腺癌的消融治疗得到越来越广泛的开展。消融治疗是利用消融针使肿瘤局部升温，通过热效应杀死肿瘤细胞，达到消除肿瘤的目的。

相比外科手术而言，甲状腺癌消融治疗具有创伤小、无刀疤、不产生永久性甲减，且无需终身服药等优势。对于单发肿瘤，大小在1cm以内，且影像学评估未发现转移的DTC患者，推荐使用消融治疗。对于低分化癌，或肿瘤体积较大，或存在转移现象者，则不推荐消融治疗，而是采用手术治疗。

1.消融术是一种物理治疗方法，具有安全、简单、有效等诸多特点，将来的适用范围会不断扩大。

2.对于消融术清除不彻底的疑虑，目前的临床结果证实，只要是有经验的医生规范操作，不会发生这种情况。

3.对于已经或怀疑有转移的患者，一定要行手术治疗，以便清扫转移的淋巴结等组织。

（四）靶向药物治疗

分化型甲状腺癌存在血管内皮生长因子及其受体的高表达，以及BRAF V600E突变、RET重排、RAS突变等基因改变。作用于这些靶点的多激酶抑制剂可延长中位无进展生存期，并使部分患者的肿瘤缩小。但多数不能改善总体生存率。

尤其是对于DTC，建议在外科治疗和^{131}I治疗均无效，且疾病仍有显著进展的情况下考虑靶向治疗。

👨‍⚕️ 提示

1.对于进展较迅速，有症状的晚期放射性碘难治性分化型甲状腺癌患者，可考虑使用多激酶抑制剂索拉非尼。

2.对转移性、进展迅速、有症状和（或）近期威胁生命的DTC，应行多基因检测，以确定可指导治疗的基因改变（包括RET和NTRK基因融合）和组织肿瘤突变负荷（tTMB），基于相应基因变异特征，使用普拉替尼或塞帕替尼。

（五）中医中药治疗

甲状腺癌在中医学中属"瘿瘤"范畴，现代研究与古代医家都认为情志因素是本病发病的主要原因，此外还与虚、痰、瘀、热、毒、饮食等关系密切，临床常见虚实夹杂，多因素共同致病。中医药相关辨证分型和治疗方案如下。

1.肝气郁结

临床表现：颈部胀满不适，精神抑郁，烦躁易怒，胸闷，喜太息，胁肋胀满，食欲不振，脘痞腹满，舌淡，苔薄白，脉弦。

治法：疏肝解郁，理气散结。

代表方：逍遥散加减。

2.气滞血瘀

临床表现：颈部胀满刺痛，面黯不泽，急躁易怒，胸闷气憋，可伴走窜疼痛，妇女可见月经闭止、痛经、经色紫暗有血块，舌色紫黯，可见瘀斑，苔薄或少，脉弦涩。

治法：行气活血，化瘀散结。

代表方：逍遥散合桃红四物汤加减。

3.气滞痰凝

临床表现：颈部肿块，或伴有颈部两侧瘰疬，质地硬，胸憋气短，烦躁易怒，气短懒言，神疲肢困，胃纳不佳，苔白腻，脉弦滑。此型多可见于晚期或复发转移患者。

治法：疏肝理气，化痰散结。

代表方：逍遥散合贝母瓜蒌散加减。

4.肝郁化火

临床表现：颈部热痛，急躁易怒，胸胁胀满，头晕目赤，口干口苦，烦热汗出，舌质红，苔薄黄，脉弦数。此型可见于伴甲亢患者。

治法：疏肝泻火，解毒散结。

代表方：丹栀逍遥散加减。

5.肝经湿热

临床表现：颈部热痛，口苦口黏，口臭，头晕目赤，胸闷纳呆，小便黄赤，大便干结，舌质红，苔黄腻，脉弦滑数。

治法：清热利湿，解毒散结。

代表方：龙胆泻肝汤加减。

6.痰瘀互结

临床表现：颈前结块，或伴有颈部两侧瘰疬，坚硬难消，咽中梗塞，痰多质黏，声音嘶哑，胸闷纳差，舌紫暗或有瘀斑，苔腻，脉弦滑。此型多见于晚期或复发转移的患者。

治法：化痰活血，祛瘀散结。

代表方：贝母瓜蒌散合消瘰丸加减。

7.阴虚火旺

临床表现：心烦失眠，急躁易怒，头晕目眩，口干盗汗，五心烦热，腰膝酸软，舌红少津，苔少或无，脉细数。此型可见于伴甲亢患者。

治法：滋阴清热，解毒散结。

代表方：知柏地黄丸加减。

8.脾肾阳虚

临床表现：颜面水肿或肢肿，形寒肢冷，面白萎靡，神疲乏力，纳减便溏，头晕脱发，舌质淡胖，苔白滑或白腻，边有齿痕，脉沉细弱。此型多见于伴甲减患者。

治法：温补脾肾，利水消肿。

代表方：金匮肾气丸加减。

9.气阴两虚

临床表现：颈部隐痛或伴肿块，消瘦乏力，口干舌燥，心悸气短，自汗盗汗，五心烦热，头晕耳鸣，腰膝酸软，舌淡红，少苔，脉细或细数。此型多见于晚期或复发转移或术后患者。

治法：益气养阴，解毒散结。

代表方：四君子汤合沙参麦冬汤加减。

📖 提示

1.在甲状腺癌的治疗中，中医药一般不单独应用。对于不适合或不接受其他治疗方法的患者，可以单独应用中医药治疗。

2.中医药治疗肿瘤，软坚散结的海藻、昆布、海螵蛸、海蛤壳等属于常用药。但上述药物含碘量较高，在甲状腺癌的治疗中，要注意甲状腺疾病与碘的相关性，在辨证施治的基础上慎重使用。

（张　苗）